The
Aromatherapy Beauty Guide

精油◊芳療手作保養品

應｜用｜全｜書

加拿大資深芳療師30年研發經驗

丹妮爾·薩德 Danielle Sade 著　游卉庭　譯

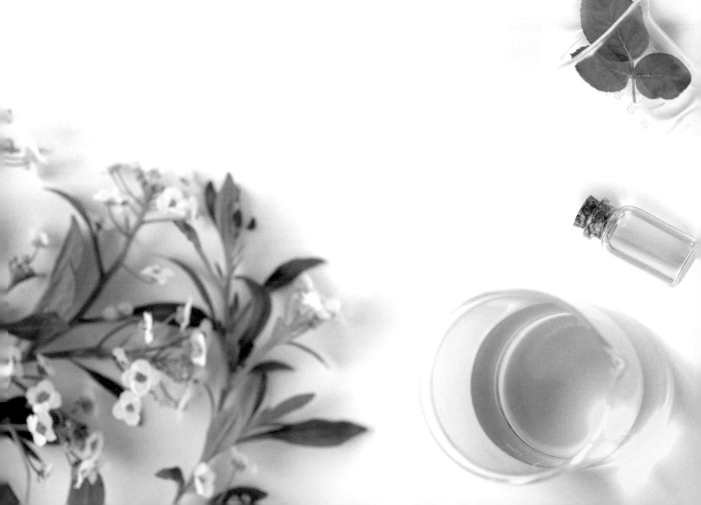

CONTENTS

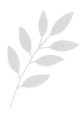

Part 4 保養品配方

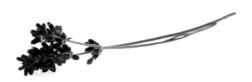

謹以本書獻給我的母親

她的智慧伴我一生

本書處處也有她相伴

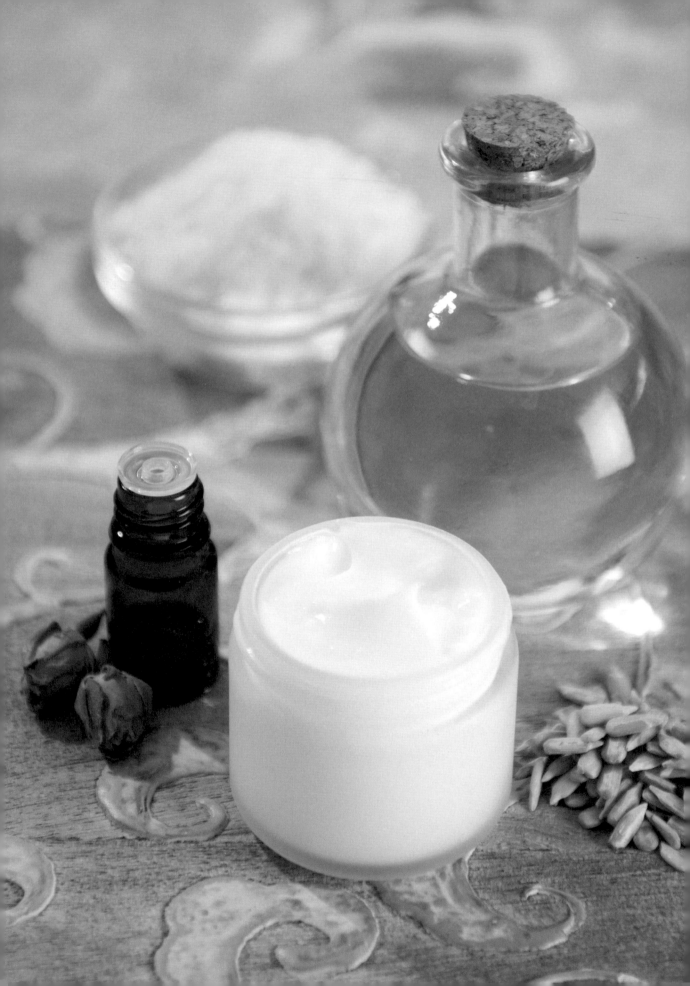

謝詞

我很感謝，也很榮幸自己成為學生精進芳療時選擇的老師。若非他們鼓勵我努力研究自己完全不熟的科學領域，並找出精油與基底油效力與療效的證據，這本書根本無法完成。過去二十多年以來，我有許多學生畢業後成為專業芳療師，他們也成為我的同事和朋友，我們共同合作，奠定了芳療教育的標準規範。身為罕見學科領域的專業人士，我們因此開設課程，率先天然護膚、健康和身心健全上應用精油。

感謝支持我、鼓勵我繼續分享芳療經驗知識的同仁。這群人在本書製作上扮演了非常重要的支持角色。謝謝你們：信任我的伊蓮·古德曼（Elaine Goodman），讓我有自信將此著作呈現給更多專業讀者的簡妮思·古德曼博士（Dr. Janice Goodman）。琳達·普露席克（Linda Prussick）、香泰兒·科里富（Chantel Corriveau）、蘇·陶特（Sue Todd）和克里斯·卡羅瑟（Chris Carrothers），謝謝你們在這段不安的期間支持我，在我書寫全新一頁時幫我維持思緒清晰。

我也很開心有肯的陪伴——我最好的朋友兼丈夫，感謝他不斷溫柔的鼓勵我，讓我相信自己在做正確的事。當然，還要謝謝我美麗的孩子們、支持我的父親和全家人，不論我做什麼他們都扮演重要角色。

另外，謝謝你們，大衛·湯林森（David Thomlinson）和英國香緹（Absolute Aroma）的化學家團隊，這些年來他們幫忙做了很多分析精油的氣相層析檢測，讓我每天工作和教學時都能應用。

我還要特別感謝羅伯特羅斯（Robert Rose）出版團隊。一個人能寫書出書的機會真的很少，當發行人鮑伯·迪斯（Bob Dees）請我寫一本天然護膚主題的書時，我根本不知道要如何把文字變成初稿、把初稿梳理成頁、再把每一頁編輯成書。我是在認識羅伯特羅斯出版團隊後，才理解每個人在創作這本書上各司其職的重要性。謝謝茱迪斯·芬雷森（Judith Finlayson）、崔希·伯狄安（Tracy Bordian）、喬安那·羅倫科（Joanna Lorenco）和吉莉安·瓦茨（Gillian Watts）助我爬梳文字，感恩 PageWave Graphics 的凱文·考克伯恩（Kevin Cockburn）幫我設計和選輯圖片，還有為本書定調風格的約瑟夫·吉悉尼（Joseph Gisini）。

最後我想特別感謝決定閱讀本書的讀者們，你們讓本書各種配方得以有豐富的生命力！

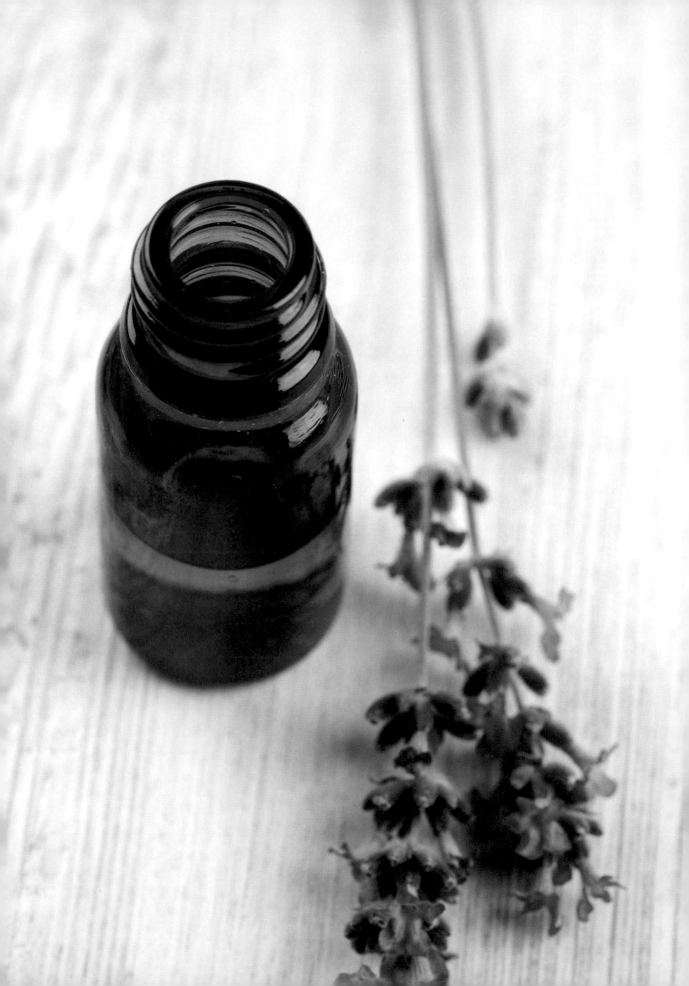

引言

本書的發想源自 1970 年代初期，我還記得當時年輕的我在百貨公司美妝專櫃間閒逛，對琳瑯滿目、包裝吸睛的保養品感到驚奇不已。就和許多年輕女孩一樣，我幻想自己有朝一日也能和海報上的美麗名模一樣，神奇地改變自己的容貌。

不過這幻想沒多久就破滅。26 歲時我不但結了婚，還是三歲與六歲男孩的母親。我患上了牛皮癬，這是一種難處理、難預料又會影響皮膚的自體免疫性疾病。不到一個月，我全身皮膚有超過 80％都發炎病變，又疼又癢，因為很難看，我在親密關係和社交上都變得越來越孤僻。

我記得當時我曾問了其中一位皮膚科醫師，「這病症何時才會消失？」她當時卻說「妳可能終身都得與它為伍。」她沒有多加解釋或指示，默默寫了一張處方簽，要我拿效力更強的皮質素軟膏。她無所謂的態度，讓我更加情緒化，也變得更順從。我開始更加遵從醫生開的處方用藥，完全沒去留心潛在的風險。我看了非常多的皮膚專家，他們每個人開的處方各不相同，有類固醇皮質素乳膏、也有焦油，甚至還有要我去死海曬日光浴。

我有自知之明，知道這種雞尾酒式的治療會引發更大的皮膚癌風險。幸好結果並非如此。這段治療期間，有位醫生竟然建議我用化療用藥——滅殺除癌錠（methotrexate），真是夠了，所以我拒絕服用該藥。整段治療經歷期間，沒有一位醫學專家詢問過我的飲食或生活方式，也沒人問我使用什麼護膚品或心情如何。

這痛苦的循環長達三年，而我的病況從未好轉，自然我也非常沮喪。既然傳統的方法無法治療我的病，我便開始研究天然和自然療法，結果這造就了今天的我！

轉折點是我發現自己的飲食、生活方式和心情狀態都對我的病況扮演重要的角色。這項發現讓我感到安心也更覺自主，讓我有機會對自己的健康採取主控權，可以自己調整、抑制我的牛皮癬，進而與它共處。

那個年代，植物性藥物資訊不如今天方便取得，「自然醫學」這詞彙更像是外來字，我開始用按摩和香氛蠟燭來接觸芳香療法。我當時住在以色列，於是我去了某個村落拜訪一位自然主義者。他建議我別再吃紅肉、雞肉、乳製品、麥和糖，我當時聽了只覺得這樣會餓死；他還說別再用任何皂製品、香水、化妝品洗潔劑。因為這時的我非常迫切，所以願意做任何的事。我斷絕了沒有任何營養的食物，用天

然品替代任何合成品，開始研究要用什麼天然成分來替代保養品。這段期間，我成功做出第一款自製乳霜，自此之後，我便再也沒買過任何商業包裝過的保濕產品。

我也開始打坐，利用精油來練習舒緩技巧。過一段時間後，我開始清楚意識到外在世界如何影響我的身心。這過程雖然不是很快，但我確實感到體內開始平靜下來，彷彿所有掙扎和沮喪都不再重要，身體漸漸和諧，不到六個月，我身上紅腫的皮膚炎症開始和緩，皮膚也回到原來的狀態。

有時候這病症還是會復發，每次復發時我會提醒自己，皮膚就像是滿布雷達系統的防護罩，它提醒我要仔細檢視自己的生活方式：營養、環境、使用的產品、壓力狀態。只要皮膚接觸到不適用身體的成分——不論天然或合成，就會舊疾復發。

在復原期間，我逐漸了解飲食和解毒對健康肌膚至關重要時，我決定要精進自己在植物科學方面的知識，我回到學校攻讀營養學士學位。1987 年，我讀了伯尼·西格爾寫的《愛、醫療與奇蹟》（Love, Medicine and Miracles），這本書對我影響深遠，它改變了我在如何幫助自己、乃至於幫助客戶的思維方式，引領我走向冥想和意象導引練習之路。我個人偏向 A 型人格，因此這對我而言可不簡單，我的心思會一直跳來跳去，無法定下來。正巧當時我正在上一門同事推薦我的橘子精油香氛課程。當我吸進那香味，在嘴巴發出「啊——」時呼氣，身體就跟著放鬆，慢慢將神經系統調整成副交感神經系統的狀態。

我開始用精油做實驗，結果不論我周遭發生什麼，它們竟然能幫我定心，這讓我驚奇不已。交叉結合營養醫學和芳香療法很快就成為我的事業重心，它讓我學會身體解毒只是一小步，心情也需要平靜下來。學習精油在冥想過程中的作用，對我的研究和實作有重要影響。

我開始研究芳香療法背後的科學知識。我很想搞懂，植物的可揮發性香味分子如何能讓人立刻轉換感受。同時，從植物萃取的精油也有療效，能影響生理狀態。這些經證實都可以預防、改善炎症，並且有鎮定特性，有助於止痛，預防細菌和黴菌感染。

這些治療行為的變化對我的護膚研究非常重要，呵護肌膚不該單純為了有沒有效，搭配精油調理膚況時，它們同時會影響全身。護膚不僅僅是關乎美學，更是能

擁有健全生活的現代方法。因為精油有很多種療效，用在保養品上就能讓你搭起內在健全與外在美貌的橋樑。

今天，我有超過 30 年的教學和當代健康實作經驗，我關注的是為客戶提升他們對健康、營養和生活方式的意識。我開發芳療的教育認證課程，並開設許多個人和專業用天然調配保養品的工作坊。有趣的是，許多參加課程的人都有個共同點：他們都尋求能使生活更健康的重要知識。不過在越來越多傳媒報導的錯誤訊息之下，這可不是容易之事，更不用說還有根本不考慮自然療法的懷疑論者了。我寫這本書的其中一個原因在於，芳香療法仍是尚未完全開拓的廣大領域，目前有非常多的錯誤資訊，這一點必須要矯正，也要讓醫師和普羅大眾了解芳香療法背後的科學基礎。

本書的用意是想介紹有科學根據的護膚和天然成分資訊，特別是精油這個領域，來教育身為消費者的讀者們。這是製作天然產品的理性、實際做法的書，有這些實證，你們就能打造出可以配合自然生活方式、滿足自己護膚需求的優質產品。

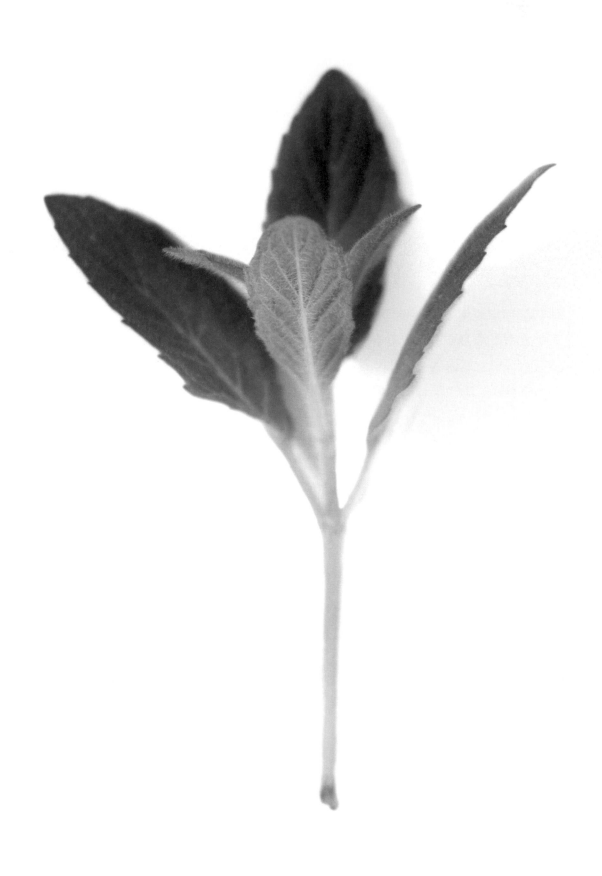

PART 1

基礎概念

—————

The Foundations

皮膚

> 皮膚是能保護身軀、散發內在美的防護罩
> ——丹妮耶兒・賽德

皮膚的解剖構造

皮膚的構造很複雜，它會為了因應內在與外在變化而不停改變。生理和心理的壓力、營養不良和特定藥物都會由內往外改變皮膚平衡；接觸化學物質、刺激性液體和嚴峻的天氣狀況，這些環境壓力源則是由外往內干擾皮膚。這些失衡狀態會讓皮膚生病，主要症狀有發炎、發紅、腫脹、燒灼感、刺癢、乾燥和充血。

製作個人保養品時，重要的是要先對皮膚的構造還有如何維持肌膚健康有基本了解。皮膚生理學知識可以幫你找出想要達到的理想效果，或舒緩特定膚況時需要的配方。

我們就先從三種主要皮膚組織開始吧：表皮、真皮和下皮組織。

表皮組織

表皮組織為皮膚最外層，它在維持皮膚健康和美麗上扮演重要角色。表皮有數層緊密貼合的組織，不會直接接觸到體內供血的部分。人體表面大多覆蓋了四層表皮組織，手掌和腳掌則是五層。

表皮組織的最內層為基底層。在皮膚保養上，基底層有一個非常重要的細胞——黑色素細胞。這類細胞會生成黑色素，為皮膚提供色素，保護皮膚不受紫外線輻射影響。接觸過量紫外線會影響黑色素細胞生成過量黑色素，造成色素沈澱。表皮內還有另一種細胞稱為「默克細胞」，這種細胞能將觸覺傳達到大腦，產生不同感覺。

基底層上方是棘狀層，最主要的皮膚細胞——角質細胞，就是在此層內合成角質。角質是堅韌、含纖維的不溶性蛋白質，能組成皮膚、頭髮和指甲，並為皮膚打造防水屏障。

接下來的顆粒層內有很多的活動。這一厚層中，角質蛋白質會與其他防水脂質

形成有機體。接觸過量的肥皂、洗潔劑和特定化妝品會改變皮膚的酸鹼值，干擾顆粒層內的角質生成，使皮膚失去韌性和彈性。

角質層位於表皮組織最外層，由 15 至 30 層稱為角化細胞的乾燥死細胞組成，此種細胞能保護皮膚不受微生物侵襲和流失水分。健康皮膚裡這層組織會脫皮，每三十天替換一次；此活化狀態可以藉由去角質而加速，也就是移除死皮，讓新細胞移動至表面。

除此之外還有透明層，這一層只會出現在皮膚很厚的地方，比如手掌和腳掌。透明層細胞形狀扁平，含有可當作屏障的油性物質，所以具備防水特性。

真皮組織

真皮組織位於皮膚中間，內含神經末梢、汗腺和皮脂腺、毛囊、肌肉纖維、血液和淋巴管，厚度大概是 3 公釐。

皮膚整體健康就仰賴這層中間屏障。真皮是人體的水庫和電解質庫，裡面的血液能調節血液溫度。真皮最主要的功能就是從體內為皮膚表面提供營養，因此成為營養、生理活動和皮膚健康的聯絡管道。

真皮內有兩層——乳狀層和網狀層。乳狀層含有一層薄的膠原纖維，網狀層則是由較厚的膠原纖維組成。人體全身都有膠原，其功能是提供力氣和結構。膠原是讓皮膚看起來年輕的重要物質，因為它能幫助維持皮膚的緊實和彈性。

膠原生成

隨著年齡增長，皮膚內的膠原生成會越來越慢：據估計人體每年流失的膠原至少有 1%，因此會使皮膚看起來老化，想想那些下垂、乾裂、細紋和皺紋吧！會造成膠原生成更慢的因素包括日曬過久、香菸煙霧、環境汙染、酒精、壓力和營養不良。

下皮組織

下皮組織位於皮膚最內層，也可稱為皮下組織。這一層內有脂肪細胞，還有藏有較大血管和神經的結締組織，為皮膚最厚的一層。全身的下皮組織大小不一，每個人的狀況也各不相同。

生活健康肌膚就健康

你選擇的生活方式會直接影響皮膚，不管使用多少乳霜或乳液，都無法完全修復因不良習慣如吸煙或曬日光浴造成的損傷。要讓皮膚保持健康有活力，就得做到下列幾項最重要的事。

1. 享受健全飲食不抽煙

有光澤、活力的肌膚是因為吃了含有重要脂肪酸的食物，使皮膚生成自然的油光屏障，這對肌膚維持保濕和彈性非常重要。攝取蛋白質也是關鍵，因為這類大型營養素會分解成製造膠原的氨基酸。遠離糖、加工澱粉、咖啡和酒精，因為這些會使玫瑰斑、粉刺、濕疹和牛皮癬這類皮膚疾病惡化。香菸的煙霧傷害尤其大，除了本來就對健康有害之外，菸霧會讓皮膚乾燥，產生皺紋，所以不要抽煙，遠離二手菸。

2. 維持保濕

皮膚細胞是由水組成的，如果缺水就無法正常作用。每天一定要喝六到八杯的水（濾過的水最好，因為酸鹼值較低。更多的酸鹼值相關知識請見第24頁），但是喝的水不會馬上流到皮膚，因此也要用其他方法保濕。避免攝取過量的酒精和咖啡因，這兩種都容易使你流失水分。遠離容易流失水分的環境，好比高溫的場所，還有不要泡澡太久。

3. 有限的日曬

日曬太久會對皮膚造成不同傷害，短時間內日曬太久會造成曬傷，使皮膚發紅發癢發燙；長時間日曬會使肌膚「光老化（photo-aging）」，這會在日曬數十年後才以皺紋和褐斑顯現出來。要對日照有感，避免待在戶外，或至少在早上十點至下午三點之間待在陰涼處，因為日照通常在這段時間最為猛烈。

4. 規律的運動

規律的運動可以促進好的循環，幫助身體排毒。此外，能流汗的運動能使流到皮膚的血液含氧量增加，讓人有健康氣色。

肌膚類型特性

要把肌膚分門別類其實很複雜。一九〇〇年代初期，美妝企業家赫蓮娜·魯賓斯坦將肌膚類型分成四種：乾性肌、油性肌、混合肌和敏感肌，這之後我們才漸漸找出有助分類肌膚的其他因素，像是年齡、性別、膚色、保濕度以及是否敏感或有彈性。護膚品該當為了符合這些特殊需求而調配製作。

乾性肌

乾性肌會有暗沈、粗糙和皮革似的樣貌。乾性肌會感覺肌膚緊繃和有細紋。敏感型乾性肌屬於乾性肌底下的次類別。這種肌膚會乾裂、容易脫皮、發炎，有時還會出現濕疹、牛皮癬或不同程度的皮膚炎。

乾性肌是如何造成的？

肌膚乾燥可能有很多原因，可能是因為最外層的角質層缺水；也可能是細胞脂質合成不足，也就是皮脂腺分泌的皮脂（即人體本身的油脂）不夠，無法讓肌膚維持潤滑；此外也可能是基因遺傳的體質，有些種族好比非裔美國人似乎就容易有乾性肌。其他因素還包括會侵害皮膚屏障的皮膚病，比如濕疹和皮膚炎，還有氣候條件像是高溫或嚴寒，或接觸過量紫外線輻射等。香菸煙霧和酒精也會嚴重損害肌膚。

乾性肌的護膚建議

乾性肌膚可以從日常早晚清洗，加上一週兩到三次的去角質獲得改善。若你是乾性肌，可以在晚上抹精華液按摩臉部。乾性肌也可藉由定期使用芳香蒸氣和保濕面膜改善。

乾性肌與敏感性乾性肌的建議用油

	乾性肌		敏感型乾性肌	
基底油	• 摩洛哥堅果油 • 酪梨油 • 琉璃苣油 • 椰子油	• 大麻籽油 • 玫瑰果油 • 甜杏仁油	• 杏桃核仁油 • 摩洛哥堅果油 • 月見草油	• 荷荷巴油 • 瑪乳拉果油 • 乳油木果脂
精油	• 乳香 • 天竺葵 • 桔 • 橙花	• 奧圖玫瑰 • 澳洲檀香 • 依蘭	• 德國洋甘菊 • 羅馬洋甘菊 • 乳香 • 永久花	• 薰衣草 • 橙花 • 廣藿香

說明：適用此類肌膚的油品條列於此。更多的油和油脂，請見第 57 至 76 頁。

油性肌

油性肌會有油光，看起來油膩且容易長粉刺。常見特徵是臉頰、鼻子、下巴和額頭上會有大片粉刺。男性會比女性容易有油性肌。

油性肌是怎麼造成的?

油性肌是因為皮脂腺過於活躍，產生過多皮脂。皮脂能保護肌膚不缺水，但過量就會形成粉刺和皮脂溢——出現在頭皮、臉部、耳朵或身體的紅癢皮疹。飲食也會影響，垃圾食物和加工食品也會造成油性肌。

荷爾蒙變化也會造成油性肌，比如青春期或環更年期。這也是粉刺常見於青少年身上的原因，此時期身體產生更多荷爾蒙，刺激皮脂腺儲存更多皮脂。

油性肌的護膚建議

油性肌與敏感型油性肌可以藉由溫和去角質清潔肌膚和毛孔，以及定期用芳香蒸氣療法和泥膜來改善。

油性肌與敏感型油性肌的建議用油

	油性肌	敏感型油性肌
基底油	• 摩洛哥堅果油 • 甜杏仁油 • 琉璃苣油 • 葡萄籽油 • 荷荷芭油	• 摩洛哥堅果油 • 月見草油 • 葡萄籽油 • 大麻籽油 • 荷荷芭油
精油	• 快樂鼠尾草 • 天竺葵 • 杜松果 • 薰衣草 • 玫瑰草 • 茶樹	• 德國洋甘菊 • 羅馬洋甘菊 • 乳香 • 永久花 • 橙花 • 廣藿香

說明：適用此類肌膚的油品條列於此。更多的油和油脂，請見第 59 至 78 頁。

混合肌

　　混合肌是指同時會油也會乾的肌膚。混合肌出現在臉部和身體的不同部位，在臉部上就是常常說的 T 字部位：額頭、鼻子和下巴是油性，而嘴巴周圍、臉頰和眼周則呈乾性；在身體部位則可能是上背部和肩膀。

混合肌是怎麼造成的？

　　混合肌的形成原因很多，有可能是遺傳基因，或是荷爾蒙失衡。此類膚況會在用含有刺激皮膚或傷害皮膚成分的護膚品而惡化，使臉上某些部位變得很乾，而其他本來就是油性肌的部位則受到刺激變得更油。

混合肌的護膚建議

　　重點是用適合混合肌的各項產品，並針對不同膚況需求使用。混合肌也能藉由定期臉部按摩而改善。

混合肌的建議用油

	油性肌
基底油	• 摩洛哥堅果油 • 杏仁油 • 月見草油 • 荷荷芭油 • 玫瑰果油
精油	• 德國洋甘菊 • 永久花 • 杜松果 • 廣藿香 • 澳洲檀香

說明：適用此類肌膚的油品條列於此。更多的油和果油，請見第 57 至 76 頁。

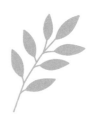

敏感性肌膚和緊緻型肌膚

敏感性肌膚很容易過敏，這類膚況會出現在身體任何一個部位，甚至是各種膚況的人身上。敏感性肌膚看起來就像「怒顏」——很紅且伴隨燒灼感。

緊緻型肌膚也會出現於任何肌膚類型上。此類膚況均衡，接觸局部保養品或環境壓力時不容易發炎。不過即便是最緊緻的肌膚，也可能因為使用太多會過敏或敏感的產品而有反效果。

老化肌

即便是一個能持續恢復的活絡系統，肌膚功能終究會因時間而減退。因此，不論你的肌膚是油性、乾性或混合性，終究會面臨老化。到了這個人生階段，你選擇的生活方式會對肌膚有更大的影響。

為何肌膚不再年輕？

年齡越長，細胞的再生速度就越不如以往，因此肌膚越變越薄。膠原蛋白和彈力蛋白的生成效率變慢，肌膚就容易下垂，自然油脂也更少。此外，黑色素生成也會減少，使局部代謝分散，形成所謂的老人斑。

肌膚老化的護膚建議

使用含有大量重要脂肪酸的油品非常重要，例如琉璃苣或月見草，以大量植物油製作的保養品也能幫助老化乾性肌。

老化肌膚和敏感型老化肌膚的建議用油

	老化肌膚	敏感型老化肌膚
基底油	• 摩洛哥堅果油 • 琉璃苣油 • 芝麻油 • 甜杏仁油	• 杏桃核仁油 • 山茶花籽油 • 月見草油 • 大麻籽油
精油	• 乳香 • 天竺葵 • 桔 • 奧圖玫瑰 • 澳洲檀香 • 依蘭	• 德國洋甘菊 • 羅馬洋甘菊 • 乳香 • 薰衣草 • 橙花 • 廣藿香

說明：適用此類肌膚的油品條列於此。更多的油和油脂，請見第 57 至 76 頁。

護膚的儀式

自有文明開始，護膚一直被視為是種儀式。今天，日常清潔之於護膚似乎是必要過程而非享受樂趣，但我們與清潔、沐浴的關係，遠遠多於衛生和殺菌。這是一個能清理心情的機會，也是提升身體意識的一種自我放鬆。利用天然成分來保養肌膚，可以保持健康、維持活力美貌，帶來千變萬化的感官體驗。

清潔

臉部每天需要早晚清潔兩次。洗臉能去除死掉的肌膚細胞、油脂、髒汙、殘妝和其他不乾淨的東西，還能清潔毛孔。清潔程序理當是能讓多數感官可以充分感受的溫和、平靜的體驗。

去角質時動作需輕柔

別用力，要輕磨！談到去角質，許多人都會很極端，他們會用強烈的化學成分來去除不需要的肌膚細胞。這可不是什麼好事，肌膚是活的器官，更是身體抵抗外來物（如細菌）入侵的第一道防線，太用力去角質會削弱自然的防護系統。

日常夜間清潔

選擇適用自己膚況的洗面乳，搭配能加強舒緩的精油，好比玫瑰、乳香、快樂鼠尾草、薰衣草或羅馬洋甘菊，這些都適用每種類型的肌膚。

去角質深層清潔

你的肌膚每天都會散布數百萬個死掉的細胞，去角質能從肌膚表面去除這些無用細胞，最後留下乾淨且細紋減少的肌膚。去角質也能刺激新肌膚細胞生成，每星期你應該要做兩次去角質，隨後在肌膚敷上滋潤的面膜或精華液。

用面膜做深層清潔

面膜是解毒、滋潤和修復肌膚更積極的做法。通常是泥狀或粉末狀的乾性物質與液體結合，就會發揮作用。每星期可用一次或兩次香草基底的面膜，最好是在

產生刺癢或燒灼感？

面膜有時候會讓肌膚覺得刺癢，這可能是面膜的活性成分正滲入肌膚。不過若覺得有燒灼感，很有可能是肌膚對面膜的某些成分產生反應，因此受創。若是如此，請盡快把面膜洗掉。

晚上肌膚吸收力更大時使用。

　　敷面膜應該是奢侈的享受，找一處安靜的地方，在乾淨、去過角質的肌膚敷上面膜。你應該能感受到絲綢般的柔軟，面膜應該會在十至二十分鐘之內乾掉或凝固。接著用溫水洗淨，再擦上化妝水和保濕品。

收斂

　　收斂是護膚一個重要的步驟，收斂（化妝）水能延續清潔的過程，去除任何剩餘的髒汙。化妝水也能滋潤、保濕，清爽、重整肌膚的酸鹼值平衡，打造一幅全新的畫布來保濕。

用來收斂的溶液有兩種：

化妝水：以水為基底，適合乾性肌。有的化妝水可能會含有酒精，很多品牌的化妝水還會有甘油成分。純露（hydrolat，請見下方說明）本身就能當作化妝水，也可當作水基底化妝水的成分。

收斂水：此溶液是效力較強的化妝水，適用油性或混合肌。收斂水多含有酒精，有時可能還添有金縷梅或蘋果醋。

晨用收斂

　　洗完臉後用適合自己膚況的溫和晨用化妝水，這樣能滋潤、保護肌膚，平衡肌膚當天的酸鹼值。

純露是什麼？

　　純露（亦稱為精露或花水）是指在蒸餾過程中產生精油，最後生成有香味的水。純露本身就能當作化妝水使用，且不含酒精。有的製造商會在自己的配方裡添加酒精，這代表它們的產品並非真正的純露。

午後或運動後收斂

中午時肌膚會生成最大量的油脂。要控制皮脂積累，使用純露為主的化妝水噴濕臉部，之後輕拍到吸收變乾。運動完後用化妝水噴濕，清爽臉部，以防汗水阻塞毛孔最後變成痘痘。

睡前收斂

夜間肌膚不會像白天產生過多油脂，因此也相對較乾。此時應避免使用強效、純露為主的化妝水，專門使用水基底的收斂配方。若你的皮膚特別油，那就使用成分較溫和的純露化妝水，像是無酒精的金縷梅純露。

保濕

一般護膚程序的最後一個步驟就是保濕。所有肌膚類型不論早晚都需要做足保濕。保濕可以防護、調理和滋潤肌膚。選擇適用自己膚況的保濕品對維持肌膚平衡而言非常重要。

一般性、混合性或油性肌保濕品應該以凝膠或清爽基底油為主，例如杏桃油、葡萄籽油或荷荷芭油。而乾性肌得使用含有高比例飽和脂肪酸的基底油，例如甜杏仁油、酪梨油或椰子油。

日間保濕

在清潔和收斂之後使用日間保濕霜。如果你接著要上妝，記得稍待一至兩分鐘讓保養品吸收，再開始上妝程序。

夜間保濕

夜晚時毛孔會擴張得比早上還大，因此適合用含抗氧化成分和滋養成分豐富的產品。清潔和收斂肌膚後敷上夜間精華和乳霜。不論你的肌膚類型是哪一種，請使用清爽的配方。不要使用含油量高的產品，才能讓肌膚在夜間好好呼吸。

護膚同步整合肌膚

你是否曾停下來思考肌膚會因為你而變得健康有活力？好的護膚品就像一塊拼圖，另一塊則是要配合生理時鐘整合護膚程序。護膚並搭配身體的生理節奏，就能讓個人護膚品發揮最大效果。

生理節奏與肌膚運作

生理節奏是指二十四小時的生理循環，個人生理時鐘是由大腦反應明暗的區域，透過視神經接收信號而控制。接觸光線時，控制自主神經系統的腦內下視丘會叫醒身體。如此一來荷爾蒙會開始儲存，調節身體溫度和循環，讓身體準備好生理活動；當眼睛接觸到黑暗，大腦就會知道要讓你覺得困倦，這階段身體會準備好自我修復和活化，而肌膚會配合生理節奏運作，因此結合護膚品就能提升產品效果。

護膚時間表

早晨（早上 4 點到 8 點）

肌膚狀態： 此時肌膚正展開天然防護屏障，因此不太能吸收厚重的保養品或保養品的活性成分。此外，清晨時的皮膚也容易起反應。

護膚建議： 用溫和的洗面乳和溫水洗臉。洗臉時選用的精油應該要清爽，可以選無光敏佛手柑、桔或檸檬，此時應避免使用侵入性面膜和精華液。

上午（早上 8 點至中午 12 點）

肌膚狀態： 上午時身體正在暖身調息，會有更多血液流到皮膚表層。請記住，此時肌膚容易對產品敏感，或是出現過敏反應。

肌膚的酸鹼值

酸鹼值的範圍是 1 至 14，1 是強酸，7 是中性，而 14 為強鹼性。一般健康肌膚酸鹼值為 4.5 至 5.5 之間，也就是偏弱酸而非鹼性。這是有防禦性的指數——也就是說皮膚會運作預防病原體侵入人體。人體各部位皮膚酸鹼值不一，且不同時間也有所不同。其他會影響肌膚酸鹼值的還有年齡與性別。

製作護膚品時，最好能檢測各種成分的酸鹼值，確保肌膚酸鹼值不會因此受到刺激（可直接用酸鹼試紙來測試配方，大部分的健康食品商店都能買到）。這類檢測對於化妝水等產品來說特別重要，因為它們的用途就是要均衡肌膚。油性肌或混合肌應該要用弱酸性、酸鹼值 5 的化妝水；若需要可以添加酸鹼值 2.5 至 2.9 的醋或金縷梅，抑或是酸鹼值 4 至 4.2 的純露。若是乾性肌，則可使用酸鹼值約 6 的化妝水。若要提升配方酸鹼值，可以添加蘆薈凝膠或甘油。

護膚建議： 護膚品質地應該清爽，要有防禦和保濕功能。適量使用精油，可以嘗試奧圖玫瑰、蒸餾萊姆或茶樹。此時應避免使用滲透力太強的面膜和精華液。

下午（中午 12 點至下午 5 點）

肌膚狀態： 下午時肌膚會慢慢增生新的細胞組織，身體也會皮脂儲藏在皮膚裡。油性肌或混合肌的人可能會面泛油光；若有牛皮癬和濕疹的人，此時的狀態會更糟。

護膚建議： 輕輕用純露濕潤臉部，記得要用無酒精的配方。

傍晚（下午 5 點至晚上 10 點）

肌膚狀態： 肌膚在傍晚吸收保養成分的能力較好，這代表局部護膚會更有效果。

護膚建議： 此時是深層清潔肌膚和去角質、敷面膜、塗抹活性精華液和滋養油的時機。選擇能鎮定、放鬆、維持肌膚健康的精油，比如檀香、奧圖玫瑰、橙花、廣藿香、乳香、羅馬洋甘菊或德國洋甘菊。

夜晚（晚上 9 點至凌晨 4 點）

肌膚狀態： 此時肌膚會以新細胞替換老舊細胞，開始自行修復。肌膚產生的皮脂較少且略呈弱酸性，更容易乾癢。

準備休息睡好覺

健康的肌膚有賴好的睡眠。要想締造一個能熟睡的環境有很多要點，不要在肚子很飽或做完刺激運動時上床，不過可以做些和緩的伸展。減少接觸電子產品，例如電視和電腦，確保房間整潔。一夜好眠非常重要，特別是面臨人生轉型時期，像是更年期和經期，還有孕期的各個階段。

專家建議

可以在上床睡覺前一個小時用精油薰香房間，這有助鎮定神經系統。建議使用的精油有薰衣草、佛手柑、杜松果和永久花。

製作個人的護膚產品

護膚入門

　　肌膚是人體最大的器官，吃什麼、做了多少運動，還有居住的環境都會影響肌膚，因此肌膚當然也會因為你在上面塗抹什麼產品，還有產品所組成的化學成分而有所反應。

　　正因為你現在要自己調配護膚配方，理當為自己和其他可能也會用到這配方的人著想，確實理解產品的成分。既要產品有效，也要確保產品安全無虞，這意味你得用盡全力，避免產品會引發像是皮膚刺癢、致敏作用和光敏反應的狀況。這些知識可以鍛鍊自己，讓你更有自信知道如何用精油打造護膚配方。

　　調配個人保養品還有一個重要的要素，就是要留意產品的架儲期，也就是得添加防腐劑。許多市售品牌配方使用的防腐劑會引發麻煩的副作用（我會在本章後面提供劣品清單），這也是我們建議要用能抗菌的精油混搭，好延長產品架儲期的原因。這些精油都能添加在任何配方上，還能避免產品遭到汙染。

　　最後，本章也會總結要安全調配、包裝、儲藏個人護膚品時需要的器具和設備，你讀到後面就能開設自己的護膚藥妝室了。

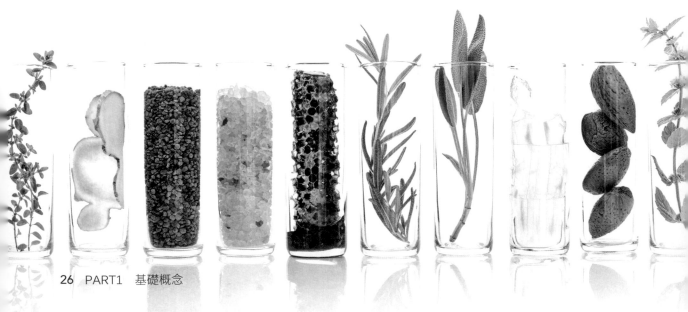

對天然成分可能出現的反應

有很多植物，包括用於香草療法的植物，會因為使用方法不同而帶來反作用。使用精油可能會有這三種主要的皮膚反應：皮膚刺癢、致敏作用和光敏反應。

皮膚刺癢

大部分的人接觸到特定成分時都可能會有皮膚刺癢的狀況，皮膚刺癢通常是接觸面會出現疹子，其他症狀還包括發炎、發癢、發紅和蕁麻疹。罕見情況甚至包括會引發過敏性休克的嚴重反應。

個人是否對精油會產生不良反應其實很難預測，好在大多時候這些反應都是局部且短暫的。即便如此，在使用任何精油或混合油類之前，最好還是做皮膚貼布測試。若測試時觀察到有反應，那就是敏感或對該種精油過敏的指標，不該用在你的皮膚上。如果你屬於敏感性肌膚，而某款精油確實警告可能會刺激皮膚，那你就該小心使用含有該精油的產品。

皮膚貼布測試

將數滴精油混入少量的基底油（比如椰子油），然後沾一點在自己的手臂內側，待一小時後檢查皮膚是否有反應，如果該處肌膚變紅或是覺得刺刺的，就用肥皂和水洗乾淨，並避免使用該款油品。

致敏作用

有的皮膚反應會即刻出現，有的則需要一段時間才顯現。接觸過量的天然或合成成分可能會出現延遲反應，甚至會顯現在身體的不同部位上。

致敏作用（Sensitization）指的是免疫系統對任何天然或合成成分慢慢出現反應，症狀包括疹子、發癢的皮膚凸起或甚至濕疹。其發展過程如下：某成分被肌膚吸收時與皮膚內的蛋白質交互作用，如果蛋白質出現異變，就會變成抗原——即引起免疫反應的外來物質。當身體認為抗原是入侵者，就會以發炎和其他過敏反應回應，這些反應可能不會立即出現，或會在連續幾天、幾週或甚至幾個月重複碰觸該成分後才顯現。

致敏作用的風險會因為很多因素而增加，經常使用同種成分就是其一。有些成分可能會比其他成分更易產生，以精油來說，有些精油含有被列為易致敏作用的成分，所以在肌膚上使用未稀釋的精油也會引發，一定要用基底油或植物油稀釋精油（請見第 91 頁）。

如何知道特定油品含有什麼成分？

　　製作個人護膚品應該要知道用了什麼東西。就精油而言，就是要知道使用的每一種油有什麼化學成分。本書 Part3 與各種精油資訊一起列出的圓餅圖，就提供了精油主要化學成分的大概組成。不過，不同精油自然有不同比例分配，判斷精油化學組成最好的方法就是檢測氣相層析儀分析。

　　氣相層析儀（GC）檢測能辨識出精油的化學成分特性。分析應要越新越好，因為個別成分的分量可能因為每一年、每次收成而不同。舉例來說，茉莉花精油內的苯甲酸芐酯比例可能是 10％至 22％不等，而胡蘿蔔籽精油內特有的胡蘿蔔醇含量比例可能是 75％至 85％。

　　符合規範的精油提供商應該能提供 GC 檢測結果，現在有許多供應商會把結果放在網站上。你也可以在健康食品商店或其他標準的精油連鎖商詢問檢測報告，不要覺得害羞，直接詢問櫃檯吧。

　　每年花費在個人護膚品上的金額會有數十億元，諷刺的是這筆花費有大部分是用在調理損傷上，也就是過量接觸產品中的有害物質或不當使用產品所引起。

　　有些特定精油是知名的易敏化物，不過肌膚也可能因為任何精油而變得敏化，這也是之所以不要過量使用特定護膚品的原因，定期更換配方用油會比較好。此外與大眾認知不同的是，持續使用易敏化的油品是解決不了問題的。若你因為特定用油而變得易敏化，就不要再用了。

光敏反應

更改產品中的精油

為預防致敏作用，使用精油時不要用超過配方建議的用量（請見第 91 頁）。我建議的另一種方法就是製作兩階段式的產品，每一階段選用含有不同精油的配方，每三個月交錯使用。

　　光敏反應（Photosensitization）指的是因紫外線（UV）輻射產生的皮膚反應。這種反應會在精油接觸皮膚後直接暴露在陽光下，或在日曬床上直接接觸紫外線輻射而引發。換句話說，就是使用的油在接觸紫外線後產生了毒性。此類肌膚反應是疤痕式的紅疹、局部發黑或更嚴重的曬傷。許多的柑橘類精油，像是葡萄柚和萊姆，就會造成光敏反應。

會產生反效果的天然成分

我們大多公認天然產品會比工廠或實驗室製造的物品來的安全。不幸的是這並非一律如此，即便是天然物質也可能含有會引發過敏或刺癢的成分，有的還可能有毒。看看精油吧，這些純天然油品用在皮膚上或鼻子聞時有非常棒的效果，但它們卻不能用吃的被肌膚吸收，使用時也應該要以建議用量為準。

下方列出了精油裡會有反效果的某些化學成分（要找出個別油品的化學成分，請見 Part3），含有這些化學成分的油品應該要小心使用。

苯甲酸苄酯

苯甲酸苄酯（Benzyl Benzoate）能從許多有香味的花中找到，是茉莉花和依蘭獨特香脂氣味的來源。此種化學成分被列為過敏原，若配方裡含有27%的含量，就會造成致敏作用。下列精油含有苯甲酸苄酯：

安息香 ……………………………………………… 40 － 60%
依蘭 ……………………………………………… 11 － 12%
茉莉花 ……………………………………………… 10 － 22%

檸檬醛（天竺葵與橙花）

天竺葵和橙花一起使用時經常會發現有化學物質檸檬醛（Citral）。檸檬醛會使肌膚嚴重不適，氧化率非常高（請見下方的「氧化與精油」），本書介紹的精油裡有一種含有檸檬醛：

香茅 ……………………………………………… 75 － 80%

氧化與精油

精油的天然成分會因為接觸氧氣而開始劣化，這過程稱為氧化，會增加皮膚不適與易感的風險。

為了避免氧化，每次用完精油要立刻蓋好，別在打開瓶子後靜置很長時間（將大量油品分裝成小瓶，可以有效預防剩餘的油接觸過量氧氣）。溫度和光線也會損害精油，因此要將油品和天然護膚品放在密封容器，儲藏在涼爽、陰暗的環境。

丁香酚

丁香酚（Eugenol）具辛辣香氣，通常應用在香水上，而其鎮痛和抗菌特性也讓它在牙醫學應用上有很長的歷史。不過丁香酚是常見導致致敏作用的物質，因此要小心使用。含有大量丁香酚的精油要避免天天使用，本書介紹的精油裡，下列這些含有丁香酚：

甜羅勒……………………………………………………………10 − 30%

茉莉花……………………………………………………………2 − 3%

金合歡醇

金合歡醇（Farnesol）以其抗炎和抗菌特性聞名，被大量應用在抗老化產品和香水上。許多精油裡都發現有極微量的金合歡醇，雖然通常這不會使皮膚感到不適，在精油裡含量也不高，但如果你對此物質敏感，就會引起反應。敏感肌的人在使用下方的油品之前應該要做皮膚貼布測試（請見第 27 頁）。下列精油皆含有金合歡醇：

澳洲檀香……………………………………………………… 8 − 10%

香茅…………………………………………………………………5%

橙花…………………………………………………………2 − 3%

奧圖玫瑰……………………………………………………………2%

牻牛兒醇

牻牛兒醇（Geraniol）有類似玫瑰的香味，此化學成分會使皮膚不適，也是知名的易感物質。接觸過量牻牛兒醇會產生過敏反應。敏感肌的人在使用下方油品之前應該要做皮膚貼布測試（請見第 27 頁）。牻牛兒醇可從下列精油中找到：

玫瑰草……………75 − 82%

天竺葵……………20 − 35%

奧圖玫瑰…………20 − 25%

香茅………………19 − 25%

香豆素

香豆素是一種特別的有機化學成分，在許多植物中都找得到它的蹤跡。香豆素會在像是佛手柑（無光敏的除外）、胡蘿蔔籽、檸檬和萊姆（蒸餾萊姆除外）等精油類中找到。這些物質接觸到日光會帶有光敏性（phototoxic），因此應該要避免在毫無防護的肌膚上使用這類精油。可以用在晚霜和冬天不太會待在戶外時使用。

檸檬烯

檸檬烯（Limonene）被大量用在食品工業和香氛產業上，大部分柑橘類精油中都可找到此物質，這也是柑橘類果皮上獨特橙香的來源。檸檬烯在高溫或空氣中會慢慢劣化，致使皮膚不適。含有大量檸檬烯的精油要存放在陰涼的地方。以下精油含有檸檬烯：

桔⋯⋯⋯⋯⋯⋯⋯⋯⋯⋯⋯⋯⋯⋯⋯⋯⋯⋯⋯87 － 95%

橙⋯⋯⋯⋯⋯⋯⋯⋯⋯⋯⋯⋯⋯⋯⋯⋯⋯⋯⋯84 － 95%

葡萄柚⋯⋯⋯⋯⋯⋯⋯⋯⋯⋯⋯⋯⋯⋯⋯⋯⋯84 － 95%

檸檬⋯⋯⋯⋯⋯⋯⋯⋯⋯⋯⋯⋯⋯⋯⋯⋯⋯⋯55 － 70%

萊姆⋯⋯⋯⋯⋯⋯⋯⋯⋯⋯⋯⋯⋯⋯⋯⋯⋯⋯55 － 60%

佛手柑⋯⋯⋯⋯⋯⋯⋯⋯⋯⋯⋯⋯⋯⋯⋯⋯⋯ 2 － 35%

沈香醇

在許多精油裡都有沈香醇（Linalool），包括薰衣草和玫瑰等。合成沈香醇在許多主流保養品中是非常常見的味道，例如洗潔劑、衣物柔軟精、空氣芳香劑和化妝品。此種化學成分容易快速氧化，使肌膚不適。若是高濃度的氧化沈香醇可能引發過敏反應，所以要謹慎使用。以下精油含有高濃度的沈香醇：

沈香醇甜羅勒⋯⋯⋯⋯⋯⋯⋯⋯⋯⋯⋯⋯⋯⋯55 － 70%

薰衣草⋯⋯⋯⋯⋯⋯⋯⋯⋯⋯⋯⋯⋯⋯⋯⋯⋯25 － 30%

過敏與天然成分

對特定食物或成分過敏，可能就是對精油或其他天然成分過敏或敏感的前兆。比如你對麥過敏，就該避免使用小麥胚芽油；如果你對蜜蜂叮咬過敏，就不可在護膚品上使用蜂蠟或蜂蜜。記住，精油是濃縮油因此效用很強，如果你對特定的成分過敏，就不要在皮膚上抹該成分為主的精油。

防腐劑

以護膚品來說，防腐劑是用來延長所謂的「架儲期（shelf life）」，也就是產品仍然有效、未遭細菌感染的期間範圍。天然有機原料可以當作防腐劑，但你也可以使用複雜、合成製成的化學物。

架儲期長且能維持特性的產品當然方便又經濟，但過去二十年以來，許多防腐劑都與負面反應和嚴重的健康危機畫上等號。例如化妝品配方上最常用的防腐劑都是內分泌干擾素，也就是說它們會干擾身體荷爾蒙，招致不良的健康影響。

美國的衛生單位認為低濃度的對羥基苯甲酸酯和甲醛等化學成分是安全的。若以一般人每天只用一個或兩個護膚品的話，我認同這個評估，不過現實是，我們每天會在身體上用十幾種保養品，而每用一種我們就在肌膚上添一層對羥基苯甲酸酯、甲醛和其他化學物。更糟的是有研究指出，一開始接觸這類化學物質時不會有明顯的健康影響，但可能數年之後才會顯現。

相較於幾年前，今天普羅大眾對於這類有問題的合成防腐劑及其對生理健康的影響，有了更多的公共意識。這現象與越來越多消費者會自我學習個人護膚品成分有關，現代消費者也有越來越多人尋求更安全的替代品，來取代會產生不良影響的合成防腐劑。

什麼會影響保養品的架儲期？

有很多因素會影響到保養品的架儲期，其中最重要的就是產品開封後的交叉感染——比如你沒洗手就把手放入整罐保濕霜。以下是導致保養品加速腐壞的因素：

- 沾染到原物料或水
- 不乾淨的製造環境或包裝
- 產品中防腐劑不足
- 原物料和成品保存方式錯誤
- 交叉感染
- 接觸高溫
- 接觸至如麵粉、小麥或水這類會促進微生物生長的原料

遠離這些化學物質

　　為了讓大家可以更放心使用保養品，化妝品界已經製造出許多不會傷害肌膚的有效防腐劑。現今市面上販售的商品，使用安全的成分製作，架儲期多為一至二年，不過，仍有很多產品可能含有與肌膚敏感甚至相關疾病的化學物質，以下這些成分，請大家多加留意並避免。

甲基異噻唑啉酮

　　甲基異噻唑啉酮（Methylisothiazolinone，簡稱為 MIT 或 MI）在乳液、化妝品、洗髮精、潤絲精、液體皂和居家清潔產品上被當作防腐劑使用。因為使用很普遍，因此可能會引發多種的肌膚反應和敏感。研究已經證實，接觸過多的 MIT 會造成急性的眼睛和肌膚不適，有些研究更指出此化學成分甚至會破壞腦部細胞。

丁基羥基茴香醚 & 2,6 - 二丁基

　　丁基羥基茴香醚（butylated hydroxyanisole，簡稱 BHA）和 2,6 - 二丁基（butylated hydroxytoluene，簡稱 BHT）常用在化妝品中，如防曬乳、唇膏和保濕乳液中的防腐劑。這些化學成分會造成肌膚的過敏反應，更甚的是，有很多研究指出此二者會干擾內分泌，還有研究證實它們會造成癌症。有的證據指出這些化學成分會模擬成雌激素，因此建議懷孕女性一定要遠離含有這些物質的任何產品。

對羥基苯甲酸酯

　　對羥基苯甲酸酯（Parabens）含有甲基、丁基、丙基、異丁基和乙基對羥苯甲酸酯，是盥洗用品中常見的防腐劑，它們會被應用在洗髮精、潤絲精、髮膠、保濕乳液、乳液以及各種化妝品。對羥基苯甲酸酯普遍存在於我們的日常裡，所以即便產品裡含量極少，也可能因為使用頻繁而導致接觸過量。因為通常會使用乳霜、化妝品和體香劑在身體的局部部位，使得這些成分易積累在乳房組織。研究證實，它們會入侵肌膚、血液和消化系統中。對羥基苯甲酸酯還可能會造成精液品質降低，以及引發乳癌和皮膚癌。

甲醛

甲醛（Formaldehyde）是在指甲油、指甲膠、假睫毛膠、髮膠、護髮產品、嬰兒洗髮精、沐浴皂，還有清潔用品和化妝用品裡的防腐劑和消毒劑。此化學物質由美國毒理計畫認定為對人體有害之致癌物，還可能會造成皮膚過敏，引發皮膚炎。此外，甲醛也被歸類為最可怕的室內汙染因子之一。

聚乙二醇（PEG）

PEG 是一種以石油為基底的化合物，被用在許多保養品如保濕乳液、體香劑、化妝品、肥皂、牙膏和除毛產品上。此物質可以讓產品容易起泡、滲透肌膚。PEG 的其中一個問題在於，它會被特定的可能致癌物汙染；而就算是未汙染的 PEG，也可能造成肌膚不適和發炎。

泡泡不等於清潔力

有誰不喜歡柔軟、絲綢質地的泡沫洗面乳、沐浴乳或洗髮精呢？這可能會讓你覺得舒適，甚至認為一定要這樣才對，不過起泡多寡其實與清潔力根本毫不相干。事實上，一般被用來讓產品起泡的原料──十二烷基硫酸鈉（SLS）是有害之物。保養品中常見的 SLS 其實是非常刺激的化學成分，會造成肌膚不適。請遠離含有此化學成分作為起泡介質的產品。

把精油當作天然防腐劑

如你所見，有些保養品內的防腐劑可能是有害的化學物質。不過若沒有防腐劑來抵禦細菌和預防病菌增長，產品也很難是安全的，更不可能有超過數月以上的架儲期。這樣一來你要如何保存天然保養品呢？當然就是精油了！

精油是天然防腐劑的最佳人選，許多油都有強烈的抗菌活動力，也就是說它們能殺死或減緩有害微生物，如細菌、黴菌和寄生蟲散播的速度。你還可以添加原物料，來增強精油的抗菌力，例如蜂蜜和蜂蠟就是以抗菌特性聞名。最後，若是添加有防腐特性的成分，如糖和含酒精甘油，就能結合出好用的天然防腐劑。以下合成品已經有研發，因此可以當成個人保養品的天然防腐劑。我稱這些調配的天然合成物為抗菌合成品，是根據個別抗菌特性調和而成，可以延長產品的架儲期。

調配抗菌配方

這些合成品都能添加到任何產品中以延長架儲期。以你偏好的香味選擇一種，再用燒杯和玻璃攪拌棒來混合材料，接著把成品倒入玻璃滴管瓶（包裝部分請見第41頁）。若能放入冷藏，這些合成品的架儲期為 1 年，我建議可以小量製作，方便個人使用。

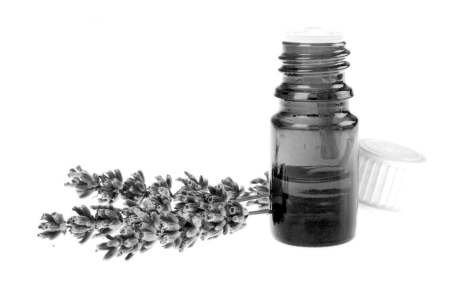

玫瑰香氣的抗微生物配方

總量 5.5ml

盛裝容器 10 ml 滴管瓶

材料

20 滴（1ml）	玫瑰草精油
20 滴（1ml）	茶樹精油
10 滴（0.5 ml）	甜羅勒（沈香醇）精油
20 滴（1 ml）	液態維生素 E
40 滴（2.5 ml）	70%的酒精或甘油

作法

在燒杯中混玫瑰草、茶樹和甜羅勒精油。加入液態維生素 E，再加入酒精或甘油，用玻璃棒攪拌均勻，倒入滴管瓶。密封後標記製作日期。使用前搖晃均勻。

柑橘抗微生物配方

總量 6ml

Tip
請選擇使用無光敏佛手柑精油，以確保使用後即使在陽光下活動仍安全無虞。

盛裝容器 10 ml 滴管瓶

材料

20 滴（1ml）	檸檬香茅精油
20 滴（1ml）	甜橙精油
10 滴（0.5 ml）	佛手柑精油
20 滴（1 ml）	液態維生素 E
50 滴（2.5 ml）	70%的酒精或甘油

作法

在燒杯中混檸檬香茅、甜橙和佛手柑精油。加入液態維生素 E，再加入酒精或甘油，用玻璃棒攪拌均勻，倒入滴管瓶。密封後標記製作日期。使用前搖晃均勻。

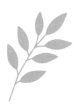

薄荷樟腦抗微生物配方

總量 6ml

盛裝容器 10 ml 滴管瓶

材料

20 滴（1ml）	迷迭香精油
20 滴（1ml）	甜羅勒（沈香醇）精油
10 滴（0.5 ml）	薄荷精油
20 滴（1 ml）	液態維生素 E
50 滴（2.5 ml）	70%的酒精或甘油

作法

在燒杯中混迷迭香、甜羅勒和薄荷精油。加入液態維生素 E，再加入酒精或甘油，用玻璃棒攪拌均勻，倒入滴管瓶。密封後標記製作日期。使用前搖晃均勻。

花香抗微生物配方

總量 6ml

盛裝容器 10 ml 滴管瓶

材料

20 滴（1ml）	安息香精油
20 滴（1ml）	薰衣草精油
10 滴（0.5 ml）	快樂鼠尾草精油
20 滴（1 ml）	液態維生素 E
50 滴（2.5 ml）	70%的酒精或甘油

作法

在燒杯中混合安息香、薰衣草和快樂鼠尾草精油。加入液態維生素 E，再加入酒精或甘油，用玻璃棒攪拌均勻，倒入滴管瓶。密封後標記製作日期。使用前搖晃均勻。

大地香抗微生物配方

總量 6ml

盛裝容器 10 ml 滴管瓶

材料

20 滴（1ml）　　廣藿香精油
20 滴（1ml）　　快樂鼠尾草精油
10 滴（0.5 ml）　天竺葵精油
20 滴（1 ml）　　液態維生素 E
50 滴（2.5 ml）　70%的酒精或甘油

作法

在燒杯中混廣藿香、快樂鼠尾草和天竺葵精油。加入液態維生素 E，再加入酒精或甘油，用玻璃棒攪拌均勻，倒入滴管瓶。密封後標記製作日期。使用前搖晃均勻。

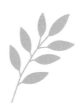

打造一個安全 · 安心的製作空間

開始製作個人的護膚品前，你需要在家裡規劃一個專門的空間（此空間需避免寵物進入，因為牠們的毛髮和皮屑可能會掉入成品中），以下是打造此空間的注意事項。

工作區域和儲藏器具

• 附輪子的推車：可以當成製作產品時需要的工作檯，還能存放密封的材料。有些附輪式推車下方還有櫥櫃或架子。

• 塑膠垃圾桶：垃圾桶應該要有蓋子，我喜歡用中型尺寸的垃圾桶，大約是 30 x 60 公分。

• 玻璃罐：將原物料例如蠟、砂糖和香草存放在不同尺寸的玻璃罐。我特別喜歡用梅森罐。

• 標籤：識別產品用。

• 小冰箱：這不是必要的，但要存放精油、原物料和成品時，有它真的很方便。

基本配備

• 量杯：應該要準備的量杯尺寸為 ¼ 到 1 杯（60 至 250 ml）。這是要用來測量液體和乾性材料。

• 量匙：用來測量液體和乾性材料。

• 燒杯：尺寸應該要有 25 至 500 ml，用來測量精油和基底油。

• 雙層蒸鍋：方便安全融化和加熱乳化的蠟和油。本書提供的配方是用湯碗式雙層蒸鍋，也就是把耐熱的玻璃碗或量杯放在裝有水的鍋子內加熱。

• 玻璃碗和玻璃量杯：應該要準備不同尺寸，可承裝 1 至 4 杯（250 ml 到 1L）液體的碗和杯子。

• 加熱板：在雙層蒸鍋中把水加熱。也可以電飯鍋取代加熱板，你可以直接放置玻璃碗來加熱蠟。請注意：可放於爐火的器具也能用來融化蠟，但我還是建議使用加熱板或電飯鍋。盡可能不要在廚房裡製作，最好是有一個專屬空間用來製造護膚品，以避免汙染。

• 溫度計：在調配產品期間檢測溫度。

• 電動攪拌器：攪拌混合配方。

• 磨豆器：磨碎乾性材料。

攪拌和傾倒用具

- 漏斗：方便把成品倒入瓶罐。
- 耐熱抹刀：避免使用塑膠器具，使用耐熱抹刀較為安心。
- 玻璃攪拌匙或攪拌棒：用來混合精油、基底油和成品。
- 擠壓瓶：用寬口醬料擠壓瓶（直徑約 5 到 7.5cm），方便分裝至小瓶子中。
- 塑膠滴管：方便將少量的液體滴入配方。

殺菌和消毒工具

- 無香料洗碗皂：用於清洗初次使用的包裝材料。
- 白醋與蘇打粉：用於浸泡器具。
- 清洗盆：可以放在水槽中，清洗所有器具和瓶罐。
- 洗碗布：清洗器具和瓶罐用。
- 超細纖維布：在調配前後用來擦拭工作檯桌面。
- 紙巾：消毒包裝材料和器具。
- 70％擦拭用酒精：在調配保養品前後，用噴有酒精的紙巾擦拭整個工作檯、設備和瓶罐。
- 橡膠手套：避免手指和指甲交叉感染。
- 頭套：避免頭髮掉入成品。可以用塑膠製浴帽。
- 保鮮膜：將工具用保鮮膜包覆起來，便於保存。如果沒有製作用的專門手推車時，可以用保鮮膜覆蓋在工作桌上，以利操作。

保持物品整潔

在酒精中滴入幾滴茶樹精油混合均勻後，噴在工作檯、設備和瓶罐上，再擦拭乾淨即可。

保養品的建議容器

　　理想上可用玻璃瓶來盛裝自製天然產品，才能延長產品的使用期限。但如果怕易打破，像是洗面乳和磨砂膏等產品，則可以用 PET（聚乙烯對苯二甲酸酯） 塑膠製的容器替代。下方列表為適用於不同產品的建議容器。

抗菌配方

- 附有滴管瓶蓋的棕色小瓶（5ml 和 10ml）

洗面乳

- PET 附壓頭塑膠寬口瓶，100 ～ 500 ml
- PET 附掀蓋塑膠寬口瓶，100 ～ 500 ml
- 附壓頭玻璃寬口瓶，100 ～ 500 ml
- 玻璃罐，80 ～ 250ml

化妝水

- PET 附掀蓋塑膠寬口瓶，100 ～ 500 ml
- PET 附噴嘴塑膠寬口瓶，100 ～ 500 ml
- 附壓頭玻璃寬口瓶，100 ～ 500 ml

精華液和保濕乳液

- 附壓頭玻璃瓶，30 ～ 100 ml
- 玻璃罐，30 ～ 550 ml
- 附玻璃滴管玻璃瓶
- 黑色 PET（PRC）塑膠直立罐
- PET 厚壁塑膠寬口瓶，30 ～ 100ml

面膜與磨砂膏

- PET 厚壁塑膠寬口瓶，250ml
- PET 附掀蓋塑膠寬口瓶，250 ～ 500 ml

護膚油

- PET 附掀蓋塑膠寬口瓶，250 ～ 500 ml
- PET 附噴嘴塑膠寬口瓶，250 ～ 500 ml
- 附壓頭玻璃塑膠寬口瓶，250 ～ 500 ml
- 附噴嘴玻璃塑膠寬口瓶，250 ～ 500 ml

洗髮精

- PET 附壓頭塑膠寬口瓶，100 ～ 500 ml
- PET 附掀蓋塑膠寬口瓶，100 ～ 500 ml

體香劑

- 滾珠除臭玻璃瓶，50 ～ 75ml
- 玻璃或 PET 塑膠罐，30 ～ 60ml

護唇膏

- 唇膏管，10ml
- PET 塑膠透明罐，10ml

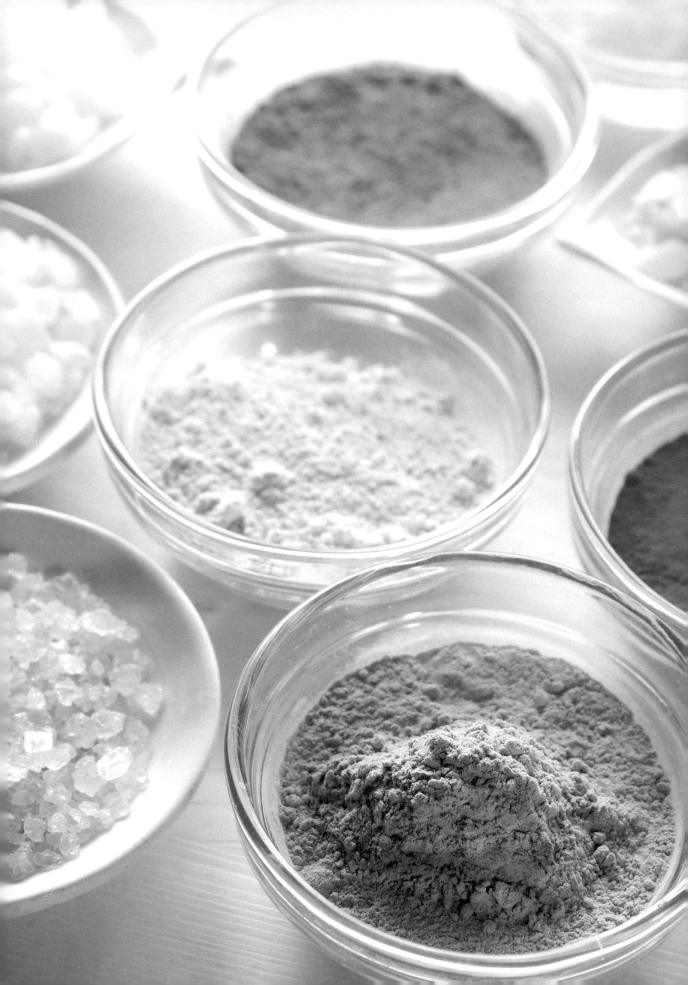

PART 2

基本原料

Basic Ingredients

天然原料

　　按照本書指示製作護膚品時，一定要從基礎開始，也就是基底油或植物油，接著再添加一種或多種的精油，不過也有很多天然原料可以加入配方中，不論是泥類、粉類或植物萃取物、蠟等等。製造個人護膚品其實有無限可能，材料的選擇應根據產品需要的特性（例如濃稠或乳化）和療效來定，才能加強配方。以下是幾種我們會在這一章介紹的原料。

　　泥類、粉類、穀物和細砂類可以增加成品的質地，變得更濃稠，有些還可以剔除肌膚上過多的油脂，脫除死掉的肌膚細胞。液體和凝膠類可以為護膚品增加容量，還能充分利用其完美的保濕肌膚特性。想提升配方的療效？那可以考慮增加萃取物，有許多高濃縮的水果、香草和種子萃取液，其活性成分均經證實若局部使用，確實對肌膚有益。

　　最後，我們會討論到個人護膚品裡的一種重要元素——乳化劑。如果你沒有加入乳化劑，那配方裡的成分就無法混合，或不久就油水分離。蠟是最常當作乳化劑的素材，有非常多種可以挑選。你選擇的蠟會影響產品的質地和黏性（有時候更濃，有時候則成粉狀），也可能會提高更好的療效。

　　你將會看到非常多的選擇，這些原料大多可以在健康食品店或其他商店找到。一般來說，這些天然材料不具刺激性，但老話一句，如果你對特定原料或某些成分會過敏，就別用在護膚品上。

泥類

　　史前開始人類就懂得用泥土來治療，泥土自那時起便廣受歡迎。今天，泥土多被當成製作面膜和磨砂用途，還有清潔後濕敷用的材料。

　　泥土被廣泛用在護膚品上，因為它們是很有效的吸收物，可以帶走肌膚上多餘的油脂和其他髒東西。泥土也可以磨除死細胞，進而清潔、緊緻肌膚。有些泥土經

發現具有抗菌特性，還含有豐富的礦物質，特別是對改善炎症非常有效的鈣質。泥土除了有護膚配方上的功能之外，還可以當作增稠劑，因此也常用於面膜、體香劑和乳霜上。

製作護膚品有很多種的泥土可以選擇，但我個人推薦使用的有兩種，即高嶺土和法國綠礦泥。

高嶺土

高嶺土（Kaolin Clay）為偏白的灰棕色泥土，也稱為白黏土、白色護膚泥或中國黏土。高嶺土會祛除油脂和其他髒汙，它也有抗病毒的特性，能幫助身體抵抗病毒，治療感染。

法國綠礦泥

顏色呈淡灰綠色的法國綠礦泥（French Green Clay）多被當成是收斂劑、磨砂膏，還能祛除油脂和髒汙。此礦泥也被發現有抗菌特性，在調理傷口、粉刺和油性肌上非常有效。

粉類和穀物類

粉類和穀物類被應用在天然保養品上也有很長的歷史。這些原料主要當成面膜和磨砂膏的增稠劑，不過要留意的是，在產品中添加粉類或穀物會縮短保存期限。

葛根粉

在商店裡販售的葛根粉或葛根澱粉，是由葛鬱金類植物萃取出來的物質。護膚品中，因為它有滑順、絲綢的觸感，還有助於吸收水分，所以會添加在爽身粉上。

鷹嘴豆粉

鷹嘴豆也稱為雪蓮子、雞豆、雞心豆等。鷹嘴豆粉傳統上是用於烹飪料理，但它也是非常好的清潔品，還能減少油脂分泌，因此常用於面膜和磨砂膏上。

燕麥

燕麥被認為有抗敏特性，通常會用來調理像是濕疹的膚況。它們含有植物化學成分（植物本身具有的化學物質），有助於消緩刺癢不適。燕麥有鎮定作用，可以

用在面膜、磨砂和肥皂上。研磨的燕麥粉也能加在泡澡水中，緩和乾燥、發癢的肌膚，改善燒傷和昆蟲咬傷。

顆粒類

顆粒是指具備粗糙質地的細小分子，適合用在磨砂上。有些顆粒類如糖、鹽、咖啡，若加上足夠的水分，便能溶解成為溶液。或是添加少量水或油後，就成為濕潤膏狀。

小蘇打

小蘇打在化學上稱為碳酸氫鈉，是常見的鹼性家用品，酸鹼值為 8 至 9。如此高的鹼度代表可能會使肌膚不適，因此不適合用在洗面乳或磨砂膏上，反而應該用在體香劑或漱口水中。在高度的鹼性環境中，黴菌會分解，因此小蘇打的另一種使用方法就是放在抗黴菌乾性洗髮精上，治療脂漏性皮膚炎，這是一種會影響頭皮，甚至有時還包括上半身、比如臉部和頸部的疾病。

柑橘類果皮絲

脫水後的檸檬、橙和葡萄柚果皮是非常棒的天然磨砂物，在家裡就能輕鬆把這些水果脫水。如有必要，可以使用有機的柑橘類，因為它們沒有殘留殺蟲劑。

要把果皮脫水，只需將果皮自然風乾數天，或用烤箱加速烘乾。只要果皮脫水後，放入乾淨的磨豆機，研磨至果皮呈顆粒狀。把乾的皮絲裝入密封容器裡，存放在陰涼乾燥的地方。使用時就在磨砂膏裡添加果皮絲即可。

可可粉

可可樹長成的豆莢，裡面的種籽可以製成可可粉和巧克力。可可粉富含抗氧化物質如黃烷醇，有助於修復損傷的皮膚細胞。可可粉也能刺激血液循環，活化肌膚、打造健康氣色。不過要注意，可可算是刺激物，太多可可反而會讓敏感肌更不適。可可粉加入配方會使質地更濃稠、滑順。可以在面膜、乳液和磨砂膏中使用無糖可可粉。

咖啡粉

咖啡顆粒指的是咖啡豆研磨後的成品。咖啡富含抗氧化成分，有助於抵抗肌膚

老化。咖啡粉還能提亮肌膚，成為面膜最棒的附加品。而且它還是非常好的磨砂物，對臉部可能有點過於刺激，但很適合拿來做身體磨砂，不過要小心，過量使用可能會使敏感肌不適。

阿拉伯膠

阿拉伯膠的應用最早可回溯至好幾千年前，傳統上會作為糖果、凝膠、糖漿和黏著劑的增稠劑，主要用在烹飪上。用在面膜上時，會有凝膠般的質地和外觀。

鹽

許多不同種類的鹽都會用在護膚配方上，包括死海海鹽到喜馬拉雅粉紅鹽等等。鹽也被當成天然的防腐劑，其質地很適合用在身體沐浴或磨砂膏上。鹽巴也很適合撒在泡澡水中，可以消毒肌膚，幫助放鬆，不過過量使用可能會使肌膚不適。

糖

化學上的蔗糖也是我們常說的糖，自有文明開始，糖就是天然的美白和磨砂物。糖也被廣泛當作天然防腐劑和生物可分解的洗潔劑。可以在洗面乳和磨砂膏上加糖，因為其酸鹼值為 7（即中性），適用於任何肌膚類型。

肌膚
不適警告

阿拉伯膠有可能會使肌膚過敏，可先做肌膚測試再使用。

液體和凝膠

液體和凝膠的附加價值就是能為天然護膚品增加容量和療效。有些液體和凝膠可以作為保濕劑，能從周遭環境吸附濕氣，讓肌膚保濕。

蘆薈凝膠

蘆薈產生的凝膠狀樹汁便是以能修復傷口的能力為名，它的急救力是許多人在家裡種蘆薈的原因。

折斷葉片後就會有樹汁流出，可以直接塗抹在小切傷和燒傷的部位上。蘆薈含有皂素，

肌膚不適警告

蘆薈含有水楊酸和類固醇，這兩種都有抗炎特性。此外蘆薈也有好的酚類化合物，有助於抵禦感染。不過，這些分子有的會使非常敏感的肌膚感到不舒服，此外，任何含有水楊酸的產品可能會加深色素沈澱，因此要小心使用在會接觸到太陽的部位。

是一種讓凝膠有清潔、防腐效果的植物化學成分，當它與富含營養成分植物的抗菌特性結合時，就非常適合抹在局部傷口、曬傷和擦傷上。

蘆薈能緩和肌膚發炎，而蘆薈凝膠內的水楊酸能調理粉刺，還能防止毛孔堵塞，它也被廣泛用在護膚治療加強緊緻肌膚。蘆薈凝膠可用在面膜、磨砂膏、體香劑、乳液和乳霜上。

酒精

酒精（乙醇）是由糖、澱粉和其它碳水化合物發酵而成。這種清澈的液體被大量用在化妝品工業上，因為它是天然防腐劑。一般而言，通常會用在香水、古龍水和刮鬍後護膚水上，還會當成冷卻劑放在曬後護膚品中。酒精以可使肌膚乾燥聞名。

肌膚不適警告

酒精會使肌膚缺水，還可能干擾其防護屏障，因此敏感性肌膚的人應該要避免局部使用它。

甘油

此種膠狀分子是天然保濕劑，因此很適合用在潔淨產品中讓肌膚保濕。甘油也是常用的乳化劑，可以增加產品穩定度。它的酸鹼度與糖差不多，酸鹼值為 7，也就是中性（非酸亦非鹼），所以也適合用在護膚品上。

天然甘油可以從動物性來源或植物性油脂中取出，例如椰子油或棕櫚仁油。它可以直接混入任何護膚品，也能與多種香草、香料或花結合，產生香氣，對於油脂類配方好比乳霜、乳液、精華液和唇膏來說，是非常好的滋養肌膚元素（請見第 86 頁）。

角鯊烯

角鯊烯是我們體內自然生成的成分，為肌膚上的防護屏障。角鯊烯是強效的保濕劑，因為它可以有效修復受損和缺水的肌膚；不幸的是，它也會氧化地非常快（請見第 29 頁）。用在護膚品的角鯊烯通常取自鯊魚的肝臟，而現在有非常多鯊魚品種已瀕臨絕種。因此，為了實質和環境因素，現在會以氫化後的型態，也就是角鯊烷用在化妝品上。

角鯊烷取自植物性來源，例如摩洛哥堅果油和葵花油，比起角鯊烯較不容易氧化，因此也比較穩定，也是更可以延續使用的選擇。局部使用時，角鯊烷本身有不油膩的軟化劑，有助於其他局部成分滲透肌膚；用在受損和乾燥的肌膚和頭髮上時，角鯊烷非常有療效，還能快速恢復保濕。它也有吸收紫外線的特性，可幫助肌膚防曬。另外還能應用在保濕面膜、面霜和身體乳液上。

萃取物

萃取物是從各種天然資源，例如水果、香草和種籽萃取而來。將萃取物添加在護膚品，可以增進其療效。不過它們大多是含有高濃縮的活化成分，所以為了避免不適，只需適量用在護膚保養品上。

竹子萃取

此萃取物是從竹葉和竹竿上取得，以高含量的二氧化矽聞名。二氧化矽在肌膚、指甲和頭髮健康上扮演重要角色，因此在產品中它可以讓肌膚和頭髮滑順、強韌。它也能避免髒汙堆積成油膩的薄膜，還能確保產品能平滑延展。會被用在髮膜、洗髮精、潤絲精和洗面乳上。

肌膚過敏警告

柳酸鹽是在特定蔬果、香草和堅果中的一種化學成分。食物中的柳酸鹽含量受許多因素影響，比如採收量不同或果實熟成度，有些食物含有大量柳酸鹽，例如葡萄、杏仁與蜂蜜。對柳酸鹽過敏或不耐的人，應該要避免使用以高含量柳酸鹽食物製作的產品。

葡萄籽萃取

葡萄籽萃取物是取自磨碎的紅葡萄籽。葡萄籽含有大量的多酚（polyphenol），這種植物性成分帶有強大的抗氧特性，有助於摧毀自由基，預防老化，特別是皺紋和乾燥。

葡萄籽萃取物也可以治療割傷、擦傷和燒傷，很適合用來濕敷，或是使用在曬後的護膚品上。

石榴萃取

此萃取物一般取自石榴果皮，石榴萃取物添入產品可以增加產品緊實肌膚的能力。它因為含有酚類化合物兒茶素，經證實能改善曬後影響，因此石榴更是抗老產品的珍寶。此萃取物可用在面膜、磨砂膏、沐浴用品、乳液和乳霜上。

迷迭香萃取

迷迭香萃取物可以將迷迭香葉浸泡在液體（如酒精）中取得。此活性成分萃取出來後，會再加進酒精或水，製成含有大量抗氧化素的濃縮液。這種抗氧化素能有效防禦自由基損害以及環境壓力源，因此非常適合用在抗老護膚品上，例如洗面乳、保濕品、面膜和磨砂品。迷迭香萃取物也能當成個人護膚品的防腐劑，它被大量應用在頭髮護理品上，比如洗髮精、保濕洗髮露和頭皮調理水。

維生素 E

維生素 E 存在於許多天然植物油與植物身上，例如摩洛哥堅果油和乳油木果脂。此維生素為強效的抗氧化素，有助於抵抗使肌膚老化的自由基。它也能幫助肌膚維持保濕，抵抗紫外線的傷害，因此非常適合用在曬後產品。加入配方中，也能為調理切傷、曬傷和擦傷，帶來很大助益。它有抗發炎特性，可以鎮定、保濕肌膚。維生素通常會用在面膜、磨砂品、體香劑、身體沐浴品、乳液和乳霜上。

金縷梅萃取

也稱為金縷梅純露，此萃取物是從金縷梅的乾樹葉和乾樹皮蒸餾而成，其收斂的特性可以清潔毛孔，因此是很有效的粉刺調理品。它也是止痛劑，能有效緩和發癢的肌膚、小處燒傷和其他肌膚不適問題。除此之外，研究證實它能降低紅斑或泛紅的肌膚。

金縷梅為酸性，但溶解在水中後，酸鹼值會增加至 5，與肌膚相似。因此也適合用在化妝水上。其他的用途還包括面膜、磨砂膏、體香劑、身體沐浴品、乳液和乳霜。

肌膚不適警告

一般市面上的金縷梅萃取物大多含有高含量酒精，記得找無酒精的金縷梅純露，尤其是敏感肌者更要特別注意。

乳化劑

護膚品當中最重要的成分之一就是乳化劑，是能結合水分和脂質（脂肪）的成分。調配保養品其實就是要結合不能相容的油基底與水基底成分，因此可以把乳化劑想成能把所有成分黏在一起的膠水。

我自己的保養品中，喜歡用蠟作為乳化劑。能使用的蠟有很多種，而你選用的種類會對產品的質地和穩定性有很大的影響。舉例來說，有些蠟會讓配方變稠，有的則會使配方有粉狀的質地。以下也列出幾種最常用的乳化劑給大家參考。

肌膚過敏警告

如果你對花粉或蜂蜜過敏，請避免使用含有蜂蠟的護膚品。製作配方時，你可以用小燭樹蠟或巴西棕櫚蠟替代，但要注意這類蠟會使產品質地更濃稠。

蜂蠟

英文名稱：Beeswax

來源：雌蜂分泌。

用途：軟化劑、增稠劑。

優點：使肌膚平滑柔順、肌膚保濕、有抗菌特性。

警告：可能會使肌膚不適。

添加在：唇膏、乳霜、乳液、藥膏。

小燭樹蠟

英文名稱：Candeilla Wax

來源：小燭樹叢的葉子，為墨西哥原生種。

用途：硬化劑。

優點：保護乳霜水分不流失；使其他蠟種更堅硬。

警告：無，對一般護膚配方無害。

添加在：唇膏、身體滋養霜、乳液、髮用產品、香味唇膏。

巴西棕櫚蠟

英文名稱：Carnauba Wax

來源：巴西棕櫚樹樹葉，為巴西原生種。

用途：硬化劑。

優點：使其他蠟種更堅硬；能使產品有光澤。

警告：無，對一般護膚配方無害。

添加在：唇膏、身體滋養霜、香味唇膏。

> 你可能會覺得「巴西棕櫚蠟」這個名字好像有點耳熟，因為這是汽車與地板打蠟產品的主要成分。

乳化蠟

英文名稱：Emulsifying Wax NF

來源：根據美國官定處方書製造而成的化合物，包含從椰子油取出的脂肪醇、鯨蠟硬脂醇（Cetearyl alcohol），被廣泛用在化妝品上。還有聚山梨醇酯 60（polysorbate-60）、PEG-150 硬脂酸酯（PEG-150 STEARATE）、硬脂醇聚醚 -20（Steareth-20）。為固體碎屑的白色蠟狀。

用途：穩定劑。

優點：相對其他蠟種便宜很多。

警告：此蠟種在建議濃度的使用下是安全的，獨立的化妝品成分評估計畫「化妝品成分評估委員會」指出，雖然有些高敏感的人可能會對此蠟種的某些成分有反應，但對一般人而言並不會造成肌膚敏感。

添加在：乳霜、乳液、保濕品。

硬脂酸

英文名稱：Stearic Acid

來源：從動物性油脂和植物性脂肪中取得的蠟狀固體脂肪酸。

用途：穩定劑。

優點：治癒傷口。

警告：在建議濃度下使用安全無虞，如過量接觸可能會使肌膚不適。

添加在：乳霜、乳液、保濕品。

乳化乳清

英文名稱：Emulsimulse

來源：鯨蠟硬脂醇、甘油硬脂酸和乳酸硬脂酸鈉的合成品。為固狀碎屑呈灰白色。

用途：穩定劑。

優點：用乳化乳清製作的乳霜和乳液，能讓肌膚有絲滑觸感。

警告：沒發現有毒性。

添加在：乳霜、乳液、保濕品。

花蠟

英文名稱：Floral Waxes

來源：從有特定香氣的花瓣所取得的香蠟，呈現固體、奶油般的質地，包括玫瑰、茉莉花、夜來香和含羞草。謹慎挑選頭狀花序放入溶劑裡，之後再放入酒精，最後的溶液可以濾出固化的植物蠟。

用途：香氣的基底。

優點：抗氧化、保濕、帶有花香味。

警告：若對植物來源敏感，可能會使肌膚不適。

添加在：乳霜、乳液、保濕品、唇膏。

混合乳化劑

蜂蠟、硬脂酸和乳化蠟可以當作配方的單一乳化劑。但巴西棕櫚蠟、小燭樹蠟和花蠟就非如此，這些蠟的使用分量最好不超過配方總乳化含量的 25%，此為製出穩定乳化劑的最佳方式。

舉例來說：如果某配方需要 20 克的乳化劑，你可以使用 5 克的花蠟，剩下的 15 克可以是蜂蠟、硬脂酸或乳化蠟。

基底油 · 植物油 · 浸泡油

基底油

　　基底油與精油分別有不同重要的功能。基底油是從植物的特定部位萃取而來，比如種子或果仁，此外與精油不同的是，基底油不會因為暴露在空氣中而蒸發，且相對來說沒有什麼味道。

　　基底油在乳霜和乳液中扮演重要角色，若選擇得宜，就能滋養肌膚。按照肌膚類型、想要的功能來搭配基底油，這是在製作個人護膚品時最重要的課題之一。

用基底油保護肌膚

　　肌膚是防護屏障，每天都會與水、皂體、化學物質和天氣狀況互動調適，這類接觸會改變肌膚整體，影響其外觀。每天磨損拉扯會讓肌膚看起來不健康，還可能變得敏感、乾燥和龜裂，或是膚況容易出問題，像是皮膚炎、紅斑和粉刺。

　　純淨的冷壓油有天然的防護特性，能保護肌膚、抵禦損害。換句話說，只要適當使用，就能幫肌膚維持均衡，也有助肌膚從失衡的狀態恢復。

冷壓油與有機油

理想上應該要使用有機或野生採集的基底油，因為它們的化學成分殘餘最少。此外，使用冷壓油也會比較好，因為若油品在萃取過程中接觸高溫過久，冷壓油可以保留的營養成分較多。

　　油是怎麼做到這一點呢？油是軟化劑，也就是說它們有軟化效果。油類富含必需脂肪酸（EFA）、脂溶性維生素、植物固醇和類胡蘿蔔素成分，有助於肌膚修復，維持彈性。這些成分也能幫肌膚維繫其防護屏障。現在有研究指出，這些油類中有的成分與精油組成相似，有抗菌和抗黴菌特性，可以幫助肌膚抵禦感染。

基底油裡的其他成分

基底油可能會含有其他的脂肪酸，像是肉豆蔻酸、十五酸、十七酸或二十烯酸（花生酸），以及好比維生素 E 和角鯊烯的成分，這些都能帶來療效。這類成分的資訊請見第 55 頁。

類胡蘿蔔素

基底油含有各種類胡蘿蔔素，是有助於肌膚維持健康、年輕的強效抗氧化素。有些常見的類胡蘿蔔素含有 β 胡蘿蔔素（主要出現在橘色蔬菜中）和番茄紅素（出現在番茄裡）。類胡蘿蔔素會將油染色，讓油有獨特的療效。比如，有越來越多證據指出，在局部使用類胡蘿蔔素能避免受紫外線影響的肌膚老化。帶有顏色的油品，例如玫瑰果籽、摩洛哥堅果油和大麻籽油都富含類胡蘿蔔素。

必需脂肪酸

所有的油都是由脂肪酸（EFA）組成，這是身體發展成長需要的特定脂肪。每個細胞和器官都由脂肪薄膜包裹，也就是說你需要脂肪酸才能使身體健康。這些脂肪也能維繫肌膚最表層的屏障，可以保護、使肌膚保有水分。

調配最後的成品將依選用的基底油種類而定，因為油品的脂肪酸含量會影響成品的軟性、清潔度還有黏性。脂肪酸種類分別為飽和脂肪酸、單不飽和脂肪酸和多元不飽和脂肪酸三種。

什麼是「滲透增強劑」？

特定的脂肪酸可以改變角質層（也就是肌膚的最外層——表皮組織的第一層），因此能讓某些成分滲透到表皮肌膚的最深層。在配方上添加滲透增強劑，有助於將維生素、抗氧化物質、保濕劑與其他成分帶到肌膚的上層。棕櫚酸和油酸便是滲透增強劑。

脂肪酸與病菌的纏鬥

能殺死微生物或限制其生長的成分稱為抗微生物成分。以前的藥廠和化妝品公司並沒有注意到脂肪酸的抗菌特性。不過現在有研究指出，脂肪酸或許能殺死使肌膚感染和長粉刺的特定病毒、細菌和黴菌。雖然目前還不知道它們到底如何做到，但有新研究指出，它們或許能干擾不同微生物的細胞膜。因此，使用含有天然脂肪酸的產品，或許能保護肌膚不受特定細菌、病毒或黴菌的侵擾。

飽和脂肪酸

含有大量飽和脂肪酸（SFA）的油品在室溫下會維持固體狀，因此，含有大量飽和脂肪酸的基底油重量很重，有奶油般的質地。飽和脂肪酸在護膚品中多作為增稠劑，也能增添療效：有的對抑制肌膚感染有效，其他的可能可以治療傷口。

月桂酸（Lauric Acid）

研究表示月桂酸可以抗菌，也就是說能防止肌膚受到感染和形成粉刺，因此很適合添加在預防此類膚況的清潔配方中。飽和脂肪酸在椰子油和棕櫚果仁油中含量很高。

肉豆蔻酸（Myristic Acid）

就跟月桂酸一樣，肉豆蔻酸可以抗菌，因此也能有效預防肌膚感染。含有大量肉豆蔻酸的油也可當作界面活性劑——幫助溶解髒汙和塵垢，因此加在洗面乳上的效果很好。此種飽和脂肪酸大多會出現在椰子油和棕櫚果仁油中，葡萄籽油也含有微量肉豆蔻酸。

棕櫚酸（Palmitic Acid）

棕櫚酸在皮脂（肌膚最上方的一層）上就有，有助於肌膚保濕。含有大量棕櫚酸的基底油是非常有用的保濕劑，因為飽和脂肪酸就是強效的潤滑劑。此類脂肪酸還會幫助其他分子滲透肌膚，也是很好的增稠劑，因此非常適合添加在希望有乳霜質地的產品中。棕櫚果仁油和可可脂含有大量的棕櫚酸，而杏仁油、葵花油和葡萄籽油也有一些。

硬脂酸（Stearic Acid）

此類脂肪酸可以從肌膚最上層中找到，硬脂酸經證實有抗炎性，還能促進傷口修復。製作乳霜質地的配方時，硬脂酸經常被當成乳化劑。它也能在許多植物油中找到，特別是可可脂和乳油木果脂。

單不飽和脂肪酸 & 多元不飽和脂肪酸

　　含有大量單不飽和脂肪酸與多元不飽和脂肪酸的油品在室溫下會是液狀，可以製成質地更軟的乳霜、乳液和精華液。同時也可以製成很棒的清潔劑，有非常好的潤滑特性。

油酸（Oleic Acid）

　　油酸是含有抗病毒與抗黴菌菌特性的單不飽和脂肪酸，所以自然也能預防因病毒或黴菌引起的皮膚感染。在產品上，油酸通常會被當成滲透增強劑，好刺激藥物分子吸收，因此我們也可以合理的假設油酸會加強身體吸收精油。富含油酸的油類像是甜杏仁油、酪梨油、杏桃核仁油、瑪乳拉油和摩洛哥堅果油等，均適用於乾性肌。

棕櫚油酸（Palmitoleic Acid）

　　此種單不飽和脂肪酸對於製作肌膚老化的產品非常有幫助。棕櫚油酸可以抗菌，因此對於專門抵抗肌膚感染的配方來說非常有用。棕櫚油酸主要出現在酪梨油，至於其他油類像是葡萄籽油、荷荷芭油和榛果油上含有微量。

γ 次亞麻仁油酸（Gamma-Linolenic Acid）

　　γ 次亞麻仁油酸為多元不飽和脂肪酸，對於鎮定肌膚非常有效，適合用來治療遺傳性濕疹牛皮癬和其他肌膚狀況。一般來說琉璃苣油、月見草油、大麻籽油和玫瑰果油可以找到此成分。

亞麻仁油酸（Linolenic Acid）

　　亞麻仁油酸是肌膚皮脂上的天然成分，可以強化肌膚最表層的防護屏障，保護肌膚不會流失水分，因此是非常有效的保濕劑。此外，亞麻仁油酸經常被建議用來治療狀況多多的油性肌，因為此成分經證實有助於清潔毛孔。此類多元不飽和脂肪酸可在多數基底油中找到，通常會佔 30 至 90% 的總脂肪酸含量，葵花油、芝麻油和葡萄籽油就有豐富的亞麻仁油酸。

α 次亞麻仁油酸（Alpha-Linolenic Acid）

　　此種多元不飽和脂肪酸（通常會直接稱為亞麻仁油酸）經證實有助於調節炎症。富含 α 次亞麻仁油酸的基底油對於治療肌膚發炎，好比濕疹、牛皮癬、紅斑和其他疹子非常好。玫瑰果油、大麻籽油和芝麻油可以找到此成分。

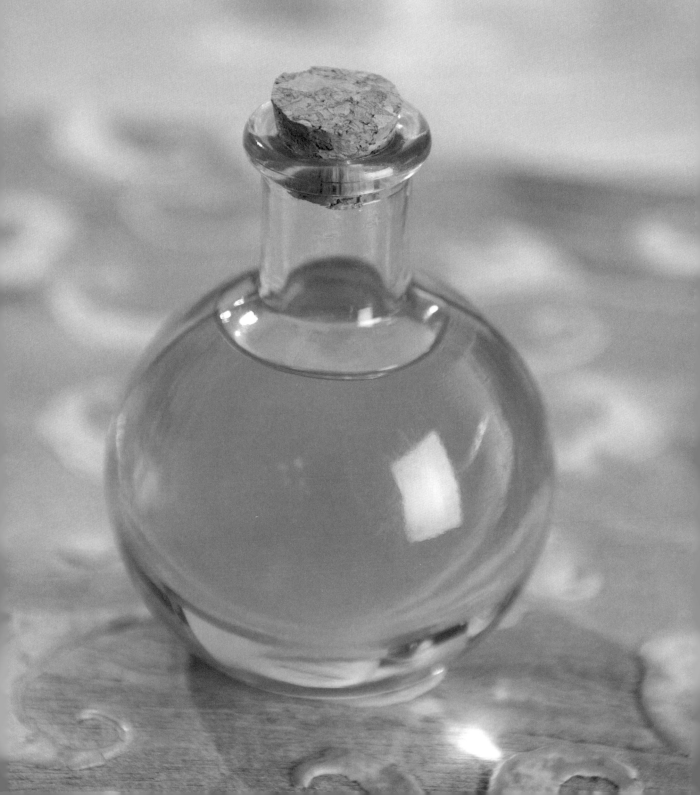

個人保養品的
常用基底油

甜杏仁油

英文名稱 Sweet Almond Oid
學名 *Prunus amygdalus dulcis*
科名 薔薇科

> ## 一般脂肪酸組成
>
> | 飽和脂肪酸 | 單不飽和脂肪酸 | 多元不飽和脂肪酸 | 其他成分 |
> |---|---|---|---|
> | 棕櫚酸 7～10%
硬脂酸 2～4%
肉豆蔻酸 0.5～1% | 油酸 60～65% | 亞麻仁油酸 30～35%
α次亞麻仁油酸 1～2% | 維生素 E
角鯊烷 |

用途

甜杏仁油適合用在乾燥、龜裂、脫皮的肌膚、熟齡肌，還有像是濕疹、牛皮癬和皮膚炎上。

調製方式

甜杏仁油用於個人產品中可作為很好的基底油，通常在配方中大概會占 50～100%，與其他油品調和時的比例為 80：20。甜杏仁油可與玫瑰果油、酪梨油、大麻籽油、金盞花或胡蘿蔔浸泡油混合，能加強其療效。

甜杏仁油來自甜杏仁樹果核（即為我們平常所吃的杏仁的樹），冷壓提煉而成。其色澤淡黃，有柔和的堅果香氣。甜杏仁油主要產自西班牙、摩洛哥和印度。保存期限為 8 至 12 個月。

優點

甜杏仁油富含油酸和亞麻仁油酸，是很好的軟化劑和潤膚品。它也含有豐富的抗氧化素維生素 E，以及能保護肌膚自然油脂的角鯊烷。甜杏仁油也是錳很好的來源，這是能抑制提早老化、舒緩不適以及預防斑點的必要成分。錳也可以保護肌膚不受紫外線損害，這也意味此油有光防護（photo-protective）效果。豐富的維生素 E 也有助於預防紫外線相關的損害，包括細紋形成。

杏桃核仁油

英文名稱 Apricot Kernel Oil
學名 *Prunus armeniaca*
科名 薔薇科

一般脂肪酸組成

飽和脂肪酸	單不飽和脂肪酸	多元不飽和脂肪酸	其他成分
棕櫚酸 5 ～ 6%	油酸 60 ～ 65%	亞麻仁油酸 30 ～ 35%	維生素 E
硬脂酸 1 ～ 2%	棕櫚油酸 1%	α 次亞麻仁油酸 1 ～ 2%	
花生酸 1 ～ 2%	二十碳烯酸 1 ～ 2%		

用途

杏桃核仁油最好用在油性肌、混合肌或敏感肌上。

調製方式

杏桃核仁油適合用在精華液、乳液和保濕品上,作為 100% 的基底油,或者也可以與其他油品、植物油混合,比例為 80：20。杏桃核仁油可以與 20% 的玫瑰果油、摩洛哥堅果油、酪梨油或大麻油混合,可以做出富含充滿植物性營養成分的浸泡油,有鎮定效果,並讓肌膚有光澤。

杏桃核仁油顏色淡黃,質地稀薄,將杏桃果核以液壓冷製法製成。杏桃樹生長在氣候溫暖的地區,因此杏桃核仁油主要產自肯亞和義大利。保存期限為 8 至 12 個月。

優點

化妝品產業上,杏桃核仁油通常會當成清爽的保濕品使用,因為它能快速被肌膚吸收。杏桃核仁油是很好的油酸來源,是高滲透性的單不飽和脂肪酸(請見第 56 頁),還可以防止肌膚水分流失。除了是高效的單不飽和脂肪酸之外,也富含維生素 E,有助肌膚自行修復。

許多基底油,例如甜杏仁油、杏桃核仁油、摩洛哥堅果油、山茶花籽油、榛果油和瑪乳拉果油,經證實都含有富抗黴菌菌特性的油酸。許多人都有的黴菌感染狀況,例如脂漏性皮膚炎,如果你正好有這類皮膚感染,就要在配方裡用含有大量油酸的基底油,特別是與有類似特性的精油搭配使用,才能控制感染。

摩洛哥堅果油

英文名稱 Argan Oil

學名 *Argania spinosa*

科名 山欖科

一般脂肪酸組成

飽和脂肪酸	單不飽和脂肪酸	多元不飽和脂肪酸	其他成分
棕櫚酸 12 ～ 15% 肉豆蔻酸 1 ～ 2% 花生酸 1 ～ 2%	油酸 45 ～ 50%	亞麻仁油酸 30 ～ 35% α次亞麻仁油酸 1～2%	維生素 E 角鯊烷

用途

摩洛哥堅果油適用所有肌膚類型——乾性肌、油性肌、混合肌或敏感肌。它也是製作護髮品很好的選擇。

調製方式

摩洛哥堅果油與其他油品比較起來，相對較為昂貴，建議用於臉部精華液時可作為 100％基底油；製作身體保養品時，可以 30％的用量搭配杏桃核仁油或荷荷芭油，用量較省。

此類油品是由摩洛哥堅果樹果實萃取而來，這種樹主要生長在摩洛哥西南部一個被聯合國教科文組織列為生物圈保護區的區域。近年來摩洛哥堅果樹也有種植在以色列境內的沙漠，以提供足夠的額外產量。

摩洛哥堅果油有兩種：一種是萃取自生的果實，可用於個人保養；另一種是果實在榨油之前會先烘烤，即可作為食用。烘烤後的果仁會使烹飪用的摩洛哥堅果油有非常強烈的堅果香氣，因此不適合用於護膚上，而化妝品等級的堅果油香氣較淡。化妝品等級的摩洛哥堅果油從製造日期算起，保存期限為 12 至 18 個月。

優點

摩洛哥堅果油富含維生素 E 和角鯊烷，此二者都是強效的抗氧化劑，能改善肌膚彈性，保濕力極佳，還能保護、軟化肌膚，具抗老效果，還能減少色素沈澱。再者，此油有助於修復傷口，還能減少皮脂生成，避免粉刺生長。

酪梨油

英文名稱 Avocado Oil

學名 *Persea americana*

科名 樟科

一般脂肪酸組成

飽和脂肪酸	單不飽和脂肪酸	多元不飽和脂肪酸	其他成分
棕櫚酸 12 ～ 16%	油酸 65 ～ 70% 棕櫚油酸 5 ～ 10%	亞麻仁油酸 10 ～ 15% α次亞麻仁油酸 1～2%	維生素 A 維生素 D 維生素 E

用途

酪梨油最適合用在乾燥、龜裂、疤痕、妊娠紋的產品，它也適合用在改善乾燥頭髮的產品上。

調製方式

用於臉部保養品時，酪梨油的調和應用應該占基底油的30%以下；用於手、腿和腳上則可以100％使用。不過此油非常濃稠，建議是與其他油品調配，比例為70：30，建議混合的油類包括杏仁油和葡萄籽油。

酪梨油不僅可從酪梨樹的果核，還可以從果肉取得，大多時候酪梨油是透過機器冷水抑壓或用離心機萃取而來。酪梨油含有豐富的葉綠素，所以顏色是綠色。酪梨原生於墨西哥中南部，現在主要產於肯亞、以色列、紐西蘭和南非。保存期限為 12 至 18 個月。

優點

酪梨油富含維生素 E 和 β 胡蘿蔔素（類胡蘿蔔素），極具潤膚效果，讓它適用於乾燥肌、熟齡肌，或是妊娠紋，還可以用在頭髮護養上。酪梨油也對受損皮膚有益，有動物性研究報告指出，酪梨油能加速癒合局部傷口，還有德國研究曾在期刊《皮膚學》發表了酪梨油的局部修復特性和維生素 B12 可以治療塊狀牛皮癬。

琉璃苣油

英文名稱 Borage Oil
學名 *Borago officinalis*
科名 紫草科

一般脂肪酸組成

飽和脂肪酸	單不飽和脂肪酸	多元不飽和脂肪酸
棕櫚酸 15 ～ 20% 硬脂酸 10 ～ 15% 花生酸 3 ～ 4%	油酸 15 ～ 20% 芥酸 2 ～ 3%	亞麻仁油酸 35 ～ 40% γ 次亞麻仁油酸 25 ～ 30%

用途

琉璃苣油最適合用在乾性肌、敏感肌或發炎肌膚的配方裡。

調製方式

調配上琉璃苣油可以占基底油的 10 至 30%。

琉璃苣油是從琉璃苣種籽而來,這種大型植物有鮮藍色的星狀花朵,大多生長在歐洲和北非,北美的則是馴化種。現今此種色澤金黃或淺綠色的油品多產自加拿大、英國、紐西蘭和中國。它是經由冷壓種籽萃取,因此產量相對較少。保存期限較短,只有 6 至 8 個月。

優點

琉璃苣有非常豐富的 γ 次亞麻仁油酸(GLA),這是能維持肌膚健康且減緩發炎的重要脂肪(琉璃苣籽油為所有種籽油中 GLA 含量最多)。此油類通常會在濕疹、局部皮膚炎和牛皮癬時塗抹在局部上,好減緩乾燥和發炎。已有證據指出,在皮膚上塗抹琉璃苣油能減緩發癢。除此之外,琉璃油有修復肌膚的作用,因此適合用在曬後調理的配方上。

肌膚不適警告

相較於正常肌膚,琉璃苣油會更快滲透到受損的肌膚裡,可能造成不適。因此肌膚受傷時要小心使用。

琉璃苣油和月見草油均含有 γ 次亞麻仁油酸,多數時候可以取代使用,不過在調理敏感肌上,只能使用月見草油。

山茶花籽油

英文名稱 Camellia Seed Oil

學名 *Camellia sinensis*

科名 山茶科

一般脂肪酸組成

飽和脂肪酸	單不飽和脂肪酸	多元不飽和脂肪酸
棕櫚酸 6 ～ 9% 硬脂酸 2 ～ 3%	油酸 72 ～ 80% 二十四碳烯酸 1 ～ 2% 二十碳烯酸 1 ～ 2%	亞麻仁油酸 6 ～ 14% α 次亞麻仁油酸 1 ～ 2%

用途

山茶花籽油適用於所有肌膚類型和護髮產品。

調製方式

山茶花籽油是其質地濃稠、厚重的油，可以與大部分的基底油混合。調配時我建議結合山茶花籽油和杏桃核仁油、葡萄籽油或荷荷芭油，比例為 30：70 或 50：50 之間。此油也可當成 100% 基底油，作為臉部精華液的調配。

山茶花籽油也稱為茶油，因為它來自茶樹。此油是研磨冷壓種籽成為黏稠的淡綠色油。山茶花籽油產自中國和日本，保存期限很短，為 6 至 8 個月。

優點

山茶花籽油含有豐富的油酸，擁有很好的潤膚及肌膚癒合效果，非常適合用在乾燥、龜裂的肌膚，也能調理像是牛皮癬、濕疹和燒傷等膚況。此油品的保濕特性也讓它非常適合用在熟齡肌上，作為抗老配方。可用於保濕品、精華液、乳霜、乳液、唇膏和身體護膚油。

許多基底油，例如甜杏仁油、杏桃核仁油、摩洛哥堅果油、山茶花籽油、榛果和瑪乳拉果油，經證實都含有富抗黴菌菌特性的油酸。許多人都有的黴菌感染狀況，例如脂漏性皮膚炎，如果你正好有這類皮膚感染，就要在配方裡用含有大量油酸的基底油，特別是用與類似特性的精油搭配使用，才能控制感染。

椰子油

英文名稱 Coconut Oil
學名 *Cocos nucifera*
科名 棕櫚科

一般脂肪酸組成

飽和脂肪酸		單不飽和脂肪酸	多元不飽和脂肪酸
月桂酸 45～52%	癸酸 5～10%	油酸 5～10%	亞麻仁油酸 1～2%
肉豆蔻酸 13～19%	辛酸 5～10%		
棕櫚酸 10～15%	硬脂酸 1～3%		

用途

質地清爽的椰子油適合所有肌膚類型,可以用在臉部、身體、頭髮和頭皮的配方上。

調製方式

特級初榨椰子油可以當做 100％的基底油使用。

特級初榨椰子油來自壓榨新鮮椰子白肉,或是先把果肉弄乾後再冷壓。它有甜甜的香氣且穩定性高,保存期限可達 2 年。

優點

椰子油是非常棒的保濕品,所以成為自製保養品中相當受歡迎的基底油。含有油酸和肉豆蔻酸,所以讓它本身就有抗菌特性。椰子油有大量的油酸,此種脂肪酸通常會作為洗面乳的基底,其鎮定肌膚的特性也廣為人知。肉豆蔻酸也是很好的洗潔劑。

椰子油中的辛酸可以抗黴菌,有助於預防、調理黴菌感染。此外有證據指出,椰子油可以抵抗紫外線,因此也適合用在防曬配方上,通常約為 4 至 8%。

過敏警示

雖然椰子是水果,但對於有堅果過敏的人來說,椰子油有可能也會造成過敏。如果你有這類過敏的狀況,就不要在個人保養品中使用椰子油。

分餾椰子油

此種清澈的輕質油是透過熱萃取的技術,去除椰子油內的長鏈脂肪酸。此油富含中鏈脂肪酸,有助於修復受損肌膚,保護肌膚不流失水分。通常會被用來結合其他基底油,好減輕成品的油膩感。因為它不會沾染在布料上,也是便利的按摩用油。

月見草油

英文名稱　Evening Primrose Oil
學名　*Oenothera biennis*
科名　柳葉草科

一般脂肪酸組成

飽和脂肪酸	單不飽和脂肪酸	多元不飽和脂肪酸
棕櫚酸 6 ～ 10% 硬脂酸 2 ～ 10%	油酸 5 ～ 10%	亞麻仁油酸 70 ～ 75% γ 次亞麻仁油酸 5 ～ 10%

用途

月見草油適用於所有肌膚類型，對老化、發炎或敏感肌膚有益。

調製方式

調配時可以用 10 至 30％的月見草油作為基底油。

月見草油呈淡黃色，帶有些許海洋氣味，是以冷壓、過濾月見草種籽製成的油。月見草原本來自北美洲的東部和中部，最後傳播到全世界的亞熱帶氣候地區。此油現今主要產自中國，保存期短，約 6 至 8 個月。

優點

月見草油是豐富的 γ 次亞麻仁油酸來源，這是以其能預防、治療發炎膚況聞名的重要脂肪酸。研究指出月見草油能鎮定發炎的肌膚，還有研究發現受試者使用此油後，原本的皮屑、乾燥、發紅發癢症狀有確實感善。

局部使用此油能消緩牛皮癬和濕疹的症狀，非常適合用來調理傷口。能引發強大的修復肌膚活動，因此非常適合用在曬後配方上。

琉璃苣油和月見草油均含有 γ 次亞麻仁油酸，多數時候可以取代使用，不過在調理敏感肌上，只能使用月見草油。

葡萄籽油

英文名稱 Grapeseed Oil
學名 *Vitis vinifera*
科名 葡萄科

一般脂肪酸組成			
飽和脂肪酸	**單不飽和脂肪酸**	**多元不飽和脂肪酸**	**其他成分**
肉豆蔻酸 5～10% 棕櫚酸 5～10% 硬脂酸 5～10%	油酸 15～20% 棕櫚油酸 1%	亞麻仁油酸 65～70% α次亞麻仁油酸 1～2%	維生素 E

用途

葡萄籽油適用於油性肌和混合肌。可以用在臉部、身體、頭髮和頭皮的配方上。

調製方式

調配時，葡萄籽油可以作為 100％的基底油。也適合與其他油品調和，可以增加配方分量。

葡萄籽油來自葡萄的種籽，此種綠色無香氣的油為釀酒產業的副產品，是透過榨油機壓榨葡萄籽後，再進一步提煉而成。葡萄籽油主要產於義大利、法國、葡萄牙、智利和阿根廷，其保存限限為 12 至 18 個月。

優點

葡萄籽油含有豐富的亞麻仁油酸，此種脂肪酸以保濕和能癒合傷口的能力聞名。一般來說此油對於所有肌膚類型而言都是安全選擇，因為造成過敏的風險非常低。此油常被按摩師使用，因為質地清爽、無味，且容易吸收到皮膚裡。

榛果油

英文名稱 Hazelnut Oil
學名 *Corylus avellana*
科名 樺木科

一般脂肪酸組成

飽和脂肪酸	單不飽和脂肪酸	多元不飽和脂肪酸
棕櫚酸 5 ～ 10% 硬脂酸 3 ～ 6% 花生酸 1 ～ 2%	油酸 75 ～ 80% 棕櫚油酸 1 ～ 2%	亞麻仁油酸 10 ～ 15% α 次亞麻仁油酸 1 ～ 2%

用途

榛果油適用於油性或混合肌。

調製方式

調配時可以用 50 至 100％的榛果油做基底油。它是增加產品分量的絕佳選擇，特別適用於臉部產品，尤其面膜。不過要記得榛果油有強烈的氣味，味道可能會壓過最後成品。

此油是取自新鮮的榛果樹果實，以冷壓萃取，接著再過濾、提煉和除臭。榛果油呈深黃色，有強烈的榛果氣味。此油主要產自土耳其，保存期限不長，約 6 至 8 個月。

優點

榛果油質地濃稠滑順，以潤滑特性聞名，因此適合用來清潔油性肌或混合肌毛孔。它也是很好的亞麻仁油酸來源，有助於保濕肌膚，癒合傷口。此油富含油酸，可以滲透皮膚表層。如果你想增強特定精油的特性，此油也是很好的基底油。

許多基底油，例如甜杏仁油、杏桃核仁油、摩洛哥堅果油、山茶花籽油、榛果油和瑪乳拉果油，經證實都含有富抗黴菌菌特性的油酸。許多人都有的黴菌感染狀況，例如脂漏性皮膚炎，如果你正好有這類皮膚感染，就要在配方裡用含有大量油酸的基底油，特別是與有類似特性的精油搭配使用，才能控制感染。

過敏警示

若你對堅果過敏，不要在保養品中放入榛果油。

大麻籽油

英文名稱 Hempseed Oil
學名 *Cannabis sativa*
科名 大麻科

一般脂肪酸組成			
飽和脂肪酸	**單不飽和脂肪酸**	**多元不飽和脂肪酸**	**其他成分**
棕櫚酸 5 ～ 10% 硬脂酸 2 ～ 4%	棕櫚油酸 10 ～ 20%	亞麻仁油酸 45 ～ 65% α 次亞麻仁油酸 14 ～ 28% γ 次亞麻仁油酸 5 ～ 10%	維生素 E 大麻二酚（CBD） 四氫大麻酚（THC）

用途

大麻籽油最適合用在乾燥肌膚、濕疹和牛皮癬發炎的肌膚，還有敏感肌和老化肌的配方上。

調製方式

調配時，大麻籽油可以作為 10% 的基底油。可以與葡萄籽油或杏桃核仁油一起調和。

大麻籽油是取自大麻植物，全世界都有栽種。通常會與藥用大麻植物搞混，但其實兩者差異頗大。

大麻籽油呈深綠色（因為有高含量的葉綠素），有香甜的草本香氣。保存期限為 6 至 8 個月。過去二十年來，此油已經被認可為能用在天然保養品上；由獨特的脂肪酸組成，有非常好的潤膚特性，有助肌膚保濕。

優點

此油是很好的油酸來源，還有大量的 γ 次亞麻仁油酸，研究指出在局部使用這類脂肪酸，有助於減少細紋和其他老化的跡象，因此對熟齡肌是很好的油。大麻籽也具備保護肌膚的抗氧化劑，因此也適用在曬後產品上。

大麻二酚 & 四氫大麻酚

大麻二酚（CBD）是大麻植物裡的成分，不會影響心神，也就是說不會影響大腦功能。有證據顯示此成分有很好的護膚益處，特別是發炎，占據了大麻籽油的 18 至 20% 之間。

大麻籽油含有微量（平均而言約 0.3%）的四氫大麻酚（THC），因而含此油的護膚品在大多數國家有限制，因為 THC 被認為是影響精神的成分，大麻籽油的使用在成品配方上不得超過 10%。

荷荷芭油

英文名稱 Jojoba Oil

學名 *Simmondsia chinensis*

科名 油蠟樹科

一般脂肪酸組成

飽和脂肪酸	單不飽和脂肪酸	多元不飽和脂肪酸
硬脂酸 5 ～ 10%	芥酸 12 ～ 15%	亞麻仁油酸 1%
棕櫚酸 3 ～ 6%	油酸 5 ～ 15%	
二十二酸 1 ～ 2%	棕櫚油酸 1 ～ 2%	
	二十四碳烯酸 1 ～ 2%	
	二十碳烯酸 65 ～ 80%	

用途

荷荷芭油適用所有肌膚類型。

調製方式

調配時，荷荷芭油可以用 50 至 100% 當做基底油。可以與摩洛哥堅果油、瑪乳拉果油或玫瑰果油混合。

荷荷芭本身是質地濃厚的液態蠟，通常會被視為荷荷芭油。這種金黃色、氣味清淡的油是由沙漠植物荷荷芭種籽萃取而來，此油主要產於以色列、美國（亞利桑那州）和阿根廷。保存期為 2 年。

優點

荷荷芭是平衡、軟化油，適用於所有肌膚類型。因為它的保存期長，常常會被用做基底油使用。荷荷芭有抗炎效果，可以用在調理各種膚況的配方上，包含發炎和肌膚老化，還有癒合傷口。此種減緩消炎特性也讓它很適合用在防曬乳和曬後保養品上。

荷荷芭油與酒糟肌

《英國皮膚學期刊》上曾有篇研究指出，酒糟肌患者的肌膚上，二十碳烯酸含量比較少，這可以解釋為什麼在酒糟肌上，塗抹荷荷芭油可以減緩發炎症狀。

瑪乳拉果油

英文名稱 Marula Oil
學名 *Sclerocarya birrea*
科名 漆樹科

一般脂肪酸組成

飽和脂肪酸	單不飽和脂肪酸	多元不飽和脂肪酸
棕櫚酸 10 ～ 15% 硬脂酸 5 ～ 10% 肉豆蔻酸 1 ～ 5% 花生酸 1 ～ 3%	油酸 70 ～ 80% 芥酸 1 ～ 2%	亞麻仁油酸 5 ～ 10% α 次亞麻仁油酸 1 ～ 2%

用途

瑪乳拉果油最適合用在敏感肌配方上。它也可以應用在乾性肌、油性肌或混合肌配方，還有頭髮保養品上。

調製方式

因為此油單價很高，製作身體或頭髮保養品時，建議以 70：30 的比例與杏桃核仁油或荷荷芭油混合。製作臉部精華液時可以用 100%的瑪乳拉果油做為基底油。

瑪乳拉果油取自奈比亞、波茨瓦那、桑比亞和辛巴威的原生瑪乳拉樹果果核。瑪乳拉樹果核發現於史前洞穴中，一旁還有類似於今日萃取油品需要的工具。此油在預防肌膚突發狀況和保濕上的應用歷史非常之久，今天瑪乳拉果油產於南非，保存期為 12 至 18 個月。

優點

有研究驗證後發現，局部使用瑪乳拉果油會有防護的特性，有助肌膚維持濕潤。這是源於它有高含量的油酸和棕櫚酸，此二者皆是非常好的潤膚劑。

許多基底油，例如甜杏仁油、杏桃核仁油、摩洛哥油、山茶花籽油、榛果油和瑪乳拉果油，均富含有抗黴菌菌特性的油酸。

對於有像是脂漏性皮膚炎這種黴菌感染問題時，可以在配方裡加入含有大量油酸的基底油或是搭配類似特性的精油，才能控制感染。

玫瑰果油

英文名稱　Rosephip Seed Oil

學名　*Rosa rubiginosa*

科名　薔薇科

一般脂肪酸組成

飽和脂肪酸	單不飽和脂肪酸	多元不飽和脂肪酸
棕櫚酸 4 ～ 5% 硬脂酸 3 ～ 6% 肉豆蔻酸 1 ～ 2%	油酸 10 ～ 15% 芥酸 1 ～ 2%	亞麻仁油酸 40 ～ 50% α 次亞麻仁油酸 30 ～ 35%

用途

玫瑰果油最好是用在針對肌膚老化以及調理肌膚發炎的配方上。

調製方式

調配時，可以使用 30％的玫瑰果油在基底油上。將玫瑰果油搭配 70％的荷荷芭油，對於調理肌膚發炎、發紅和粉刺最為有效果。

此種鮮紅色的油是由野玫瑰果種籽萃取而來，西班牙文中稱此植物為 rosa mosqueta，為安第斯山脈南緣的原生種。此油現在主要產於智利，保存期短，約 6 至 8 個月。

優點

玫瑰果油有高量的 α 次亞麻仁油酸，此成分是以幫助減緩肌膚發炎出名。研究指出，玫瑰果油適合調理肌膚老化、細紋和因日曬而導致的色素沈澱；還有證據表示，此油對於潰瘍性傷口有很強大的療效。

芝麻油

英文名稱 Sesame Seed Oil

學名 *Sesamum indicum*

科名 胡麻科

一般脂肪酸組成

飽和脂肪酸	單不飽和脂肪酸	多元不飽和脂肪酸	其他成分
硬脂酸 11% 棕櫚酸 5 ～ 20%	油酸 5 ～ 10%	亞麻仁油酸 40 ～ 45% α 次亞麻仁油酸 40 ～ 45%	維生素 E

用途

芝麻油適用於所有肌膚類型。

調製方式

可以作為 100％的基底油使用。

芝麻油取自芝麻樹種籽,是熱帶地區原生的一年生草本植物。此油品若不是由生的種籽萃取成淡色油,就是從烤過的種子萃取成深色油。芝麻油被用在烹飪和保養上已有數千年的歷史。現在主要產自印度和中國,保存期為 12 個月。

優點

芝麻油有很多療效,可應用在許多產品上。其抗菌和抗寄生蟲的特性也讓它可以用在頭髮和頭皮保養配方上,調理頭皮屑和頭蝨。芝麻油最適用於頭髮和頭皮的調理配方,也是嬰兒護膚品很好的選擇,不管是按摩用油或加在配方裡,可以預防尿布疹。

芝麻油的潤滑特性有助於改善大型毛孔和暗沈老化肌膚。此油經證實能保護肌膚不受氯和風傷的損害,也具有一般的防曬功能。

葵花油

英文名稱 Sunflower Seed Oil

學名 *Helianthus annuus*

科名 菊科

一般脂肪酸組成

飽和脂肪酸	單不飽和脂肪酸	多元不飽和脂肪酸	其他成分
棕櫚酸 5 ～ 10% 硬脂酸 4%	油酸 15 ～ 20% 棕櫚油酸 1 ～ 2%	亞麻仁油酸 70 ～ 75% α 次亞麻仁油酸 1 ～ 2%	維生素 E 角鯊烷

用途

葵花油適用於所有肌膚類型。

調製方式

葵花油可以用 100％ 作為基底油使用，或者也可以與其他更濃的油品混合，例如玫瑰果油、琉璃苣油、大麻籽油或月見草油。它也適合與浸泡油結合，例如胡蘿蔔和金盞花。

葵花油是冷壓向日葵種籽，之後再以傳統的提煉方法而來。此油呈淡黃色，氣味不明顯。葵花油主要產於義大利、阿根廷、中國和荷蘭。保存期不長，為 6 至 8 個月。

優點

葵花油不油膩，是適合所有肌膚類型的潤膚劑，對敏感肌最為有效。它含有大量的亞麻仁油酸，因此有強大的護膚特性。

針對幼兒（還沒完全發展出肌膚屏障）的研究指出，葵花油可以預防不同程度的感染，此外還有一份關於皮膚炎患者的研究表示，在局部使用此油可以減少肌膚流失水分的情形，更可以清理與皮膚炎有關的皮屑損害。事實上，此油因為不油膩，所以也非常適合當作天然按摩用油，還可以用在保濕品、乳液、軟膏和泡澡用品上。

植物油脂
Plant Butters

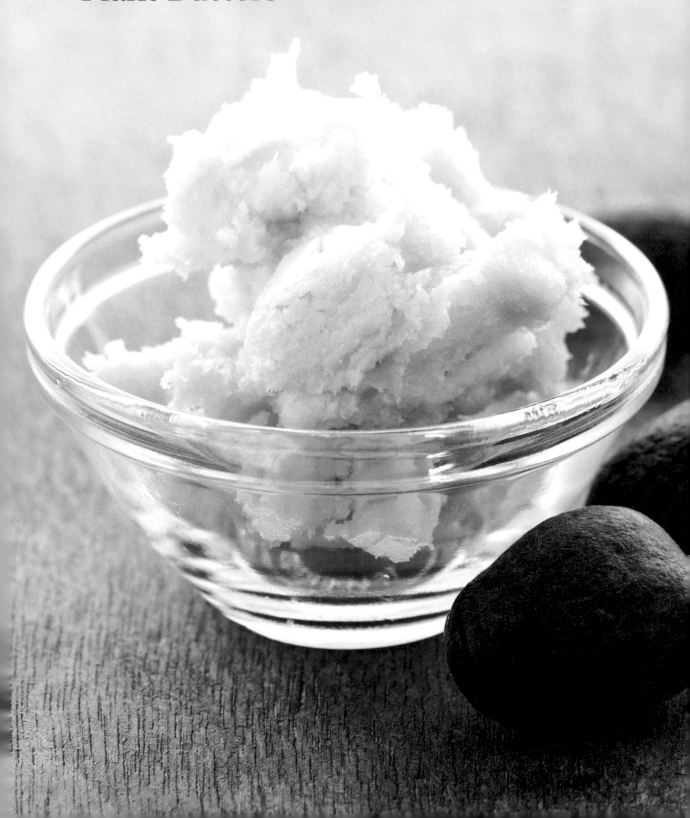

可可脂

英文名稱 Cocoa Butter

學名 *Theobroma nucifera*

科名 錦葵科

一般脂肪酸組成

飽和脂肪酸	單不飽和脂肪酸	多元不飽和脂肪酸
硬脂酸 35 ～ 40%	油酸 35 ～ 40%	亞麻仁油酸 2 ～ 5%
棕櫚酸 25 ～ 30%		
月桂酸 5 – 10%		

用途

可可脂適用於所有肌膚類型。

調製方式

調配時,可以用 10 至 90% 的可可脂作為基底。

可可脂來自可可樹果實,此樹種主要生長在西非(迦納、象牙海岸、奈及利亞)、馬來西亞、巴西、中美洲、印度和斯里蘭卡。此油為淡黃色,有明顯的巧克力香氣(此油也有除臭版本,比較無氣味)。保存期為 12 個月。

優點

可可脂對於鎮定、柔潤肌膚的效果非常好。它能保護肌膚不缺水,還能改善肌膚彈性。調配時,可可脂能作為一般的乳化劑,它強大的潤膚特性能為產品添加乳霜的質地。可可脂對於需要有濃稠質地的配方而言,是很好的添加品,像是身體霜、磨砂膏和唇膏。它也能加在乳液和保濕品中,提供比一般油脂更濃厚的質地。

肌膚不適警告

可可脂可能會使敏感肌的人感到不適。如果你對可可過敏,也請避免使用。

乳油木果脂

英文名稱 Shea Butter

學名 *Vitellaria paradoxa*

科名 山欖科

一般脂肪酸組成

飽和脂肪酸	單不飽和脂肪酸	多元不飽和脂肪酸
硬脂酸 35 ～ 50% 棕櫚酸 5 ～ 10%	油酸 35 ～ 70%	亞麻仁油酸 5 ～ 10%

用途

乳油木果脂適用於所有肌膚類型。

調製方式

調配時，可以使用10 至 90%的乳油木果脂作為基底（請注意此種油會使配方隨時間拉長而呈顆粒貌）。

乳油木果脂取自乳油木果樹的果實。生的乳油木果脂會呈淡綠黃色，氣味強烈。通常是提煉（除臭並漂白）用在品牌化妝品上。此油主要產自西非，保存期為 12 個月。

乳油木果脂對需要濃厚質地的配方來說是很好的添加劑，比如身體乳霜、磨砂膏和唇膏。用在乳液和保濕品時，可能會使成品的質地比一般油更濃稠。

優點

此油經認可有癒合傷口和修復肌膚的特性，這可能是因為它有高量的硬脂酸，研究已經證實，硬脂酸有助於肌膚燒傷和傷口的修復。乳油木果脂也有鎮定和保濕效果，經證實能減少皺紋，因此也是抗老配方很好的添加劑。

肌膚不適警告

一般而言，原本對堅果過敏的人，乳油木果脂不大會引發其過敏反應，但是這些人仍極有可能會感到敏感，所以也請謹慎使用。

浸泡油
Infusions

　　將基底油、醋、甘油和酒精調和搭配如香草、香料、花或茶葉的原料，能提升配方中精油提供不了的營養優勢。要製造含有香草萃取活化成分的浸泡油，可以從特定植物有的成分取得，例如類胡蘿蔔素和酚類。除了在成品中添加額外有療效的成分之外，香草浸泡油也能增加很棒的香氣。

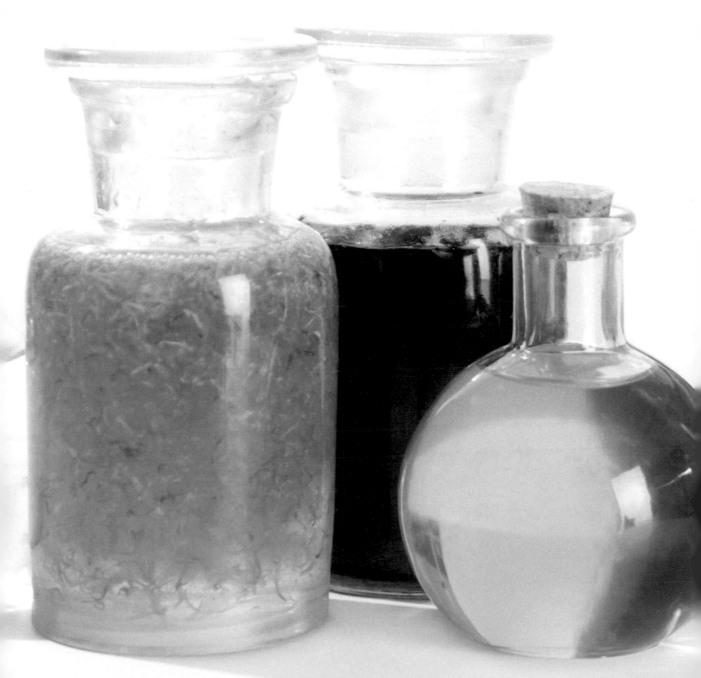

以下是我用來製造浸泡油的幾種最愛的成分，大部分原料在健康食品商店或網路上都能找到，你還可以買新鮮或乾燥的香草，但我建議盡可能自己栽種。

山金車

英文名稱 Arnica

學名 *Arnica montana*

科名 菊科

多年生草本植物，生長在歐洲和北美。它莖部細長，有亮黃色、像雛菊般的花朵。此香草有抗炎特性，因此被用在經典順勢療法上，可以局部治療瘀傷、傷口、疹子和曬傷。它也可以當作鎮痛劑使用，有些研究發現，山金車有助於緩解術後患者腫脹的情形。山金車能應用在護足霜和護手霜，作為乳霜可以治療瘀傷；作為身體用油可以減緩肌肉痠痛和疼痛。

聖約翰草

英文名稱 ST. John's Wort

學名 *Hypericum perforatum*

科名 金絲桃科

多年草本植物，通常被視為入侵雜草，生長在歐洲和北美各地。其莖部短，有黃色星狀花，有趣的是當它與酒精調配時，會立刻變紅色，與油調配時過一段時間就變成深紫色。聖約翰草很顯著的紅色是因為其化學成分金絲桃素，此成分目前正被研究其抵禦病毒的潛能。傳統芳療上，聖約翰草會用來調理神經和病毒相關的症狀，像是帶狀皰疹、皰疹和其他皮膚發炎。可用在軟膏、唇膏、護理油和乳霜。

洋甘菊

英文名稱 Chamomile

學名 *Matricaria recutita*（*M. chamomilla*）和 *Chamaemelum nobile*

科名 菊科

此種小白花生長在世界各地。洋甘菊有兩個品種，德國洋甘菊（Matricaria recutita）和羅馬洋甘菊（Chamaemelum nobile），它們製造出來的精油各自有不同的療效。不過就香藥草而言，這兩個品種的作用非常相似。

洋甘菊茶是很常見的飲品，經認可會對神經系統和消化道有鎮定的效果。在局部塗抹此香藥草浸泡油後，洋甘菊能展現出與飲品同樣的鎮定抗炎和潤膚特性。洋甘菊藥草浸泡油可以用在化妝水、保濕品、泡澡產品和唇膏上。

金盞花

英文名稱 Calendula

學名 *Calendula officinalis*

科名 菊科

金盞花也有金盞菊之稱，是存活期短的草本植物，生長在歐洲和北半球長年氣候溫暖的地區，北美洲的產季是從初夏到晚秋時節。此植物的花像雛菊，呈鮮豔的橙色，莖部細長如雜草。金盞花花瓣可以調理發炎和傷口，它也能與類胡蘿蔔素搭配，有體內抗氧化劑和抵禦老化自由基的作用，因此這也是金盞花之所以廣泛應用在日曬和修護配方的原因。

胡蘿蔔根

英文名稱 Carrot root

學名 *Daucus carota*

科名 繖形科

胡蘿蔔是亮橘色的根類蔬菜，歐洲為原生種，並在全世界各地都有栽種。胡蘿蔔浸泡油有豐富的類胡蘿蔔素，此成分有強大的癒合肌膚特性，也對發炎和老化的肌膚有益，這也是胡蘿蔔之所以會普遍應用在日曬和修復配方上的原因（胡蘿蔔浸泡油與胡蘿蔔籽精油可不同，後者是從植物種籽而非莖部蒸餾而來）。胡蘿蔔可用在保濕品、身體乳霜、乳液、唇膏和按摩用油上。

木槿

英文名稱 Hibiscus

學名 *Hibiscus species*

科名 錦葵科

木槿的花朵很大，呈鐘型且有各種顏色。木槿有豐富的酚類，是有強大抗氧化特性的植物性分子。主要的抗氧化素之一為槲皮素，此成分應用在油傳導系統時，可以滲透到肌膚最表層且不會引起不適。槲皮素也有益於曬傷的肌膚、減緩彈性蛋白變少的速度，還能改善肌膚和疤痕的外觀。木槿可應用在老化肌膚的配方，還有修復肌膚的保濕品上。

薑黃

英文名稱 Turmeric root

學名 *Curcuma longa*

科名 薑科

薑黃是亞洲原生種，其主要的活化成分為薑黃素，為黃色多酚類，是非常厲害的抗氧化成分。此成分也證實有助於炎症和抵禦感染。

薑黃能消緩瘀傷、疼痛和發炎膚況，它也被發現可以作為增稠和緊實劑。可應用在面膜、洗面乳、化妝水和保濕品上。

番紅花

英文名稱 Saffron
學名 *Crocus sativus*
科名 鳶尾科

此種珍貴的香料是多年生球根植物，花部為紫色。番紅花多栽種於中東和亞洲，自古代起就被用在食物和保養品上。番紅花經證實可以加強護膚品的保濕效果，也有強大的抗老化特性。可應用在面膜、洗面乳、化妝水和保濕品上。

專業建議

番紅花是非常昂貴的香料，許多商家會販售假貨。要檢驗是否為真的番紅花，可把乾燥的紅花放在水中，如果會慢慢褪色，那就是真的；如果很快就溶解出黃色，那可能就是染色的玉米鬚。

白茶

英文名稱 White Tea
學名 *Camellia sinensis*
科名 山茶科

白茶是採摘茶樹的嫩芽和嫩葉而來。與其他茶不同的是，白茶加工的程序最少，所以會呈現淡灰色。白茶有非常大量的類黃酮化合物「兒茶素」，此成分以抵抗疾病和抗氧化特性聞名。在化妝品上，白茶作為一種抗老化成分，據說也有抗菌防腐的特性。可應用在面膜、洗面乳、化妝水和保濕品上。

綠茶

英文名稱 Green Tea
學名 *Camellia sinensis*
科名 山茶科

綠茶是由茶樹樹葉摘採而來，它能快速加熱烘乾，以防太快氧化。抗氧化成分比白茶少，不過綠茶也是以其抗氧化特性聞名，對於曬後產品特別有益，還常用於乾性肌和發炎肌膚的調理。可應用在面膜、洗面乳、化妝水和保濕品上。

以溫熱油為基底的香藥草浸泡油

　　製作以油為基底的浸泡油時，一律要用新鮮、冷壓製成且保存期夠長的油品，才能避免酸敗。此浸泡油可以當作增添物，加進以油脂為基底的配方，例如乳霜、乳液、精華液和軟膏。

總量

可製成 13 盎司
（375ml）

Tip

此配方能做出分量相當大的浸泡油。你可以把材料減半，或甚至減成四分之一的量。

工具

· 平底鍋
· 已噴灑 70%乙醇酒精的玻璃罐（ 14 盎司／ 400ml ）

材料

1½ 杯（375ml）　　芝麻、椰子或荷荷芭油
5 大匙（90ml）　　選用乾燥或新鮮的香草
20 滴（1ml）　　　維生素 E
20 滴（1ml）　　　自選抗菌複方（請見第 36 至 38 頁）

作法

1. 平底鍋裝水燒煮到接近沸騰（212 ℉／ 100℃）時，把耐熱玻璃碗放入平底鍋內。碗內倒入油和香藥草，攪拌均勻，以低溫慢慢加熱約 3 至 4 小時（平底鍋的水可能會蒸發掉，所以要不時查看，必要時再添水）。

2. 關火後把玻璃碗取出，用細緻的篩網放在備用的玻璃罐上，過濾浸泡油。利用湯匙背面擠壓香藥草，盡量把精華壓出來後，丟棄剩餘材料。

3. 加入維生素 E 和抗菌複方，密封後搖晃均勻。若適當存放（請見第 219 頁），浸泡油可以放到六個月。使用前要搖勻。

製作香藥草浸泡油

很多油品都可作為香草浸泡油的油品，我建議可以用芝麻、椰子和荷荷芭油，因為這些油品的保存期較長。除此之外，也可以選用甘油、蘋果醋或酒精，後面這兩種是天然防腐劑，除了為配方添加療效之外，它們也能延長配方的保存期。

以經典油為基底的 香藥草浸泡油

製作以油為基底的浸泡油時，一律要用新鮮、冷壓製成且保存期夠長的油，才能避免酸敗。此浸泡油可以當作增添物，加進以油為基底的配方，例如乳霜、乳液、精華液和軟膏。

總量

可製成 13 盎司（375ml）

Tip

此配方能做出分量相當大的油。你可以把材料減半做一半就好，或甚至減成四分之一的量。

工具

· 兩個已噴灑 70 ％乙醇酒精的玻璃罐（14 盎司／400ml）

材料

5 大匙（90g）	選用乾燥或新鮮的香草
1½ 杯（375ml）	甜杏仁油、葵花油、芝麻油、荷荷芭或特級初榨橄欖油
20 滴（1ml）	維生素 E
20 滴（1ml）	自選抗菌複方（請見第 36 至 38 頁）

作法

1. 將香藥草放入一個玻璃罐，倒入油覆蓋至離罐口約 5 公分的高度，確保香藥草完全浸泡在油中。密封玻璃罐，搖晃均勻。放在涼爽陰暗的地方，保存 3 至 4 週。

2. 在第二個玻璃罐上放上細緻的篩網，倒入浸泡油。用湯匙背部擠壓香藥草，盡量把精華擠出來後，丟棄剩餘材料。

3. 加入維生素 E 和抗菌複方，密封後搖晃均勻。若適當存放（請見第 219 頁），可以保存六個月。使用前要搖勻。

油與香藥草

以香藥草混合油的基本做法有兩種：把油加熱，加快整個過程；或是放置長時間好讓其精華慢慢融合在常溫油內。混合後需要過濾浸泡油，因為香草也吸收了很多的油，所以要在篩網上擠壓，才能盡可能地把珍貴的成分萃取出來。

以甘油製作香藥草浸泡液

此浸泡油可以當作添加物，加進以油為基底的配方，例如乳霜、乳液、精華液和軟膏。

總量

可製成 13 盎司

（375ml）

Tip

此配方能做出分量相當大的油。你可以把材料減半做一半就好，或甚至減成四分之一的量。

工具

· 兩個已噴灑 70％ 乙醇酒精的玻璃罐（14 盎司／400ml）

材料

5 大匙（90g）	選用新鮮的香藥草（請見「Tip」和下方說明），切碎備用
1½ 杯（375ml）	甘油
20 滴（1ml）	維生素 E
20 滴（1ml）	自選抗菌複方（請見第 36 至 38 頁）

作法

1. 將香藥草放在一個玻璃罐，倒入甘油，留下離罐口約 5 公分的空間。密封玻璃罐，搖晃均勻。放在涼爽乾燥的地方，靜置 1 至 2 週。

2. 在第二個玻璃罐上放上細緻的篩網，倒入浸泡油過濾。用湯匙背部擠壓香草碎，盡量把精華擠出來後，再丟棄剩餘材料。

3. 加入維生素 E 和抗菌複方，密封後搖晃均勻。若適當存放（請見第 219 頁），可保存六個月。使用前要搖勻。

專家建議

你也可以利用乾燥的香藥草來製作甘油浸泡液，但是新鮮的香草是比較理想的，因為它們本身會有天然的水分，讓活化成分和顏色能溶入到甘油裡。如果你使用的是乾燥的香藥草，每杯（75ml）的香藥草可以加上 2 茶匙（30ml）過濾的水。

用蘋果醋製作香藥草浸泡液

可使用在化妝水和身體、洗髮配方中。

總量

可製成 2 杯

（500ml）

Tip

此配方能做出分量相當大的液體。你可以把材料減半做一半就好，或甚至減成四分之一的量。

工具

· 兩個已噴灑 70％乙醇酒精的玻璃罐（18 盎司／500ml）

材料

6 大匙（120 克） 選用新鮮的香藥草，切碎備用
2 杯（500ml） 蘋果醋

作法

1. 將香草放在一個玻璃罐，倒入醋覆蓋至離罐口約 2 英吋（5 公分）的空間，確保香草完全浸在油中。密封玻璃罐，搖晃均勻。放在涼爽陰暗的地方，靜置 1 至 2 週。

2. 在第二個玻璃罐上放細緻的篩網，倒入調和的醋過濾。用湯匙背部擠壓香藥草，盡量把精華擠出來後，丟棄剩餘材料後密封。若適當存放（請見第 219 頁），最多可以放到六個月。

以酒精製作香藥草浸泡液

酒精是天然防腐劑。可以把酒精製成的香草浸泡液作為增添物，加進以油為基底的配方，例如乳霜、乳液、精華液和軟膏、化妝水和沐浴乳，好增加防腐能力。高血壓的人可能會對酒精產生反應，因此應該選擇其他方法製作。

總量

可製成 2 杯
（500ml）

Tip

此配方能做出分量相當大的液體。你可以把材料減半做一半就好，或甚至減成四分之一的量。

工具

· 兩個已噴灑 70％乙醇酒精的玻璃罐（18 盎司／500ml）

材料

6 大匙（120 克） 選用新鮮的香藥草，切碎備用
2 杯（500ml） 酒精

作法

1. 將香草放在一個玻璃罐，倒入酒精，擠壓香藥草，確保香草完全浸在溶液中。密封玻璃罐，靜置在涼爽陰暗的地方，靜置 1 至 2 週。

2. 在第二個玻璃罐上放上細緻的篩網，倒入作法 1 的香藥草酒精過濾。用湯匙背部擠壓香草碎，盡量把精華擠出來後，丟棄剩餘材料後密封。若適當存放（請見第 219 頁），可以保存六個月。

注意

香藥草浸泡油效力很強，且此效力會隨時間增強。上述提供的作法僅用於肌膚上。

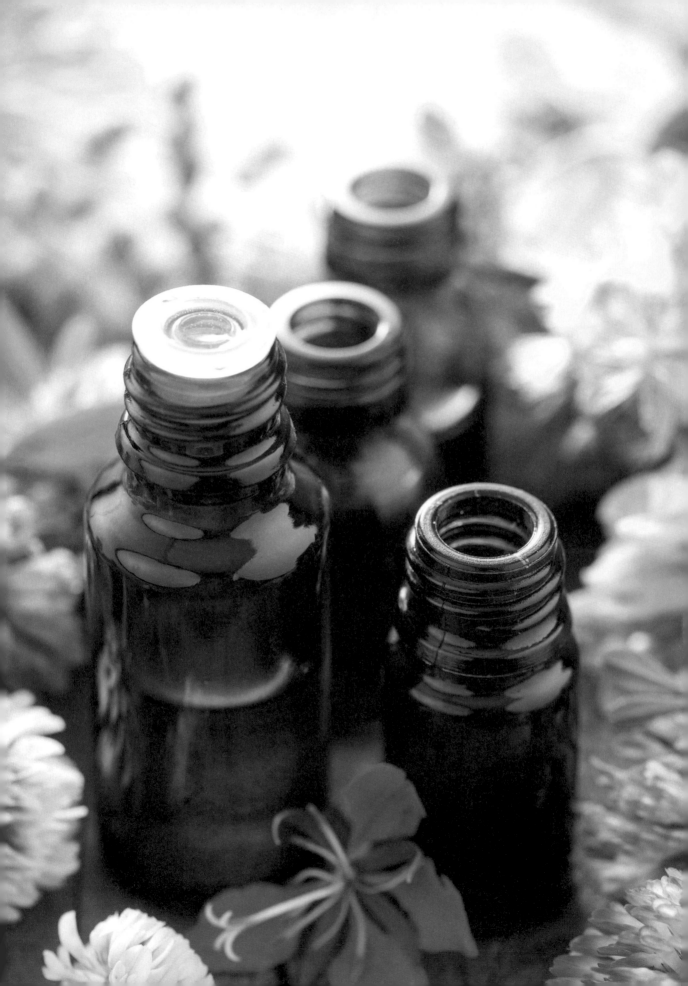

PART 3

精油

Essential Oils

認識精油

精油是什麼？

　　精油在天然護膚品上扮演了重要的角色。它們不但能添加氣味，還有非常豐富的各種療效。我說過每一滴精油內都是獨特的天然藥房，這可不是誇張的說法。

　　精油可以定義為，以各種方式從植物中萃取的芳香精華。這些油都是芬香植物體內代謝的細小化學結構，是植物在適應環境過程期間才產生的物質。芳香成分會保護植物不受病菌侵擾、趕走昆蟲和不被動物吃掉，好確保得以生存。當我們使用精油時，這些成分會有相似的功能，比如停止感染、癒合傷口和增強免疫力。

　　精油很容易揮發，也就是說即便是在室溫之下，它們還是會揮發到空氣裡，而接觸空氣時就會氧化。每一種精油都含有 30 至 100 個生物活化的化學成分，而每一個都有其獨特的化學組成。

精油的製作法

　　製作精油的方法有很多種，以下是常見的幾種方式。

蒸氣蒸餾

　　蒸氣蒸餾的過程中，植物材料會被放在無風但高溫的蒸氣下，好分解內部含有香味油的細緻細胞膜，接著精油就會被隔離、採集。蒸氣蒸餾是非常常見的萃取方法，也是製作精油最經濟實惠的方式。此方法的缺點在於，高溫可能會使原來的

什麼是「原精」？

　　原精與精油相似，也是從植物萃取而來，不過原精是利用不同的溶劑萃取法製造，因此會產生完全不同的結果：原精會有植物本身的芳香成分，還有半固體的成分，如蠟和色素。植物的原精香氣可能會比精油還要精準，因為它含有這額外的成分。玫瑰原精和茉莉原精就是很好的例子，它們因為有強烈的香氣，常被應用在香水上。

植物組成物變少。優質的精油會經過非常謹慎的監控，好避免加工過度。

冷壓法

冷壓榨的過程裡，精油會因為強大的機器壓力被迫從植物材料擠出來，而不需要加熱。此方法通常用在柑橘類水果上，而用在種籽和堅果上可以產出基底油。此方法的優點之一就是精油的香氣會接近原來水果的香味。這個方法也能讓更多天然療效成分保留在油內。

二氧化碳萃取法

此萃取法中，二氧化碳會因高壓而達到轉成液體的臨界點。這種極低溫的液體接著會分解植物性材料。然後當二氧化碳的壓力開始下降時，就會返回氣體狀態，即可收集精油。

化學溶劑萃取法

化學萃取是利用像是己烷之類的溶劑以及蒸發，把芳香分子從植物性材料中去除。在這過程期間，不會揮發掉的成分像是蠟和顏料也會被萃取出來。這過程通常會用在植物無法產出太多精油，或是能產出樹脂類成分的油很少。此方法能留下非常好的香氣，但使用的溶劑可能會殘留在油中，容易導致過敏。

脂吸法

將現採的新鮮花朵放在兩個玻璃盤中間，每個盤子上會抹有一層無香味的純動物或植物油脂。靜置一會兒，讓植物與油脂接觸，直到油脂充滿其萃取物。然後就不斷以新的花瓣重複這過程，直到脂肪汲取飽和後，用酒精清洗好分開花香萃取物（油脂的部分則可製作肥皂）。一旦酒精揮發掉，剩下來的就是精油。因為這過程不僅耗時耗力，產量也很少，故此方法只有運用在產出油量非常少的花朵上。

請守護來自大自然的珍品

植物無法產出大量的精油，因此它們是很珍貴的資源，不應該被視為理所當然之物。我既然是依賴植物醫學的人，我知道保護這些資源至關重要。有意識的使用精油，並且懷抱延續性的概念，這非常重要，我們一定要保護好這些植物和我們的星球。為了使植物星球延續下去，請謹慎使用精油。

在天然產品上應用精油

使用精油時，重要的是要了解它們個別的組成特性，才能安心、有效的應用。接下來將帶大家了解精油的組成細節，還有在天然產品上的應用指南。每種精油的組成還會有其學名和所屬的植物科名，這是很重要的資訊，因為許多植物都有類似的名稱，你需要知道植物的學名才能確保購買、使用的是正確的精油。

接下來，我們要介紹植物的基本分類，這樣你才能理解為什麼有些精油會有類似的名稱，比如羅馬洋甘菊和德國洋甘菊，但卻有不同的療效。你也會學到，在個人保養品上使用精油時重要的安全考量。最後我們會看看要如何局部使用精油，才能有效鎮定心靈、舒緩壓力。

了解植物

來自同一種植物的精油可能有不同的化學組成，而兩種植物有類似的名稱但不同特性時，更是讓人摸不著頭緒。就拿羅馬洋甘菊和德國洋甘菊為例吧，這兩種都是來自菊科的植物，但它們分屬於不同的屬和種，其療效也大不相同：羅馬洋甘菊會有更令人放鬆、平靜的效果，而德國洋甘菊則以減緩發炎聞名。

植物是根據科、屬、種、變種來分類，來看看這些術語代表什麼吧。

科（Family）

植物界會分成「目」，接著再分成「科」。依據常見的植物學特徵和類似特性，植物會被配屬到某一科。科名通常會以拉丁文 -ae 結尾，比如 Lamiaceae（唇形科，往上是唇形目 Labiatae），就是所謂的薄荷科。

屬（Genus）

「屬」指的最親近血緣的植物，通常包括不只一種。通常屬名會描述植物的某種特色，例如花部的顏色或是樹葉的尺寸或形狀，也可能會以最初發現地來命名。舉例來說，薰衣草屬（Lavandula）是唇形科的其中一屬，即眾人所知的薰衣草。

種（Species）

雖然「種」和「屬」是來自同一個祖先，還有幾乎相同的結構和行為，但同一屬中會有不同的種。結合一起來看，屬名加上種名，指的是某一個特定的植物，因此結合起來的名稱會是分辨單一植物最有效的辦法。例如之前亦稱為薰衣草（L. officinalis）的狹葉薰衣草（Lavandula angustifolium），與寬葉薰衣草（Lavandula latifolia）皆是薰衣草屬之下的種，前者是最常見的品種，我們通常會稱之為「真正薰衣草」。

變種（Variety）

有時候某個品種會進一步分成含有非常相似植物的亞種（subspecies），這些植物就是變種。有很多變種是從植物栽種而誕生，這些雜種會被稱為培育種（即經過培育的變種之意）。變種的名稱會根據屬名和種名來取，且名稱之前會再加上縮寫的 var. 或 subsp.，至於培育種的名稱前方則是加上 x。

什麼是化學型（CHEMOTYPE）

化學型指的是同屬同科、但其精油有不同化學組成的植物。植物的化學型會因為各種不同原因而不一樣，這包括其栽種所在地區的土壤和氣候。羅勒就是有不同化學型的植物範例，其精油通常會依據其化學型來區分，例如沈香醇、丁香酚或樟腦等等。了解精油本身的化學型很重要，因為它影響的不只療效，還包括使用安全上的考量。以羅勒為例，只有沈香醇這種化學型可以使用在個人保養品上（更多的資訊請見第 96 頁）。

精油的力量

精油因為是植物的精華，所以有非常驚人的效力。局部使用時，精油內的豐富成分會滲透到角質層（肌膚最外層），並穿透其他層的表皮來到皮膚中間的真皮。一旦抵達真皮，這些分子就會進入微血管，最終抵達血流中。

重要的是，要確保自己不會將超過建議用量的精油添加到配方裡。不可直接接觸過多的精油，因為這可能會導致肌膚不適或過敏。

好東西也要適量

我在這麼多年自行調配保養品後，發現精油使用過多會有反效果。大部分的人一整天下來會使用多種產品，從洗面乳到保濕品，有體香劑和泡澡用品。若這些產品每種都含有一定分量的特定精油，那一天結束後很有可能接觸過多，這也是為什麼我的配方大多不會超過 3% 的稀釋量。

使用精油的注意事項

　　與普遍認知不同的是，肌膚對精油有反應並不代表身體正在「排毒」，如果肌膚因為局部使用後出現不適，就該立刻停止使用該精油。

　　對精油出現嚴重過敏反應的情況其實非常罕見，不過若你真的出現嚴重反應，那請立刻尋求醫療協助。

使用安全指示

- 不可以喝精油。
- 不可直接將精油塗抹在皮膚上，避免碰觸到眼睛和粘膜。
- 不可直接將精油倒入泡澡水中，因為它會留在水面上，還可能使肌膚不適。
- 首次使用精油之前，一定要做皮膚貼布試驗（請見第 27 頁）。
- 在局部塗抹有光敏性的精油，如柑橙類精油之後，要避免強烈日曬。
- 流汗或做完三溫暖後，不可立即使用精油。
- 精油的存放要遠離極低溫或極高溫、日光和濕氣重的環境。
- 精油容易燃燒，使用時不要接近開放的火源。
- 精油請放在小孩拿不到的地方。

精油的品質

　　隨著芳療越來越受歡迎，就有越來越多公司製造低劣品來販售，這是很糟糕的事，因為精油的質量和使用安全同樣重要（比如說「香水等級」精油，就是有香氣的實驗合成品但無療效）。在個人保養品上使用優質的精油，才能讓你獲得最佳的成果，最好是寧缺勿濫。使用幾種優質精油，而非去用一大堆劣質品。

　　精油的品質是由很多因子來判定，包括植物所處的環境和地理位置、氣候條件、土壤類型、植物的年齡和採收的時間，甚至是哪一天的幾點。產品的製造方法和使用的工具也有很大的影響。

　　另一個因素則是殺蟲劑和摻雜物造成的汙染，不論是天然或合成的其他精油與化學成分都包含在內，因為這會增加精油的毒性。不幸的是，摻雜物其實非常普遍。精油的產量端看受限的植物界，因此精油大都非常昂貴。生產者會添加合成品或其他類似的材料來增加產量，製作出便宜的劣質精油。要找出摻雜物沒那麼簡單，即便是用氣相色譜法測試也不見得成功。所以，一定要從有聲譽的供應商購買。

精油與心靈、肌膚的關係

你是否曾在害怕時起雞皮疙瘩，或生氣時臉部漲紅的經驗呢？這就是肌膚在表達情緒反應。

肌膚裡的神經會因應各種刺激元而持續做回應，它們會把信息帶到中樞神經系統，或是神經系統把信息傳回給神經。這樣的話許多皮膚病被歸類於身心相關疾病也就不意外了吧？情緒壓力源會刺激像是牛皮癬、濕疹、粉刺甚至是提前老化的症狀，不幸的是這些病症都不美觀，因此壓力更大，進一步使症狀惡化。

簡而言之，壓力影響的不只是情緒狀態，還有肌膚的外觀和行為。開始接觸精油吧，許多研究都已經證實精油有助於鎮定身體和舒緩壓力症狀。這也是它們之所以對個人保養品來說是珍貴添加物的原因之一。

吸取精油香氣時，香味會傳輸到大腦，再到控制情緒反應的大腦邊緣系統。精油會在吸取或直接塗抹肌膚時穿梭在這些生物途徑中。

薰衣草精油和快樂鼠尾草精油經證實，特別能鎮定神經系統。橙花精油則能減少皮質醇並降低血壓。以上只是幾種被發現特別有鎮定作用的精油，將這些精油加入個人保養品，就能鎮定心神，讓身體更放鬆。

心理皮膚病學

醫學界如今正嚴肅看待心理和肌膚的關聯。有越來越多皮膚病學家認為，慢性皮膚病症可能與心理有強烈相關。新興的心理皮膚病學領域上，皮膚病學家與心理學家正一起合作為患者提供治療方案。目前的理解是，壓力與焦慮會使現有皮膚問題惡化，而嚴重的皮膚問題相對也會引起心理壓力。

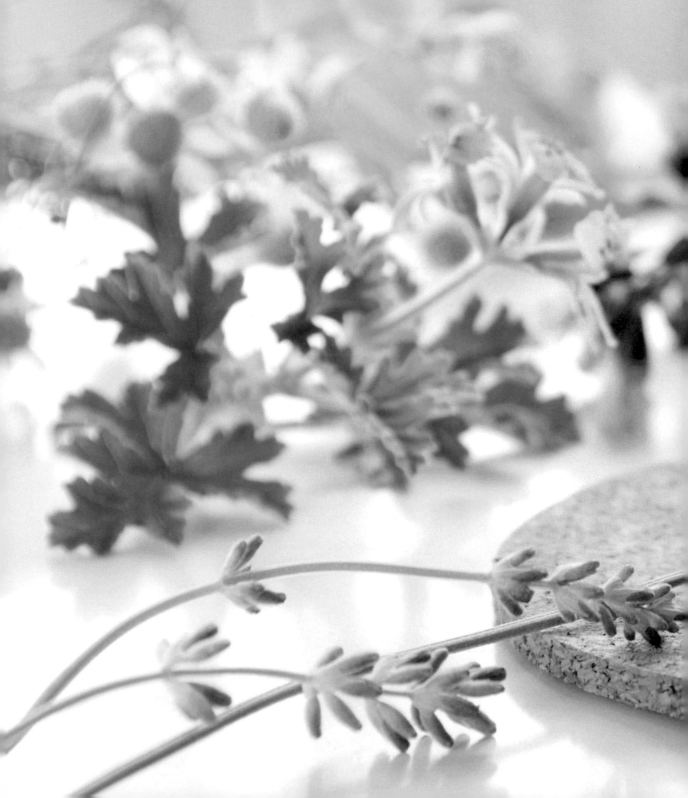

個人保養品
使用的精油

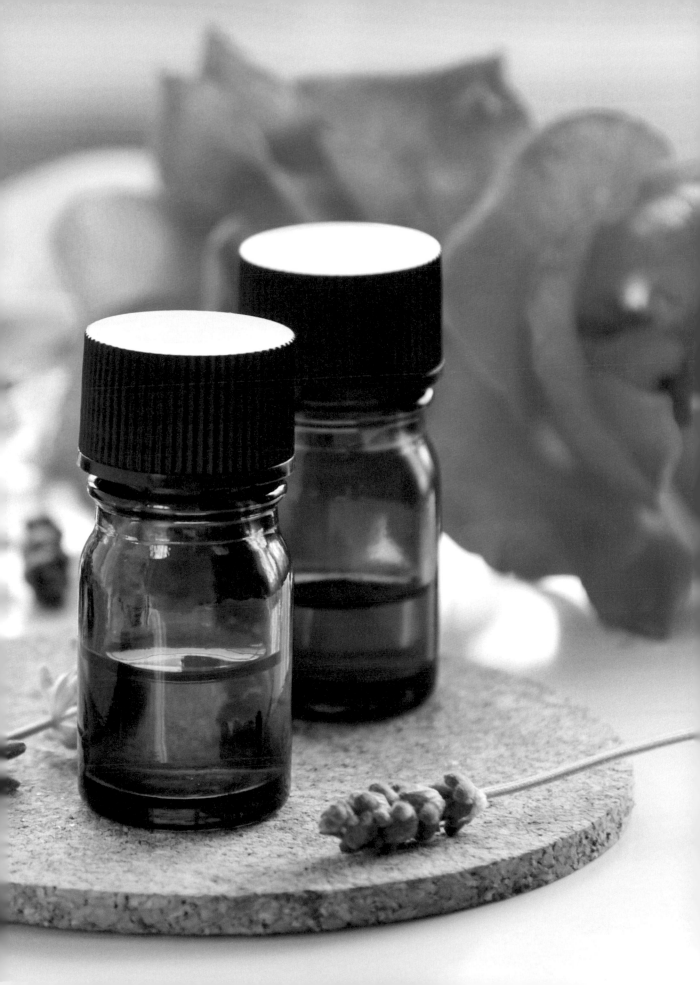

甜羅勒（沈香醇類）

英文名稱 Sweet Basil（Linalool Type）

學名 *Ocimum basilicum*

科名 唇形科

產地 原生於非洲和亞洲，現在全世界都有栽種

香氣 溫和、溫暖的辛香後調

認識其他種類

羅勒主要的化學型有很多（化學型的說明請見第 91 頁），而每一種的主要化學成分也不一樣。製作自己的保養品時，你應該要選沈香醇類型的甜羅勒，找標示上有寫「Ocimum basilicum ct. linalool」的那一個。不要用其他比如是熱帶羅勒（Ocimum basilicum ct. methyl chavicol）的種類。

另一種辨認羅勒類型的方法是氣味。沈香醇類型的甜羅勒有軟香、甜味、草本的氣味，還帶有一點點丁香味；其他羅勒的化學型則大多都是丁香味為主。

植物描述

羅勒是帶有甜味的多年生植物，世界上很多地區都有。其花部頂端呈綠色和粉白色。此香草是很受歡迎的烹飪用香料。

萃取方式： 把葉子和花部以蒸氣蒸餾。

用於天然產品中

甜羅勒精油對於肌膚有宛如化妝水般的效果：它會刺激、幫助血液加速循環，它也被發現含有強效的抗氧化成分。除此之外，它有丁香酚和甲基蔞葉酚，因此有抗菌特性，意思就是它能殺死或使微生物群擴散變慢。甜羅勒精油非常適合用在抗感染用軟膏，以及手部和足部的乳液和乳霜上。

注意： 羅勒有很多種化學型，製作個人保養品時，切記要使用沈香醇類型的羅勒。

預防措施： 只要稀釋的分量不超過最大建議量，此精油在使用時不會造成不適，除非你對它的組成成分本來就會敏感（例如佔很大分量的沈香醇）。懷孕或哺乳期間不可使用。若適當存放，甜羅勒精油的架儲期最長可達兩年。

主要化學組成

沈香醇（55～70%）：此種成分會經由肌膚吸收，有助於減緩腫脹和發炎。它不僅能止痛，還能抗菌。沈香醇有很多有益的特性，比如鎮靜效果，但高濃度會造成過敏反應（請見第 31 頁，氧化成分警告請見第 108 頁）。

甲基蔞葉酚（25～30%）：研究指出此成分可以抗菌，有助於抑制肌膚感染。

桉油醇（3～5%）：此成分可以當作滲透增強劑（請見第 54 頁），經過證實它也有抗菌和抗黴菌菌特性。吸入時有去鼻塞劑的效用，能幫助排痰。

丁香酚（1～2%）：此成分負責的是精油獨特的丁香味，殺菌很有效，因此讓甜羅勒精油成為很好用的殺菌物。丁香酚有很多益處，但它也是常見的致敏成分（請見第 27 頁）。

敏感警語

甜羅勒精油含有丁香酚，接觸過量丁香酚會引發過敏。不要在使用很久的產品中放入甜羅勒精油，切記一定要遵照建議稀釋分量使用。

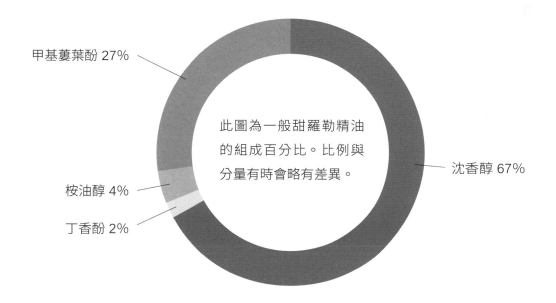

甲基蔞葉酚 27%

桉油醇 4%

丁香酚 2%

沈香醇 67%

此圖為一般甜羅勒精油的組成百分比。比例與分量有時會略有差異。

使用指南

甜羅勒精油的用法

肌膚保養：用於肌膚的產品，可用的稀釋量最多為 1%，手部和足部產品則可包含至多 2% 的稀釋量。除了敏感肌可能會對高含量的丁香酚和甲基蔞葉酚過敏，甜羅勒適用於大部分的肌膚類型。

優點

- 溫暖
- 提振
- 抗菌
- 抗黴菌

適用膚況

- 油性肌
- 粉刺
- 細菌感染
- 黴菌感染
- 蚊蟲叮咬
- 暗沈、疲勞肌膚

產品	肌膚類型／膚況	使用分量
臉部		
保濕霜	除了敏感肌外的所有類型	1%（30ml 加 6 滴）
面膜	除了敏感肌外的所有類型	1%（30ml 加 6 滴）
化妝水	除了敏感肌外的所有類型	1%（30ml 加 6 滴）
洗面乳	油性肌與粉刺	1%（30ml 加 6 滴）
磨砂膏	油性肌與粉刺	1%（30ml 加 6 滴）
身體		
按摩油		1%（30ml 加 6 滴）
身體用油與乳液		1%（30ml 加 6 滴）
磨砂膏		1-2%（30ml 加 6-12 滴）
手部與足部		
軟膏		1-2%（30ml 加 6-12 滴）
乳液／乳霜		1-2%（30ml 加 6-12 滴）
頭髮與頭皮		
洗髮精與潤絲精 *		1%（30ml 加 6 滴）
髮用精華液		1%（30ml 加 6 滴）

* 接觸到高溫和水分會加速氧化。可以將洗髮精和潤絲精倒入掀蓋或有壓頭的瓶罐裡，降低氧化的速度。

安息香

英文名稱 Benzoin
學名 *Styrax benzoin*
科名 安息香科
產地 原生長越南、寮國和印尼雨林區
香氣 溫熱的香草後調

認識其他種類

安息香常用於芳療上；而安息香脂（Styrax tonkinensis）則因為香草香氣，多用於香水產業上。

植物描述

安息香樹是有香氣的常綠樹，高度可達 115 英呎（34 公尺）。此樹可在馬來西亞和印尼地區週遭的熱帶雨林和沼澤林地找到。安息香有厚重的樹脂，只能在樹幹內部切口才能取得。

萃取方式：通常會用酒精或苯類溶劑萃取樹脂。

用於天然產品中

安息香常常會當作香草的替代品，使用在香水和體香劑上。因為它有特別好的傷口癒合能力，因此也會用來治療乾燥、龜裂、發癢的肌膚。此油的苯甲酸含量有防腐特性，所以也可以延長個人保養品的架儲期。安息香油很容易變硬，呈粒狀質地。若要恢復柔軟特性，那就在半茶匙（2 毫升）基底油裡混入精油後再放入整個配方中。此油用在保濕凝膠可調理膚質，或是用在軟膏、乳液和乳霜來調理非常乾燥的肌膚。

預防措施：只要稀釋分量不超過最大建議量，此油在使用時不會造成不適。安息香被列為肌膚敏感原，使用在敏感的肌膚時要小心使用。懷孕期間不可使用。若適當存放，安息香精油的架儲期最多可達 2 年。

主要化學組成

苯甲酸苄酯（60 ～ 65%）： 此成分以抗感染特性聞名，在專門抗病菌的配方裡很好用。它也證實可以預防疥瘡這種會發癢、出現紅疹的傳染病擴散。苯甲酸苄酯有很多益處，但它也是敏感物質（請見第 27 頁）。

苯甲酸（15 ～ 20%）： 此成分也有抗感染特性，是大家熟知的有效防腐劑。

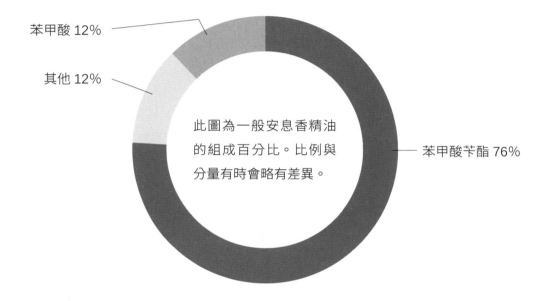

苯甲酸 12%

其他 12%

此圖為一般安息香精油的組成百分比。比例與分量有時會略有差異。

苯甲酸苄酯 76%

使用指南

安息香精油的用法

肌膚保養：要用在肌膚上的產品，可用的稀釋量最多為 2%。

優點

- 鎮靜
- 放鬆
- 抗菌

適用膚況

- 乾燥、龜裂肌膚
- 粉刺
- 發炎的肌膚
- 發癢

產品	肌膚類型／膚況	使用分量
臉部		
保濕凝膠	有粉刺、傷口和發炎的肌膚	1%（30ml 加 6 - 8 滴）
眼霜	所有肌膚類型	0.5%（30ml 加 3 滴）
面膜	所有肌膚類型	1%（30ml 加 6 滴）
化妝水	所有肌膚類型	1%（30ml 加 6 滴）
洗面乳	所有肌膚類型	1%（30ml 加 6 滴）
磨砂膏	所有肌膚類型	1%（30ml 加 6 滴）
唇膏		1-2%（每一份 30ml）
身體		
按摩油		1-2%（30ml 加 6-12 滴）
身體用油與乳液		1-2%（30ml 加 6-12 滴）
軟膏		1-2%（30ml 加 6-12 滴）
手部與足部		
軟膏		2%（30ml 加 12 滴）
乳液／乳霜		2%（30ml 加 12 滴）
頭髮與頭皮		
洗髮精與潤絲精 *		1-3%（30ml 放 6-18 滴）
髮用精華液	頭皮屑	1%（30ml 放 6 滴）

* 接觸到高溫和水分會加速氧化。可以將洗髮精和潤絲精倒入掀蓋或有壓頭的瓶罐裡，降低氧化的速度。

佛手柑

英文名稱 Bergamot
學名 *Citrus bergamia*
科名 芸香科
產地 原生長亞洲熱帶地區；現在義大利也有栽種
香氣 深濃的草本香氣，前調是柑橙香

氧化警告

佛手柑精油含有大量的右旋檸檬烯，是最常出現在水果中的成分，也是它讓佛手柑類的柑橙有獨特的香氣。不過此成分很快就會氧化，會引起肌膚不適（請見第 27 頁）。用在配方上時，一定要讓產品遠離高溫、水分和光線。

植物描述

佛手柑樹生長高度可達 16 英呎（5 公尺）。此柑橙類的樹會有深綠色樹葉，有香氣的花部呈星狀。此精油是從小顆有苦味的果核果皮而來，現在佛手柑樹大量種植在義大利卡拉布里亞大區。

萃取方式：將快熟成的果實剝皮後，以冷壓法從果皮萃取。

用於天然產品中

佛手柑精油的香氣，可以鎮定、放鬆神經系統。因此將此油用在個人保養品上時可以減壓，更能放鬆。局部塗抹佛手柑精油時會有強效的抗黴菌效力，這意味它有助於預防、調理肌膚，避免黴菌感染。此油可以用在油性、容易長粉刺的肌膚配方上。

注意：佛手柑精油含有呋喃香豆素，這是會增加肌膚光敏性的有機化學成分。如果肌膚會接觸到陽光或其他紫外線輻射，個人保養品上就要用不含呋喃香豆素佛手柑精油，外包裝標示上會寫著「FCF」字樣。

預防措施：只要稀釋分量不超過最大建議量，使用時不會造成不適。若適當存放，佛手柑精油的架儲期最多可達 6 至 8 個月。

主要化學組成

乙酸沈香酯（35～40%）：此成分讓佛手柑精油有其獨特香氣。它會經由肌膚吸收，有助於預防、調理發炎。此成分也有防止痙攣的效果，可用來鬆弛肌肉和舒緩抽筋的症狀。

右旋檸檬烯（20～30%）：為水果中最常見的成分之一，也是它賦予佛手柑和其他柑橙類水果有獨特的橙香。右旋檸檬烯可透過肌膚吸收，但它氧化速度很快，會使肌膚不適。

沈香醇（20～26%）：此成分會透過肌膚吸收，有助於舒緩腫脹和發炎，為止痛劑也是抗菌物。沈香醇有很多很好的特性，但高濃度的話會引發過敏反應（請見第31頁）。氧化時會造成肌膚不適。

β- 松烯（6～19%）：此成分有強烈的抗（微生）菌特性，而且在預防肌膚感染上非常有用。 β - 松烯造成過敏的風險很低，不過氧化後就會引發不適。

γ- 萜品烯（6～9%）：此成分有強烈的抗（細）菌特性，有助於預防肌膚感染。它也能降低油酸氧化的速度，因此加進基底油時可以作為防腐劑。

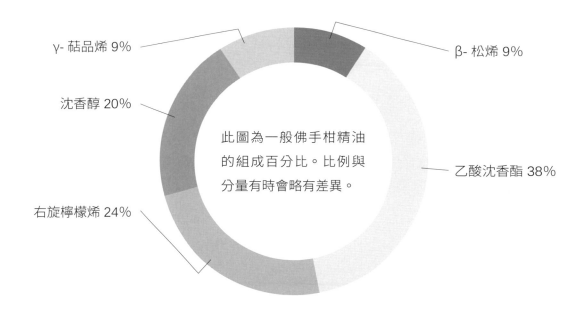

此圖為一般佛手柑精油的組成百分比。比例與分量有時會略有差異。

γ- 萜品烯 9%
β- 松烯 9%
沈香醇 20%
乙酸沈香酯 38%
右旋檸檬烯 24%

使用指南

佛手柑精油的用法

肌膚保養：要用在肌膚上的產品，可用的稀釋量最多為 3%。

優點

- 提振
- 提升情緒
- 除臭
- 調理
- 抗黴菌

適用膚況

- 粉刺
- 皰疹
- 油性肌
- 疲勞肌膚
- 香港腳

產品	肌膚類型／膚況	使用分量
臉部		
保濕凝膠	粉刺	1-2%（30ml 加 6-12 滴）
面膜	油性肌與粉刺	1-2%（30ml 加 6-12 滴）
化妝水	油性肌與粉刺	2%（30ml 加 12 滴）
洗面乳	油性肌與粉刺	2-3%（30ml 加 12-18 滴）
磨砂膏	油性肌與粉刺	2-3%（30ml 加 12-18 滴）
唇膏		2-3%（30ml 加 12-18 滴）
身體		
按摩油		1-3%（30ml 加 6-18 滴）
身體乳液		1-3%（30ml 加 6-18 滴）
體香劑		1-3%（30ml 加 6-18 滴）
磨砂膏		1-2%（30ml 加 6-12 滴）
身體乳霜		2-3%（30ml 加 12-18 滴）
手部與足部		
足部乳膏		2-3%（30ml 加 12-18 滴）
頭髮與頭皮		
洗髮精與潤絲精 *		1-3%（30ml 加 6-18 滴）
免沖洗頭皮調理潤絲 *		1-2%（30ml 加 6-12 滴）

* 精油接觸到高溫和水分會加速氧化。可以將洗髮精和潤絲精倒入掀蓋或有壓頭的瓶罐裡，降低氧化的速度。

白千層

英文名稱 Cajuput

學名 *Melaleuca cajuputi*

科名 桃金孃科

產地 栽種於馬來西亞、澳洲和其他熱帶地區

香氣 清爽,後調是樟腦味

氧化警告

白千層精油含有大量的 α- 松烯,氧化速度很快,會引起肌膚不適。此精油用在配方上時,一定要讓產品遠離任何高溫、水分和光線。

植物描述

白千層樹是高聳的常綠樹,生長高度可達 90 英呎(27 公尺)。此樹的白色樹皮彈性佳且吸水性好,可以輕易撕下。為澳洲原生樹種。

萃取方式:以蒸氣蒸餾新鮮的樹葉和嫩枝。

用於天然產品中

白千層有緩解肌膚充血的能力和抗菌特性。這些特性讓此油適合用在油性肌和容易長粉刺肌膚的護膚品上,為很好的添加物。白千層的香氣非常清爽,很適合添加在晨用洗面乳中。此外,它發熱的特性也是按摩用油很好的添加物。請注意,因為白千層精油含有桉油醇,所以會有樟腦香氣。

注意:白千層精油氧化速度很快,會引起肌膚不適。

預防措施:只要稀釋的分量不超過最大建議量,使用時不會造成不適。懷孕或哺乳期間不可使用。若適當存放,白千層油的架儲期最多可達 2 年。

主要化學組成

α- 松烯（45 ～ 55%）： 此成分以緩解疼痛和發炎的能力聞名，也有很厲害的抗菌性，有助於預防、調理肌膚感染。氧化時可能會引發肌膚不適。

桉油醇（30 ～ 35%）： 此成分可以當作滲透增強劑（請見第 54 頁），經證實有抗菌和抗黴菌特性。吸入時有去鼻塞劑的效用，能幫助排痰。

α- 萜品烯（7 ～ 10%）： 此成分有強大的抗黴菌和抗菌活性，這代表它能預防或降低黴菌和細菌生長速度。

萜品烯 -4- 醇（3 ～ 4%）： 此成分是很厲害的抗菌劑，可以抗炎並容易被肌膚吸收。研究指出，萜品烯 -4- 醇能有效清理肌膚感染和舒緩粉刺，還可以抵禦肌膚上的疔瘡和念珠菌感染。

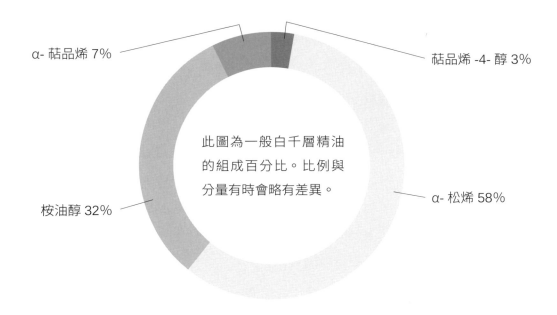

α- 萜品烯 7%

萜品烯 -4- 醇 3%

此圖為一般白千層精油的組成百分比。比例與分量有時會略有差異。

桉油醇 32%

α- 松烯 58%

白千層精油的用法

肌膚保養：用在肌膚上的產品，可用的稀釋量最多為 3%。

優點

- 提神
- 抗菌
- 抗黴菌

適用膚況

- 粉刺
- 油性肌
- 黴菌感染
- 蚊蟲叮咬
- 色塊不均的肌膚

產品	肌膚類型／膚況	使用分量
臉部		
保濕乳霜	油性肌與粉刺	1%（30ml 加 6 滴）
面膜	油性肌與粉刺	1%（30ml 加 6 滴）
化妝水	油性肌與粉刺	1-2%（30 ml 加 6-12 滴）
洗面乳	油性肌與粉刺	1-3%（30ml 加 6-18 滴）
磨砂膏	油性肌與粉刺	1-2%（30ml 加 6-12 滴）
唇膏		1-2%（30ml 加 6-12 滴）
身體		
按摩油		2-3%（30ml 加 12-18 滴）
身體乳液		2-3%（30ml 加 12-18 滴）
磨砂膏		1-2%（30ml 加 6-12 滴）
手部與足部		
軟膏		2-3%（30ml 加 12-18 滴）
乳液／乳霜		2-3%（30ml12-18 滴）
頭髮與頭皮		
洗髮精與潤絲精 *		3%（30ml 加 18 滴）
頭皮調理精華液		1%（30ml 加 6 滴）

* 觸到高溫和水分會加速氧化。可以將洗髮精和潤絲精倒入掀蓋或有壓頭的瓶罐裡，降低氧化的速度。

豆蔻

英文名稱 Cardamom

學名 *Elettaria cardamomum*

科名 薑科

產地 原生於印度、巴基斯坦、孟加拉、印尼和尼泊爾；
現在栽種於印度、柬埔寨、瓜地馬拉和薩爾瓦多

香氣 濃綠，帶辛香的樟腦後調

氧化警告

豆蔻精油含有大量沈香醇，是透過肌膚吸收後能緩解腫脹和發炎的成分。它也能止痛和抗菌。沈香醇帶有鎮定的花香，有很多好的特性，但高濃度會引起過敏反應。此外，它氧化時也會讓肌膚不適（請見第 27 頁）。此精油用在配方上時，一定要讓產品遠離高溫、水分和光線。

植物描述

豆蔻是灌木，生長高度可達 13 英呎（4 公尺）。它的葉子非常長，黃色的花朵頂端呈紫色。豆蔻的果實有很多綠色種籽，是烹飪常用的食材。

萃取方式： 在果實快成熟前摘取後，以蒸氣蒸餾種籽。

用於天然產品中

豆蔻有溫暖、辛香的香氣，更有獨特的療效。其精油對肌膚有很好的效果，不僅能收斂、清理，還能使肌膚看起來更年輕，因此它非常適合用在熟齡肌，也適合用在油性肌和容易長粉刺的肌膚上。請注意，豆蔻因為含有大量桉油醇，所以氣味非常強烈，建議使用量不需太多。

注意： 豆蔻精油氧化速度很快，會引起肌膚不適。

預防措施： 只要稀釋分量不超過最大建議量，使用時不會造成不適。懷孕或哺乳期間不可使用。若適當存放，豆蔻精油的架儲期最多可達 2 年。

主要化學組成

α- 乙酸萜品酯（40 ～ 45%）：此成分有強大的抗黴菌效果，這意味它能預防或減緩黴菌感染擴散。

桉油醇（30 ～ 35%）：此成分可以當作滲透增強劑（請見第 54 頁），它也證實有抗菌和抗黴菌特性。吸入時有去鼻塞劑的效用，能幫助排痰。

沈香醇（10 ～ 15%）：此成分會透過肌膚吸收，有助於減緩腫脹和發炎。它是止痛劑，也有抗菌特性。沈香醇有很多益處，比如說具鎮定效果，但高濃度可能會引發過敏反應（請見第 31 頁），而且氧化時會引起肌膚不適（請見第 108 頁）。

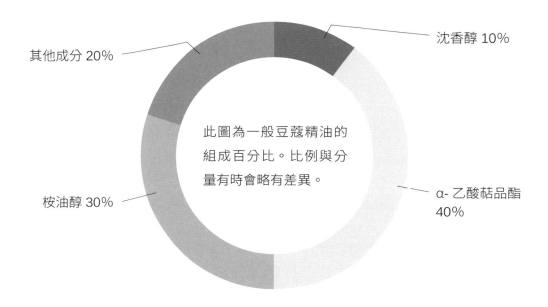

沈香醇 10%

其他成分 20%

此圖為一般豆蔻精油的組成百分比。比例與分量有時會略有差異。

α- 乙酸萜品酯 40%

桉油醇 30%

使用指南

豆蔻精油的用法

肌膚保養：用在肌膚上的產品，可用的稀釋量最多為 3%。

優點

- 提振
- 抗菌
- 抗黴菌

適用膚況

- 油性肌
- 老化的肌膚
- 暗沈的肌膚
- 蚊蟲叮咬
- 香港腳

產品	肌膚類型／膚況	使用分量
臉部		
保濕乳霜	油性肌與粉刺	1%（30ml 加 6 滴）
面膜	油性肌與粉刺	1%（30ml 加 6 滴）
化妝水	油性肌與粉刺	1-2%（30ml 加 6-12 滴）
洗面乳	油性肌與粉刺	1-2%（30ml 加 6-12 滴）
磨砂膏	油性肌與粉刺	1-2%（30ml 加 6-12 滴）
唇膏		1-2%（30ml 加 6-12 滴）
身體		
按摩油		1-2%（30ml 加 6-12 滴）
身體乳液		1-2%（30ml 加 6-12 滴）
體香劑		1-2%（30ml 加 6-12 滴）
磨砂膏		1-2%（30ml 加 6-12 滴）
手部與足部		
軟膏		1-2%（30ml 加 6-12 滴）
乳液／乳霜		1-2%（30ml 加 6-12 滴）
頭髮與頭皮		
洗髮精與潤絲精 *		3%（30ml 加 18 滴）
頭皮調理精華液		1%（30ml 加 6 滴）

* 接觸到高溫和水分會加速氧化。可以將洗髮精和潤絲精倒入掀蓋或有壓頭的瓶罐裡，降低氧化的速度。

胡蘿蔔籽

英文名稱 Carrot Seed
學名 *Daucus carota*
科名 繖形科
產地 世界各地都有栽種，不過此精油主要產自荷蘭、匈牙利和法國
香氣 辛香，草本中調

氧化警告

胡蘿蔔籽精油裡的 α- 松烯氧化速度特別快，會使肌膚不適。使用含有大量此精油的產品時，一定要讓產品遠離高溫、水分和光線。

了解胡蘿蔔

芳療中使用的胡蘿蔔衍生物有三種。乾燥的主根浸泡入油後會製成橘色的香草浸泡油，富含能修復肌膚的 β 胡蘿蔔素。胡蘿蔔籽可以利用冷壓萃取，有豐富的單不飽和脂肪酸，或者也可以用蒸氣蒸餾的方式來生產精油。此處介紹的是指胡蘿蔔籽精油。

植物描述

胡蘿蔔是一年生植物，整株是由地下的橘紅色主根往上長出一叢羽毛狀樹葉。胡蘿蔔籽來自胡蘿蔔花。

萃取方式：種籽乾燥後用蒸氣蒸餾。

用於天然產品中

胡蘿蔔籽精油對很多膚況都有益處，適用所有肌膚類型。其主要化學成分胡蘿蔔素能夠抗黴菌，預防或降低黴菌感染增生，因此它也適合使用在防止頭皮屑的洗髮精和潤絲精上。有相當不錯的抗炎特性，對於專門調理濕疹和牛皮癬的配方上是很好的添加物。胡蘿蔔籽精油內的 β- 石竹烯有提亮肌膚的效果，能幫助改善暗沈肌膚。而 α- 松烯有強大的抗菌性，能增強此精油的殺菌效力。

注意：胡蘿蔔籽精油含有微量的呋喃香豆素，是會增加肌膚光敏性的有機化學成分。如果肌膚會接觸到陽光或其他紫外線輻射，就不要用含有胡蘿蔔籽精油的護膚品。

預防措施：不要把胡蘿蔔籽精油和胡蘿蔔浸泡油或冷壓胡蘿蔔籽油搞混（請見前頁的說明）。胡蘿蔔籽油只要稀釋分量不超過最大建議量，就不會造成不適。懷孕或哺乳期間不可使用。若適當存放，胡蘿蔔籽精油的架儲期最多可達 2 年。

主要化學組成

胡蘿蔔醇（75 ～ 85%）：此成分是胡蘿蔔籽精油獨有。實驗研究已經證實此成分有強大的抗黴菌效果，這意味它能預防或減緩黴菌感染擴散。

β- 石竹烯（8 ～ 10%）：此成分發現有減緩疼痛和發炎的能力，也是提亮肌膚的促進劑。

α- 松烯（6 ～ 8%）：此成分以能舒緩疼痛和發炎的能力聞名，它的抗菌效果可以預防、調理肌膚感染，不過氧化後會引起肌膚不適。

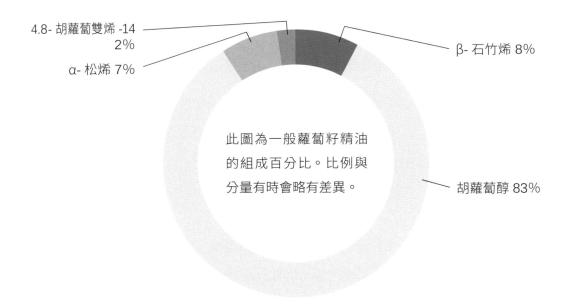

4.8- 胡蘿蔔雙烯 -14
2%

α- 松烯 7%

β- 石竹烯 8%

此圖為一般蘿蔔籽精油的組成百分比。比例與分量有時會略有差異。

胡蘿蔔醇 83%

使用指南

胡蘿蔔籽精油的用法

肌膚保養：用在肌膚上的產品，可用的稀釋量最多為 2%。

優點

- 提振
- 抗菌
- 抗黴菌

適用膚況

- 粉刺
- 牛皮癬
- 肌膚暗沈
- 濕疹
- 老化的肌膚
- 頭皮屑

產品	肌膚類型／膚況	使用分量
臉部		
保濕乳霜	所有肌膚類型	1-2%（30ml 加 6-12 滴）
面膜	所有肌膚類型	1-2%（30ml 加 6-12 滴）
化妝水	所有肌膚類型	1-2%（30ml 加 6-12 滴）
洗面乳	所有肌膚類型	1-2%（30ml 加 6-12 滴）
磨砂膏		1-2%（30ml 加 6-12 滴）
唇膏		2%（30ml 加 12 滴）
身體		
按摩油		1-2%（30ml 加 6-12 滴）
身體乳液		1-2%（30ml 加 6-12 滴）
磨砂膏		1-2%（30ml 加 6-12 滴）
手部與足部		
軟膏		2%（30ml 加 12 滴）
乳液／乳霜		2%（30ml 加 12 滴）
頭髮與頭皮		
洗髮精與潤絲精 *		2%（30ml 加 12 滴）

* 接觸到高溫和水分會加速氧化。可以將洗髮精和潤絲精倒入掀蓋或有壓頭的瓶罐裡，降低氧化的速度。

德國洋甘菊

英文名稱 German Chamomile
學名 *Matricaria recutita*（亦寫成 *M. chamomilla*）
科名 菊科
產地 栽種於東歐和埃及
香氣 濃，平淡的香草後調

了解品種

洋甘菊精油有兩種主要種類，每一種都有其療效。德國洋甘菊（Matricaria recutita）也稱為藍洋甘菊，因為有母菊藍烯，所以呈顯著的藍色；而羅馬洋甘菊（Anthemis nobilis）能產出的母菊藍烯非常少（精油說明請見第 117 頁），另一種比較少見的種類是摩洛哥洋甘菊。想買的人要注意：摩洛哥洋甘菊會混合母菊藍烯當作德國或藍洋甘菊後低價販售，所以購買德國洋甘菊時一定要做氣相層析儀測試。

植物描述

德國洋甘菊是一年生草本植物，羽狀莖部細長，可長至最高 2 至 3 英呎（0.6 至 0.9公尺）。菊花般的花朵頂部圓潤，與羅馬洋甘菊的扁平頂部不同。此香草是很受歡迎的烹飪食材，並以製成茶葉聞名。

萃取方式：以蒸氣蒸餾花朵（讓精油有深藍色的母菊藍烯並非是花朵的成分，但會在萃取過程中生成）。

用於天然產品中

德國洋甘菊本身和精油都常常用在護膚上。其精油有很好的抗炎特性，通常會用來修復發炎的皮膚，因此適合用在曬後和調理紅疹、燒傷和其他傷口的產品上。它有豐富的甜沒藥醇，這是很有效且天然的肌膚提亮物。德國洋甘菊是昂貴的精油，因此建議使用在不需清洗的產品上，像是保濕品、乳霜、乳液和軟膏。

注意：德國洋甘菊精油氧化速度很快，會引起肌膚不適。

預防措施：對豚草類過敏的人可能會對此精油和其他同是菊科的植物精油過敏。懷孕或哺乳期間不可使用。若適當存放，德國洋甘菊精油的架儲期最多可達 2 年。

主要化學組成

a- 甜沒藥醇（50 ～ 60％）：實驗研究已經證實此成分有強大的抗黴菌效果，代表它能預防或減緩黴菌感染擴散。更甚的是有證據指出 a- 甜沒藥醇能有效減緩肌膚色素沈澱，也能縮短燒燙傷癒合的時間。

母菊藍烯（15 ～ 20％）：此成分有強大的消炎特性，而且是預防、調理肌膚發炎的抗微生物成分。

金合歡烯（15 ～ 20％）：研究指出此成分可以抗微生物，能抑制肌膚感染。

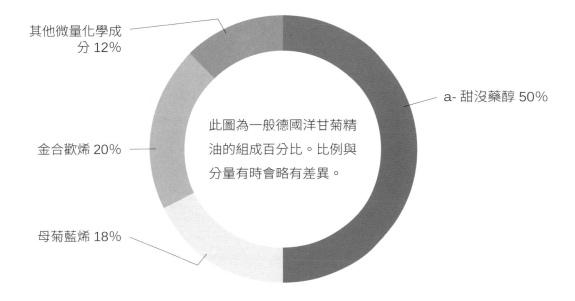

其他微量化學成分 12%

金合歡烯 20%

母菊藍烯 18%

a- 甜沒藥醇 50%

此圖為一般德國洋甘菊精油的組成百分比。比例與分量有時會略有差異。

使用指南

德國洋甘菊精油的用法

肌膚保養：用在肌膚上的產品，可用的稀釋量最多為 2%。

優點

- 抗炎
- 抗菌
- 抗黴菌

適用膚況

- 肌膚發炎
- 傷口
- 燒燙傷
- 肌膚乾燥、發癢
- 疤痕
- 粉刺

產品	肌膚類型／膚況	使用分量
臉部		
保濕凝膠	粉刺、傷口和肌膚發炎	1%（30ml 加 6 滴）
眼霜	所有肌膚類型	0.5%（30ml 加 3 滴）
面膜	粉刺、傷口和肌膚發炎	1%（30ml 加 6 滴）
化妝水	粉刺、傷口和肌膚發炎	1-2%（30ml 加 9 滴）
洗面乳	粉刺、傷口和肌膚發炎	1-2%（30ml 加 12 滴）
唇膏		1-2%（30ml 加 6-12 滴）
身體		
按摩油		1-2%（30ml 加 6-12 滴）
身體乳液		1-2%（30ml 加 6-12 滴）
軟膏		1-2%（30ml 加 6-12 滴）
手部與足部		
軟膏		2-3%（30ml 加 12-18 滴）
乳液／乳霜		2-3%（30ml 加 12-18 滴）
頭髮與頭皮		
髮用精華		1%（30ml 加 6 滴）

羅馬洋甘菊

英文名稱 Roman Chamomile

學名 *Chamaemelum nobile*

科名 菊科

產地 原生於南歐與西歐地區；在英國、比利時、匈牙利、義大利和法國皆有栽種

香氣 濃、甜，後調濃烈

氧化警告

羅馬洋甘菊精油含有大量的 α- 松烯，此成分氧化速度相當快，因此會使肌膚不適。使用含有此精油的產品時，一定要遠離高溫、水分和光線。

植物描述

羅馬洋甘菊是多年生草本植物，有菊花般的花朵，能生長至最高 10 英寸（25 公分）。其花朵有羽狀莖和扁皮的頂部，與德國洋甘菊的頂部圓潤的花朵截然不同（羅馬和德國洋甘菊的差異，請見第 114 頁的「了解品種」）。此香草是很受歡迎的烹飪食材，以製成茶葉聞名。

萃取方式：以蒸氣蒸餾花朵。

用於天然產品中

羅馬洋甘菊向來以其安定、鎮靜的效果聞名，可能因為其主要成分酯類分子而來。研究已確認此精油能鎮定神經系統，但我們尚不知道其作用過程，因為酯是此油的主要成分，我們或許能假設是它致使此油有這種效果。它是多種肌膚保養品的絕佳添加物，特別適合用在使人放鬆的按摩用油上。羅馬洋甘菊也以其抗炎特性聞名，可以舒緩發炎的肌膚和肌肉疼痛。它可以添加在針對肌膚不適合紅疹的乳霜、乳液和保濕凝膠上，而用在舒緩的軟膏和乳霜能舒緩疲憊的雙腳。

預防措施：對豚草類過敏的人可能會對此精油和其他菊科植物精油過敏。懷孕或哺乳期間不可使用。若適當存放，羅馬洋甘菊精油的架儲期最多可達 2 年。

主要化學組成

當歸酸異丁酯（40 ～ 45%）：目前對此成分尚未有太多了解，但這可能是讓羅馬洋甘菊有鎮靜、安定特性的原因。

α- 松烯（20 ～ 25%）：此成分以其舒緩疼痛和發炎的能力聞名，還有強大的抗炎特性，能預防、調理肌膚發炎。氧化時會引發肌膚不適。

當歸酸甲乙酯（19 ～ 25%）：目前對此成分尚未有太多了解，但這可能是讓羅馬洋甘菊有鎮靜、安定特性的原因。

當歸酸異戊酯（5 ～ 8%）：目前對此成分尚未有太多了解，但這可能是讓羅馬洋甘菊能鎮定神經系統的原因。

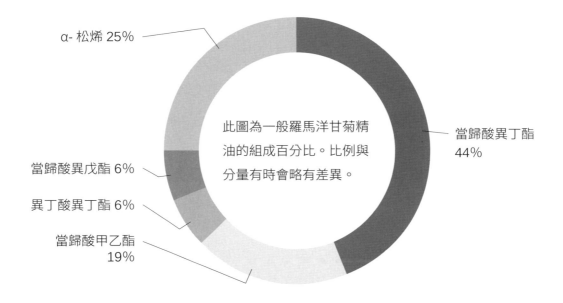

α- 松烯 25%

當歸酸異戊酯 6%

異丁酸異丁酯 6%

當歸酸甲乙酯 19%

此圖為一般羅馬洋甘菊精油的組成百分比。比例與分量有時會略有差異。

當歸酸異丁酯 44%

使用指南

羅馬洋甘菊精油的用法

肌膚保養：用在肌膚上的產品，可用的稀釋量最多為 3%。

優點

- 安定舒緩
- 適用所有肌膚類型

適用膚況

- 疹子
- 肌膚不適
- 粉刺

產品	肌膚類型／膚況	使用分量
臉部		
保濕凝膠	所有肌膚類型	1-2%（30ml 加 6-12 滴）
面膜	所有肌膚類型	1-2%（30ml 加 6-12 滴）
化妝水	所有肌膚類型	2%（30ml 加 12 滴）
洗面乳	所有肌膚類型	2-3%（30ml 加 12-18 滴）
磨砂膏	所有肌膚類型	2-3%（30ml 加 12-18 滴）
唇膏		2-3%（30ml 加 12-18 滴）
身體		
按摩油		1-2%（30ml 加 6-12 滴）
身體乳液		1-2%（30ml 加 6-12 滴）
體香劑		1-2%（30ml 加 6-12 滴）
軟膏		1-2%（30ml 加 6-12 滴）
手部與足部		
乳膏與乳霜		2-3%（30ml 加 12-18 滴）
頭髮與頭皮		
防止頭皮屑洗髮精 *		1-3%（30ml 加 6-18 滴）
免洗頭皮調理潤絲霜 *		1-2%（30ml 加 6-12 滴）

* 接觸到高溫和水分會加速氧化。可以將洗髮精和潤絲精倒入掀蓋或有壓頭的瓶罐裡，降低氧化的速度。

香茅

英文名稱 Citronella
學名 *Cymbopogon nardus*
科名 禾本科
產地 原生於亞洲，如今在斯里蘭卡、印度和印尼有栽種
香氣 濃郁的柑橙香，後調平淡

植物描述

香茅精油取自香茅屬植物，也是常說的檸檬香茅。此種有香味的多年生熱帶草本植物葉片平滑下垂，長度約 3 英呎（1 公尺）。

萃取方式：以蒸氣蒸餾葉片。

用於天然產品中

香茅向來以驅蟲特性聞名，此精油含有香茅醇和牻牛兒醇，此兩種成分都有助於抵禦細菌和黴菌感染。香茅醇用在個人保養品上是有效的除臭劑；它也能用在油性肌、容易長粉刺和混合肌的護膚品上。

注意：有大量的香茅醛，為常見的過敏成分，可能會讓某些人的肌膚不適。

預防措施：香茅精油只要稀釋的分量不超過最大建議量，就不會造成不適。不過懷孕或哺乳期間不可使用。若適當存放，香茅精油的架儲期最多可達 2 年。

主要化學組成

香茅醛（23～25%）： 此成分經證實有抗微生物特性，不過它被列為肌膚過敏成分，可能會使肌膚不適。

香茅醇（19～25%）： 此成分經證實有抗細菌特性，它讓精油有類似玫瑰香氣的來源。

牻牛兒醇（19～25%）： 此成分也是香茅精油有類似玫瑰香氣的來源。牻牛兒醇是強大的抗黴菌和抗細菌活性物，也就是說它能預防或減緩黴菌和細菌增長。它還有很多很好的特性，但高濃度時就會成為肌膚刺激物和敏感物，甚至會引發過敏反應（請見第 27 頁 ）。

龍腦（13～15%）： 此成分是天然的驅蟲物，有助於預防蚊子和其他蚊蟲疾病。

β- 石竹烯（8～10%）： 此成分以能舒緩疼痛和發炎能力聞名，它也是很好的肌膚提亮成分。

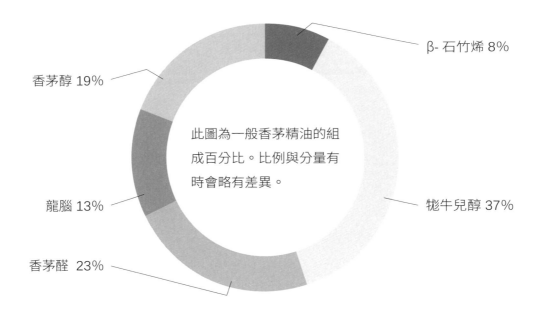

此圖為一般香茅精油的組成百分比。比例與分量有時會略有差異。

β- 石竹烯 8%

牻牛兒醇 37%

香茅醇 19%

龍腦 13%

香茅醛 23%

香茅精油的用法

肌膚保養：用在肌膚上的產品，可用的稀釋量最多為 3%。

優點

- 除臭
- 抗菌
- 抗黴菌

適用膚況

- 粉刺
- 皰疹
- 油性肌
- 蚊蟲叮咬
- 肌膚暗沈
- 香港腳

產品	肌膚類型／膚況	使用分量
臉部		
保濕凝膠	粉刺	1%（30ml 加 6 滴）
面膜	油性肌與粉刺	1-2%（30ml 加 6-12 滴）
化妝水	油性肌與粉刺	1-2%（30ml 加 6-12 滴）
洗面乳	油性肌與粉刺	1-3%（30ml 加 6-18 滴）
磨砂膏	油性肌與粉刺	1-2%（30ml 加 6-12 滴）
唇膏		2-3%（30ml 加 12-18 滴）
身體		
按摩油		1-2%（30ml 加 6-12 滴）
身體乳液		1-2%（30ml 加 6-12 滴）
體香劑		1-2%（30ml 加 6-12 滴）
軟膏		1-3%（30ml 加 6-18 滴）
手部與足部		
抗黴菌足用軟膏		2-3%（30ml 加 12-18 滴）
頭髮與頭皮		
防止頭皮屑洗髮精 *		1-3%（30ml 加 6-18 滴）
免洗頭皮調理潤絲霜 *		1-2%（30ml 加 6-12 滴）

* 接觸到高溫和水分會加速氧化。可以將洗髮精和潤絲精倒入掀蓋或有壓頭的瓶罐裡，降低氧化的速度。

快樂鼠尾草

英文名稱 Clary Sage
學名 *Salvia sclarea*
科名 唇形科
產地 原生於地中海地區，現在全世界各地都有栽種
香氣 草本香氣，中後調是甜味、花香

植物描述

快樂鼠尾草是有強烈香味的香草，高度可生長至 3 英呎（1 公尺）高。葉片多毛，有小型的紫色或藍色花朵。此香草及其精油主要來自於法國、英國和摩洛哥栽種。

萃取方式：以蒸氣蒸餾花朵。

用於天然產品中

快樂鼠尾草精油能鎮靜神經系統，同時溫和的修復肌膚。此精油內的乙酸沈香酯有調節作用，有助肌肉放鬆。快樂鼠尾草是很好的添加物，可以加在各種保養品上，因為它有助於身體放鬆，尤其適用於晚霜、保濕品和精華液。

注意：快樂鼠尾草精油有鎮靜的特性，會使酒精的迷醉效果增強。

預防措施：快樂鼠尾草油只要稀釋分量不超過最大建議量，就不會造成不適。懷孕或哺乳期間不可使用。若適當存放，快樂鼠尾草精油的架儲期最多可達 2 年。

主要化學組成

乙酸沈香酯（65～70%）： 此成分會經由肌膚吸收，有助於預防、調理肌膚發炎，它也有防止痙攣的特性，可以讓肌肉放鬆，舒緩抽筋。

沈香醇（15～20%）： 此成分經由肌膚吸收，有助於舒緩腫脹和發炎，它除了是止痛劑也是抗菌成分。沈香醇有很多有益的特性，比如可以安定，但高濃度會引發過敏反應（請見第 31 頁），而氧化後會引起肌膚不適。

α-萜品烯（3～5%）： 此成分有強大的抗菌特性，能預防肌膚感染。

牻牛兒醇（4～5%）： 牻牛兒醇是強大的抗黴菌和抗菌活性物，這代表它能預防或減緩黴菌和細菌增長。它還有很多很好的特性，但高濃度時就會成為肌膚刺激物和敏感物，甚至會引發過敏反應（請見第 27 頁）。

β-石竹烯（4～6%）： 此成分以其能舒緩疼痛和發炎能力聞名，它也是很好的肌膚提亮成分。

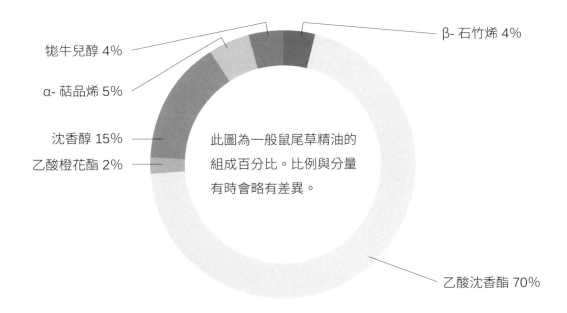

牻牛兒醇 4%

α-萜品烯 5%

沈香醇 15%

乙酸橙花酯 2%

β-石竹烯 4%

此圖為一般鼠尾草精油的組成百分比。比例與分量有時會略有差異。

乙酸沈香酯 70%

使用指南

快樂鼠尾草精油的用法

肌膚保養：要用在肌膚上的產品，可用的稀釋量最多為 3%。

優點

• 安定和放鬆　　• 適用所有肌膚類型　　• 除臭

適用膚況

• 粉刺　　　　　• 老化的肌膚　　　　　• 頭皮屑
• 油性肌

產品	肌膚類型／膚況	使用分量
臉部		
保濕凝膠	所有肌膚類型	1-2%（30ml 加 6-12 滴）
面膜	所有肌膚類型	1-2%（30ml 加 6-12 滴）
化妝水	所有肌膚類型	2%（30ml 加 12 滴）
洗面乳	所有肌膚類型	2-3%（30ml 加 12-18 滴）
磨砂膏	所有肌膚類型	2-3%（30ml 加 12-18 滴）
唇膏		2-3%（30ml 加 12-18 滴）
身體		
按摩油		1-2%（30ml 加 6-12 滴）
身體乳液		1-2%（30ml 加 6-12 滴）
體香劑		1-2%（30ml 加 6-12 滴）
軟膏		1-3%（30ml 加 6-18 滴）
手部與足部		
乳膏與乳霜		2-3%（30ml 加 12-18 滴）
頭髮與頭皮		
洗髮精與潤絲精 *		1-3%（30ml 加 6-18 滴）
免洗頭皮調理潤絲霜 *		1-2%（30ml 加 6-12 滴）

* 精油接觸到高溫和水會更快氧化。把袋裝洗髮精和潤絲精倒入掀蓋式或有壓頭
　的瓶罐裡，就能降低氧化的速度。

乳香

英文名稱 Frankincense
學名 *Boswellia carterii*
科名 橄欖科
產地 原生於紅海地區，現在北美洲各地區都有廣泛栽種
香氣 東方調，中後調是草本和香脂味

氧化警告

乳香精油含有豐富的 α- 松烯和左旋檸檬烯，這兩個成分氧化速度很快，會引起肌膚不適（請見第 27 頁）。使用在配方上時，含有此精油的產品一定要遠離高溫和水分。

植物描述

古老的乳香脂是生長在多岩地區的小棵樹種。要採集乳香，就得深深砍入樹幹，剝除約 5 英吋（13 公分）寬的樹皮。從砍切的樹上，會有微量乳狀樹脂流出，傳統上是以乾燥樹脂做薰香，精油呈淡黃色。

萃取方式：以蒸氣蒸餾樹脂。

用於天然產品中

乳香精油是護膚和化妝方面上主要使用的精油之一。它有非常好的癒合傷口效果，經常建議用在收斂和活化熟齡肌上，因此是抗老產品很好的添加物。此油所含的 β- 石竹烯讓它用在乳霜、洗面乳、化妝水、面膜和磨砂膏上時，能有效提亮肌膚。除此之外，此精油還有抗菌特性，因此也是粉刺配方很好的選擇，還能用在專門調理足部黴菌感染的乳膏上。

注意：乳香精油內的 α- 松烯和左旋檸檬烯會使精油氧化特別快，引起肌膚不適。而且此油經證實會與特定精神藥物起作用，更容易有迷醉的感覺。

預防措施：乳香油只要稀釋分量不超過最大建議量，就不會造成不適。懷孕或哺乳期間不可使用。若適當存放，乳香精油的架儲期最多可達 1 至 2 年。

主要化學組成

α- 松烯（58 ～ 60%）：以其舒緩疼痛和發炎的能力聞名，是有效的抗菌物，能預防、調理肌膚感染。

左旋檸檬烯（18 ～ 20%）：左旋檸檬烯出現在很多針葉樹植物精油上，氧化時會帶來刺激不適。

檜烯（10 ～ 15%）：此成分有抗菌的特性。

β- 石竹烯（7 ～ 10%）：此成分以能舒緩疼痛和發炎的能力聞名，也是很好的肌膚提亮成分。

β- 松烯（3 ～ 5%）：此成分不太可能引起過敏，有強大的抗菌特性，在預防肌膚感染上非常有效。氧化時可能會使肌膚不適。

乙酸牻牛兒酯（1 ～ 5%）：有抗痙攣的效果，因此能幫助肌肉放鬆，舒緩抽筋。

月桂烯（1 ～ 3%）：此種抗氧化成分不會引起不適或過敏，它有鎮靜的特性，有助於安定神經系統。

萜品烯 -4- 醇（1 ～ 3%）：為很有效的抗菌成分，也有抗炎性。它可以幫助清理肌膚感染，舒緩粉刺，還能有效抵禦肌膚上的疥瘡和念珠菌感染。

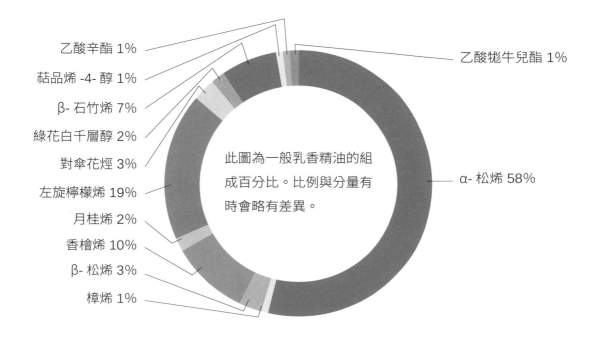

乙酸辛酯 1%
萜品烯 -4- 醇 1%
β- 石竹烯 7%
綠花白千層醇 2%
對傘花烴 3%
左旋檸檬烯 19%
月桂烯 2%
香檜烯 10%
β- 松烯 3%
樟烯 1%
乙酸牻牛兒酯 1%
α- 松烯 58%

此圖為一般乳香精油的組成百分比。比例與分量有時會略有差異。

乳香精油的用法

肌膚保養：要用在肌膚上的產品，可用的稀釋量最多為 3%。

優點

* 抗菌
* 調理
* 適用所有肌膚類型

適用膚況

* 細菌和黴菌感染
* 粉刺
* 疤痕組織
* 細紋

產品	肌膚類型／膚況	使用分量
臉部		
保濕乳霜	所有肌膚類型	1-2%（30ml 加 6-12 滴）
面膜	所有肌膚類型	1-2%（30ml 加 6-12 滴）
化妝水	所有肌膚類型	2%（30ml 加 12 滴）
洗面乳	所有肌膚類型	2-3%（30ml 加 12-18 滴）
磨砂膏	所有肌膚類型	2-3%（30ml 加 12-18 滴）
身體		
按摩油		1-2%（30ml 加 6-12 滴）
身體乳液		1-2%（30ml 加 6-12 滴）
磨砂膏		1-3%（30ml 加 6-18 滴）
手部與足部		
乳膏與乳霜		2-3%（30ml 加 12-18 滴）
頭髮與頭皮		
免洗頭皮調理潤絲霜 *		1-2%（30ml 加 6-12 滴）

* 接觸到高溫和水分會加速氧化。可以將洗髮精和潤絲精倒入掀蓋或有壓頭的瓶罐裡，降低氧化的速度。

天竺葵

英文名稱 Geranium
學名 *Pelargonium species*
科名 牻牛兒苗科
產地 原生於南非，現在世界各地都有栽種
香氣 豐厚的草本香，中調是玫瑰

植物描述

天竺葵屬植物超過250種，製作精油的品種主要在埃及、法國、中國、阿爾及利亞、南非、摩洛哥和西班牙栽種。天竺葵是木本多年生植物，高度可達3英呎（1公尺）。其植物本身有香氣，深綠色葉片上有明顯紋路和小朵的粉色花。

萃取方式：以蒸氣蒸餾葉片、莖部和花朵。

用於天然產品中

使用一點點天竺葵精油，就能讓個人保養品帶有清爽的玫瑰香氣。它可以調和、舒緩有疤痕和腫脹的肌膚，所以非常適合因荷爾蒙失調而受損的肌膚。它也經常用在減少橘皮外觀的配方上。

天竺葵精油有強大的抗菌和抗黴菌特性，也就是能預防或減緩病菌和黴菌增長。它也有舒緩、放鬆肌肉組織的效果，所以能讓臉部和身體肌肉放鬆，因此精油非常適合用在抗老配方上。此精油能應用在乳液、化妝水和面霜上。

注意：吸入天竺葵精油時，其牻牛兒醇經發現能增加肝臟酵素，這可能是為什麼接觸此油過多會引發頭痛和噁心的原因。更甚的是，天竺葵精油會加強局部用藥的滲透性，因此不要塗抹在已抹過局部用藥的肌膚。

預防措施：接觸過多的天竺葵精油時，可能會使敏感肌不適。懷孕或哺乳期間不可使用。若適當存放，天竺葵精油的架儲期最多可達2年。

過敏警告

接觸過量的天竺葵精油可能會有過敏反應，這是源於其主要化學組成之一的牻牛兒醇（請見第30頁）。

主要化學組成

香茅醇（38 ～ 40%）：此成分經證實有抗菌能力，它賦予此油類似玫瑰的香氣。

牻牛兒醇（20 ～ 30%）：此成分也是此油有玫瑰香氣的另一個來源。牻牛兒醇是強大的抗黴菌和抗菌活性物，能預防或減緩黴菌和細菌增長。它還有很多很好的特性，但濃度高時就會使肌膚感到刺激和敏感，甚至會引發過敏反應（請見第 27 頁）。

異薄荷酮（9 ～ 10%）：此成分會讓肌膚感覺涼涼的，也能使肌肉放鬆 。

甲酸香茅酯（8 ～ 10%）：此成分有放鬆的效果，也為精油帶來甜味的花香。

甲酸牻牛兒酯（5 ～ 6%）：此成分有放鬆的效果，也為精油帶來甜味的花香。

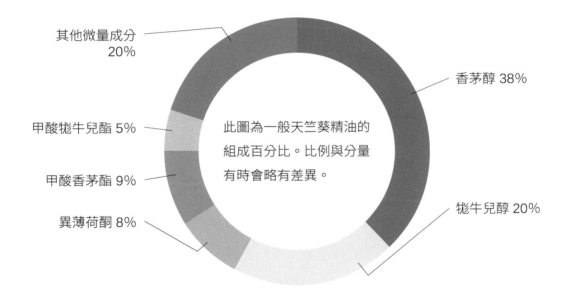

其他微量成分 20%

甲酸牻牛兒酯 5%

甲酸香茅酯 9%

異薄荷酮 8%

香茅醇 38%

牻牛兒醇 20%

此圖為一般天竺葵精油的組成百分比。比例與分量有時會略有差異。

使用指南

天竺葵精油的用法

肌膚保養：用在肌膚上的產品，可用的稀釋量最多為 3%。

優點

- 調理
- 抗菌
- 抗黴菌
- 除臭

適用膚況

- 油性肌
- 肌膚暗沈
- 橘皮
- 皮膚感染
- 老化肌膚
- 體臭

產品	肌膚類型／膚況	使用分量
臉部		
保濕霜和凝膠	所有肌膚類型	1%（30ml 加 6 滴）
面膜	所有肌膚類型	1%（30ml 加 6 滴）
化妝水	所有肌膚類型	1-2%（30ml 加 6-12 滴）
洗面乳	所有肌膚類型	1-2%（30ml 加 6-12 滴）
磨砂膏	所有肌膚類型	1-2%（30ml 加 6-12 滴）
身體		
按摩油		1-2%（30ml 加 6-12 滴）
身體乳液		1-2%（30ml 加 6-12 滴）
磨砂膏		1-2%（30ml 加 6-12 滴）
手部與足部		
乳霜		1-2%（30ml 加 6-12 滴）
頭髮與頭皮		
洗髮精和潤絲精 *		3%（30ml 加 18 滴）
免洗頭皮調理潤絲霜		1%（30ml 加 6 滴）

* 精油接觸到高溫和水分會加速氧化。可以將洗髮精和潤絲精倒入掀蓋或有壓頭的瓶罐裡，降低氧化的速度。

薑

英文名稱 Ginger
學名 *Zingiber officinale*
科名 薑科
產地 原生於亞洲，現在熱帶地區都有栽種
香氣 乾燥顯著後調

植物描述

薑是多年生植物，可生長至 2 英呎（60 公分）。它有細長、雜草般的綠色葉片，還有直接從有香味的根莖長出來的黃色花朵。是很受歡迎的烹飪食材。

萃取方式：以蒸氣蒸餾乾燥的根莖。

用於天然產品中

薑精油主要使用在許多與炎症相關的症狀，像是肌肉痠疼和疼痛。它會對肌膚有生熱的效果，刺激血液循環；用混合的薑精油按摩會刺激血液，因此它在運動按摩用油上是很完美的添加物。加進護膚品就有活絡的效果，因此薑精油也非常適合用在熟齡肌上。可以應用在晨用洗面乳、保濕品和面膜上。

預防措施：薑精油或許會使敏感肌不適，使用少量即可。高濃度可能會有光敏性；懷孕或哺乳期間不可使用。若適當存放，薑精油的架儲期最多可達 2 年。

主要化學組成

薑烯（46 ～ 48%）：此成分賦予薑的香氣，它還有強大的抗炎特性。薑烯經證實會使肌膚有點不適。

芳 - 薑黃烯（16 ～ 21%）：此成分有很好的抗炎特性，它也能抗菌，預防和調理細菌感染的症狀。

樟烯（6 ～ 10%）：此成分的氣味與樟腦相似。茨烯可以當成抗黴菌成分，也就是說它能預防或減緩黴菌增長；它也有抗氧化特性。

β- 甜沒藥烯（6 ～ 8%）：此成分有香脂味，有一份研究發現 β - 甜沒藥烯對人類癌症細胞有毒性。可能會讓肌膚有點不適。

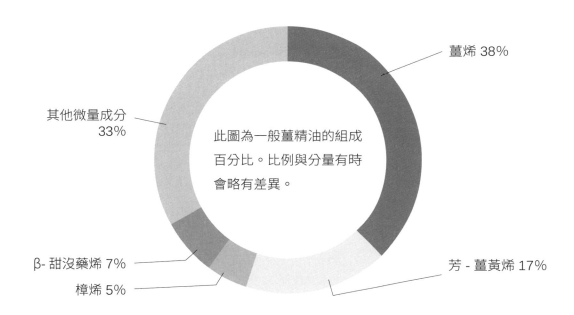

其他微量成分 33%

薑烯 38%

此圖為一般薑精油的組成百分比。比例與分量有時會略有差異。

β- 甜沒藥烯 7%

樟烯 5%

芳 - 薑黃烯 17%

使用指南

薑精油的用法

肌膚保養：用在肌膚上的產品，可用的稀釋量最多為 3%。

優點

- 溫暖
- 刺激提振
- 抗菌

適用膚況

- 肌膚蒼白疲累
- 油性肌
- 老化肌膚
- 粉刺

產品	肌膚類型／膚況	使用分量
臉部		
保濕霜	熟齡肌	1-2%（30ml 加 6-12 滴）
面膜	熟齡肌	1-2%（30ml 加 6-12 滴）
化妝水	熟齡肌	1-2%（30ml 加 6-12 滴）
洗面乳	所有肌膚類型	1-2%（30ml 加 6-12 滴）
磨砂膏		1-2%（30ml 加 6-12 滴）
身體		
按摩油		1-2%（30ml 加 6-12 滴）
身體乳液		1-2%（30ml 加 6-12 滴）
磨砂膏		1-2%（30ml 加 6-12 滴）
手部與足部		
乳霜	疲累且發癢	2-3%（30ml 加 12-18 滴）
頭髮與頭皮		
洗髮精和潤絲精 *		1-3%（30ml 加 6-18 滴）
髮用精華	頭皮發炎	1-2%（30ml 加 6-12 滴）

* 精油接觸到高溫和水分會加速氧化。可以將洗髮精和潤絲精倒入掀蓋或有壓頭的瓶罐裡，降低氧化的速度。

葡萄柚

英文名稱 Grapefruit

學名 *Citrus x paradisi*

科名 芸香科

產地 原生於熱帶亞洲和西印度；現在美國加州和佛羅里達、
巴西以及以色列皆有栽種

香氣 前調是瞬間消散的苦甜柑橙香

氧化警告

葡萄柚精油含有豐富的右旋檸檬烯，這是最常出現在水果的成分之一，讓柑橘類水
果有顯著的柑橙香。不過此成分快速氧化，易引起肌膚不適。含有此成分的產品一
定要遠離高溫、水分和光線。

植物描述

葡萄柚樹可以生長至 16 英呎（5 公尺），其葉片呈深綠色，星狀的花朵有香氣，
果實是大顆圓形的苦甜水果，有厚實的黃色果皮。

萃取方式：冷壓果皮。

用於天然產品中

葡萄柚精油有很好的刺激和提亮功能，用在芳療上通常是治療憂鬱和焦慮。此精油
也對身體有很好的提神效果。因此，建議可以加在頭髮和身體產品，然後早上使用。
這種刺激特性同樣能讓臉部看起來嫩滑、帶來好氣色，這也是葡萄柚精油適合用在
抗老產品上的原因。除此之外，葡萄柚精油有強大的抗菌特性，適合添加在油性肌
和容易長粉刺肌膚的面乳、化妝水、乳霜和面膜上。

注意：葡萄柚精油含有微量的呋喃香豆素，為有機的化學成分，會促進肌膚光敏性。
如果肌膚會接觸到陽光或其他紫外線輻射，就不要用含有葡萄柚精油的護膚品。

預防措施：葡萄柚精油只要稀釋的分量不超過最大建議量，就不會造成不適。不過
此油有大量的右旋檸檬烯，會使精油容易氧化導致敏感。懷孕或哺乳期間要小心使
用。若適當存放，葡萄柚精油的架儲期最多可達 6 至 8 個月。

主要化學組成

右旋檸檬烯（80～85%）：為水果中最常見的成分之一，賦予葡萄柚和其他柑橙類水果獨特的香氣。右旋檸檬烯氧化的速度相當快，會引起肌膚不適（請見第 27頁）。

α- 松烯（2%）：以其舒緩疼痛和發炎的能力聞名，是有效的抗菌物，能預防、調理肌膚感染。氧化時會引起肌膚不適。

月桂烯（2%）：這種不會引起不適或過敏的成分為抗氧化劑。它有鎮定的特性，能幫助安定、舒緩神經系統。

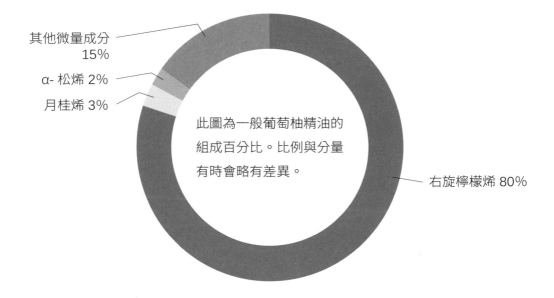

其他微量成分 15%

α- 松烯 2%

月桂烯 3%

此圖為一般葡萄柚精油的組成百分比。比例與分量有時會略有差異。

右旋檸檬烯 80%

使用指南

葡萄柚精油的用法

肌膚保養： 用在肌膚上的產品，可用的稀釋量最多為 2%；稀釋量到 3% 的話可以作為清潔用品使用。

優點

- 調理緊實
- 刺激和提神
- 抗菌

適用膚況

- 細菌感染
- 粉刺
- 橘皮組織
- 油性肌
- 阻塞的肌膚

產品	肌膚類型／膚況	使用分量
臉部		
保濕霜和凝膠	油性肌和粉刺	1%（30ml 加 6 滴）
面膜	油性肌和粉刺	1%（30ml 加 6 滴）
化妝水	油性肌和粉刺	1%（30ml 加 6 滴）
洗面乳	油性肌和粉刺	1%（30ml 加 6 滴）
磨砂膏		1%（30ml 加 6 滴）
身體		
按摩油		1-2%（30ml 加 6-12 滴）
身體乳液		1-2%（30ml 加 6-12 滴）
磨砂膏		1-2%（30ml 加 6-12 滴）
體香劑		1-2%（30ml 加 6-12 滴）
手部與足部		
指甲美白和指緣修復油		1-2%（30ml 加 6-12 滴）
頭髮與頭皮		
洗髮精和潤絲精 *		3%（30ml 加 18 滴）

* 精油接觸到高溫和水分會加速氧化。可以將洗髮精和潤絲精倒入掀蓋或有壓頭的瓶罐裡，降低氧化的速度。

永久花

英文名稱 Helichrysum

學名 *Helichrysum italicum*

科名 菊科

產地 原生於地中海地區，現在義大利和巴爾幹半島、西班牙和法國皆有栽種

香氣 後調有蜜香和咖哩香味

昂貴的精油

永久花所費不貲，因此不建議用在得沖洗的頭髮用品上。如果你還是想用在洗髮精和潤絲精上，一定要將產品裝在掀蓋式或附壓頭的瓶罐裡，以避免接觸水分和高溫，降低氧化速度。

植物描述

永久花有強烈的香氣，可生長至 2 英呎（60 公分）。它的葉子扁而長，菊花般的花朵呈鮮黃色。永久花屬植物有數百萬種，因此它有永生花或不凋花等別名；因為它的葉片有強烈氣味，也有咖哩草之稱。

萃取方式： 以蒸氣蒸餾有開花的植株。

用於天然產品中

永久花在傳統芳療上以多元修復肌膚的能力聞名，因此通常會用來治療像是燒燙傷、龜裂和紅斑，令人讚許的還有修復疤痕組織的能力。此精油可以應用在夜晚保濕霜、精華液、乳液和化妝水，可修復曬後的肌膚，或是消除疤痕。

預防措施： 永久花精油只要稀釋分量不超過最大建議量，就不會造成不適。接觸過量可能會稍許讓肌膚不適。懷孕或哺乳期間不可使用。若適當存放，永久花精油的架儲期最多可達 2 年。

主要化學組成

乙酸橙花酯（20～25%）：此成分不會造成不適，有安定、放鬆的效果。

α- 與 γ- 薑黃烯（每種各 15～20%）：此兩種類薑黃素成分都有很好的抗炎性，能刺激傷口癒合和修復肌膚，它們也是很好的抗氧化成分。

義大利酮（3～5%）：永久花之所以可以治療傷口和瘀傷就是因為此成分，只不過這種說法還需要有更多佐證。

β- 石竹烯（2～4%）：此成分被發現有減緩疼痛和發炎的能力，也是可以提亮肌膚的促進劑。

母菊藍烯（2～3%）：此成分有強大的抗炎特性，而且還是能預防、調理肌膚發炎的抗菌成分。

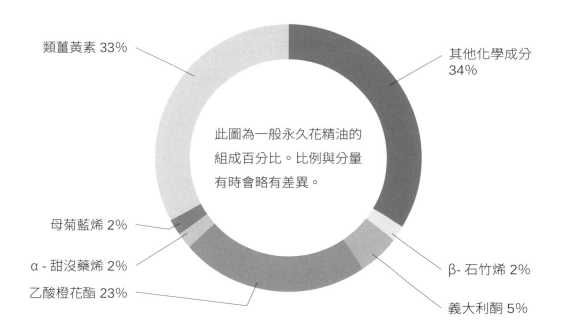

此圖為一般永久花精油的組成百分比。比例與分量有時會略有差異。

類薑黃素 33%

其他化學成分 34%

母菊藍烯 2%

α - 甜沒藥烯 2%

乙酸橙花酯 23%

β- 石竹烯 2%

義大利酮 5%

永久花精油的用法

肌膚保養：用在肌膚上的產品，可用的稀釋量最多為 3%，且不需要沖洗。

優點

- 修復肌膚
- 適用所有肌膚類型
- 抗菌

適用膚況

- 敏感肌
- 粉刺
- 燒燙傷
- 酒糟肌

產品	肌膚類型／膚況	使用分量
臉部		
保濕霜	所有肌膚類型	1-2%（30ml 加 6-12 滴）
面膜	所有肌膚類型	1-2%（30ml 加 6-12 滴）
化妝水	所有肌膚類型	1-2%（30ml 加 6-12 滴）
洗面乳	所有肌膚類型	1-2%（30ml 加 6-12 滴）
身體		
按摩油		1-2%（30ml 加 6-12 滴）
身體乳液		1-2%（30ml 加 6-12 滴）
手部與足部		
軟膏		2-3%（30ml 加 12-18 滴）
乳液／乳霜		2-3%（30ml 加 12-18 滴）
頭髮與頭皮		
洗髮精 *		1-3%（30ml 加 6-18 滴）
髮用精華	頭皮發炎	1-2%（30ml 加 6-12 滴）

* 精油接觸到高溫和水分會加速氧化。可以將洗髮精和潤絲精倒入掀蓋或有壓頭的瓶罐裡，降低氧化的速度。

茉莉

英文名稱 Jasmine

學名 *Jasminum grandiflorum*、*J. sambac*

科名 木樨科

產地 世界各地品種多元，芳療上常用的茉莉主要栽種於埃及和印度

香氣 深濃的甜香、中後調有琥珀味（J. grandiflorum）；
清淡的甜香、中後調有琥珀味（J. sambac）

了解品種

製作原精的茉莉品種主要有二：Jasminum grandiflorum（皇家或西班牙茉莉），
還有 Jasminum sambac（茶茉莉）。這兩種茉莉的香氣
和化學組成截然不同，比如後者的沈香醇較多，乙酸
苄酯較少。

茉莉原精

要找純茉莉精油基本上不可能，因為植物能產
出來的精油太少。因此，這裡指的是茉莉原精
（更多原精的部分請見第 88 頁）。

敏感警告

Jasminum sambac 原精含
有大量沈香醇，如果接觸
過量，可能會對此種
茉莉產生反應。

植物描述

茉莉是常綠灌木或常綠藤，可攀長至至 30 英呎（9 公尺）。它有芳香的蠟質白花，
生長盛期約是三月到七月。

萃取方式：以化學溶液萃取花朵取得。

用於天然產品中

就是茉莉花的甜香讓茉莉原精成為護膚品很好的添加物，甜美的香氣可以減壓和消
除焦慮。除此之外，茉莉的乙酸苄酯可以有效抵禦疥瘡，這種皮膚病會有紅腫發癢
的斑痕。此原精可以應用在洗面乳、乳液、唇膏、身體沐浴乳、洗髮精和潤絲精上。

注意：茉莉原精很貴，所以有些廠牌會以乙酸苄酯和苯甲酸苄酯來混充以減少原精

的含量，製造出來的油不僅濃稠，味道也會不清爽。

預防措施：茉莉原精是用化學溶液萃取，因此接觸過量就可能使肌膚不適。懷孕或哺乳期間不可使用。若適當存放，茉莉原精的架儲期最多可達 2 年。

主要化學組成

沈香醇（13～20%）：此種成分會經由肌膚吸收，有助於減緩腫脹和發炎。它不僅能止痛，還能抗菌。沈香醇有很多有益的特性，但高濃度會造成過敏反應（請見第 31 頁），氧化也會引起肌膚不適（氧化成分警告請見第 108 頁）。

乙酸苄酯（10～20%）：此成分是茉莉的香甜、獨特花香的來源（許多市售產品會用合成的，因此會有很顯著的茉莉香）。有些實驗研究發現，乙酸苄酯含量高與罹患胰臟癌有關，建議使用含有大量乙酸苄酯但其濃度很低（僅佔配方的 1%）的油。請注意，Jasminum grandiflorum 的乙酸苄酯含量比 J. sambac 多。

金合歡烯（10～13%）：此抗菌成分有助於預防、調理肌膚感染，它也以能消緩發炎聞名。

茉莉酸甲酯（1～3%）：此成分與茉莉酮都是茉莉原精香味的來源。

苯甲酸苄酯（1～2%）：此成分有抗感染的特性，因此在針對抗菌和抗病毒的配方上很有用。它也經證實能終止皮膚傳染病疥瘡擴散。苯甲酸苄酯有很多很好的特性，但它也是致敏成分（請見第 27 頁）。

茉莉酮（1～2%）：此成分與茉莉酸甲酯都是茉莉原精香味的來源。

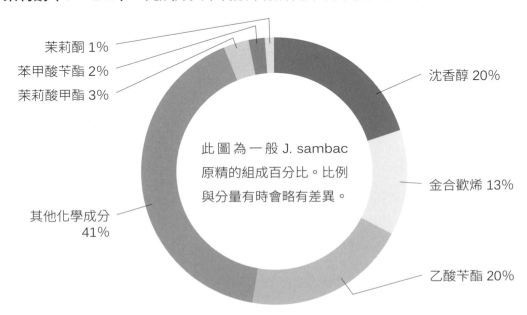

茉莉酮 1%
苯甲酸苄酯 2%
茉莉酸甲酯 3%
其他化學成分 41%
沈香醇 20%
金合歡烯 13%
乙酸苄酯 20%

此圖為一般 J. sambac 原精的組成百分比。比例與分量有時會略有差異。

茉莉原精的用法

肌膚保養：用在肌膚上的產品，可用的稀釋量最多為 3%。不過此原精建議使用分量要少一點，因為其萃取的方法可能會有物質殘留，使肌膚不適。

優點

- 鎮定和舒緩
- 除了敏感肌外其他肌膚類型均適用
- 除臭
- 抗菌

適用膚況

- 乾性肌
- 細紋
- 肌肉緊繃

產品	肌膚類型／膚況	使用分量
臉部		
保濕凝膠	所有肌膚類型	1%（30ml 加 6 滴）
面膜	所有肌膚類型	1%（30ml 加 6 滴）
化妝水	所有肌膚類型	1%（30ml 加 6 滴）
洗面乳	所有肌膚類型	1%（30ml 加 6 滴）
磨砂膏	所有肌膚類型	1%（30ml 加 6 滴）
唇膏		1%（30ml 加 6 滴）
身體		
按摩油		1%（30ml 加 6 滴）
身體乳液		1%（30ml 加 6 滴）
體香膏		1%（30ml 加 6 滴）
手部與足部		
足部軟膏和乳霜		1%（30ml 加 6 滴）
頭髮與頭皮		
洗髮精和潤絲精 *		1-3%（30ml 加 6-18 滴）
免洗頭皮護理潤絲膏 *		1-2%（30ml 加 6-12 滴）

* 精油接觸到高溫和水分會加速氧化。可以將洗髮精和潤絲精倒入掀蓋或有壓頭的瓶罐裡，降低氧化的速度。

杜松果

英文名稱 Juniper Berry

學名 *Juniperus communis*

科名 柏科

產地 原生於北半球，包括斯堪地納維亞、西伯利亞、加拿地、北歐和北亞；
精油主要產自義大利、法國、奧地利、西班牙和德國

香氣 前調和中調有瞬間消失的松針汁液味

氧化警告

杜松果精油含有大量的 α- 松烯，氧化速度很快，會引起肌膚不適。使用含有大量此精油的產品時，一定要特別遠離高溫、水分和光線。

植物描述

杜松果是長滿針葉的常綠灌木或小棵樹木，可生長至 40 英呎（12 公尺）高。其葉片為藍綠色的針葉，有綠黃色的花朵和小顆莓果。

萃取方式：乾燥莓果壓碎後以蒸氣蒸餾。

用於天然產品中

杜松果精油含有不少月桂烯，此成分在許多精油則含有微量，以鎮定、舒緩神經系統的能力聞名。此油內含的 α- 松烯可以抗菌，有助於擊退皮膚感染。

杜松果適合用來調理油性肌的膚況，像是毛孔堵塞和靜脈曲張。它可以用在像是洗面乳、磨砂膏、面膜、身體沐浴乳、洗髮精和潤絲精等護膚品上。

注意：有些品牌的杜松果精油是從杜松的針葉和嫩枝而來，這會產出低等級且氣味強烈的精油，使肌膚不適。

預防措施：杜松果精油只要稀釋分量不超過最大建議量，就不會造成不適。懷孕或哺乳期間不可使用。若適當存放，杜松果精油的架儲期最多可達 2 年。

主要化學組成

α- 松烯（44～48%）：以舒緩疼痛和發炎的能力聞名，是有效的抗菌物，能預防、調理肌膚感染。氧化時會引起肌膚不適。

月桂烯（10～12%）：此種抗氧化成分不會引起不適或過敏，它有很好的鎮靜性，有助於安定神經系統。

香檜烯（10～12%）：此成分有抗菌的特性，它也是讓精油有辛香、木質香氣的來源。

β- 松烯（3～5%）：此成分有強大的抗菌特性，也是很好的預防肌膚感染成分。β - 松烯造成過敏的風險很低。

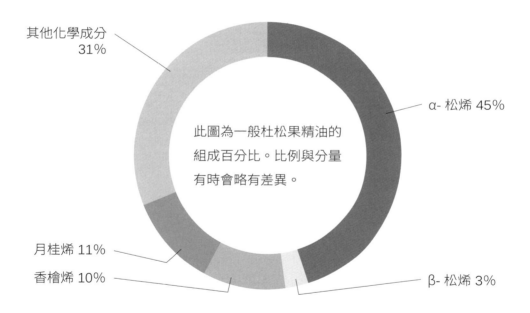

其他化學成分 31%

α- 松烯 45%

此圖為一般杜松果精油的組成百分比。比例與分量有時會略有差異。

月桂烯 11%

香檜烯 10%

β- 松烯 3%

杜松果精油的用法

肌膚保養：要用在肌膚上的產品，可用的稀釋量最多為 2%。

優點

- 鎮定和放鬆
- 抗菌

適用膚況

- 頭皮屑
- 油性肌
- 混合肌
- 粉刺

產品	肌膚類型／膚況	使用分量
	臉部	
保濕凝膠	油性肌和粉刺	1%（30ml 加 6 滴）
面膜	油性肌和粉刺	1%（30ml 加 6 滴）
化妝水	油性肌和粉刺	1.5%（30ml 加 9 滴）
洗面乳	油性肌和粉刺	2%（30ml 加 12 滴）
磨砂膏	所有肌膚類型	1%（30ml 加 6 滴）
	身體	
按摩油		1-2%（30ml 加 6-12 滴）
身體乳液		1-2%（30ml 加 6-12 滴）
身體磨砂膏		1-2%（30ml 加 6-12 滴）
	手部與足部	
乳霜		1-3%（30ml 加 6-18 滴）
	頭髮與頭皮	
洗髮精和潤絲精 *	頭皮屑	3%（30ml 加 18 滴）
頭皮精華		1%（30ml 加 6 滴）

* 精油接觸到高溫和水分會加速氧化。可以將洗髮精和潤絲精倒入掀蓋或有壓頭的瓶罐裡，降低氧化的速度。

薰衣草

英文名稱 Lavender

學名 *Lavandula angustifolia*

科名 唇形科

產地 地中海地區原產植物，現在世界各地都有栽種

香氣 中調是清爽、溫和的草本紫羅蘭花香

了解品種

薰衣草有很多種類，有些不適合用在護膚品上。製作護膚品時，要使用來自高海拔薰衣草產製的精油。高海拔生長的純薰衣草富含酯類和醇類分子，不含大量的樟腦和桉油醇等刺激物（請見下方的注意說明）。

植物描述

此種中等高度的植物有下垂的灰綠色葉片，莖部也是類似的顏色。薰衣草的精油是從花朵萃取而來，原本只有法國普羅旺斯生產，但現在北美洲有許多小型農家也有種植薰衣草來產製精油，這代表有很多的薰衣草來源和品種，而每一種都有不同的化學組成。

萃取方式：以蒸氣蒸餾花朵。

敏感警告

合成的沈香醇常用在日常產品，如洗潔劑、衣物柔軟精和化妝品的香味。接觸過量的沈香醇時，可能會對含有此成分的精油敏感，例如薰衣草精油就是。

用於天然產品中

薰衣草是芳療上最受歡迎的精油之一，它有迷人的香氣，還可以對神經系統有鎮定和放鬆的效用。它也有抗菌和抗黴菌特性，而且還可以舒緩生理上的創傷。

注意：有些薰衣草的種類並不適合用在皮膚上，因為它們含有大量的樟腦和桉油醇，會使肌膚非常乾燥。在護膚品上使用薰衣草時，特別是如果是針對敏感肌和有傷口的肌膚，就要確保此精油的樟腦和桉油醇成分含量低於 2%（請見第 148 頁）。

預防措施：除非你本來就對薰衣草精油的任何成分會敏感，不然只要稀釋分量不超過最大建議量，就不會引起不適；就算是沒有敏感的人，使用此精油可能還是會引

發過敏反應。懷孕或哺乳期間要小心使用。若適當存放，薰衣草精油的架儲期最多可達 2 年。

主要化學組成

乙酸沈香酯（38 ～ 44%）：此成分會經由肌膚吸收，有助於預防、調理肌膚發炎，它也有防止痙攣的特性，能讓肌肉放鬆，舒緩抽筋。

沈香醇（37 ～ 40%）：此種成分會經由肌膚吸收，有助於減緩腫脹和發炎。它不僅能止痛，還能抗菌。沈香醇有很多有益的特性，但高濃度會造成過敏反應（請見第 31 頁），它氧化時還可能會引起不適（氧化成分警告請見第 108 頁）。

龍腦（5 ～ 6%）：此成分是天然的驅蟲物，有助於預防蚊子和其他蚊蟲疾病。

β- 石竹烯（4 ～ 6%）：此成分發現有減緩疼痛和發炎的能力，也是可以提亮肌膚的促進劑。

萜品烯 -4- 醇（4 ～ 6%）：此成分是很厲害的抗菌劑；研究指出，萜品烯 -4- 醇能有效清理肌膚感染和舒緩粉刺，它還可以抵禦肌膚上的疥瘡和念珠菌感染，更可以抗炎並容易被肌膚吸收。

桉油醇（2%）：此成分可以當作滲透增強劑（請見第 54 頁），它也經過證實有抗菌和抗黴菌特性。吸入時有去鼻塞劑的效用，能幫助排痰。可是，若臉上用了含有大量桉油醇的護膚品，不僅肌膚會乾燥，還會影響呼吸道，調配適合孩童和過敏人士的配方時，一定要記住此點。

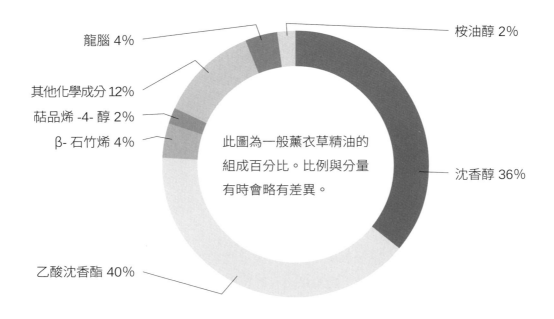

龍腦 4%

桉油醇 2%

其他化學成分 12%

萜品烯 -4- 醇 2%

β- 石竹烯 4%

此圖為一般薰衣草精油的組成百分比。比例與分量有時會略有差異。

沈香醇 36%

乙酸沈香酯 40%

使用指南

薰衣草精油的用法

肌膚保養：用在肌膚上的產品，可用的稀釋量最多為 3%。

優點

- 鎮定和舒緩
- 適用所有肌膚類型
- 抗菌
- 抗黴菌
- 抗炎

適用膚況

- 粉刺
- 曬傷
- 牛皮癬
- 皮膚發炎
- 濕疹

產品	肌膚類型／膚況	使用分量
臉部		
保濕凝膠	所有肌膚類型	1-2%（30ml 加 6-12 滴）
面膜	所有肌膚類型	1-2%（30ml 加 6-12 滴）
化妝水	所有肌膚類型	2%（30ml 加 12 滴）
洗面乳	所有肌膚類型	2-3%（30ml 加 12-18 滴）
磨砂膏	所有肌膚類型	2-3%（30ml 加 12-18 滴）
唇膏		2-3%（30ml 加 12-18 滴）
身體		
按摩油		1-2%（30ml 加 6-12 滴）
身體乳液		1-2%（30ml 加 6-12 滴）
身體乳霜		2-3%（30ml 加 12-18 滴）
體香劑		1-2%（30ml 加 6-12 滴）
手部與足部		
足部乳膏和乳霜		2-3%（30ml 加 12-18 滴）
頭髮與頭皮		
洗髮精和潤絲精 *		1-3%（30ml 加 6-18 滴）
免沖洗潤絲霜 *		1-3%（30ml 加 6-18 滴）

* 精油接觸到高溫和水分會加速氧化。可以將洗髮精和潤絲精倒入掀蓋或有壓頭的瓶罐裡，降低氧化的速度。

檸檬

英文名稱 Lemon

學名 *Citrus x limon*

科名 芸香科

產地 原生於亞洲；現在地中海地區普遍有野生種，特別是義大利、
西班牙和葡萄牙；義大利、以色列和北美洲和南美洲有大規模栽種

香氣 前調是豐富、清爽的柑橙香

氧化警告

檸檬精油含有大量的右旋檸檬烯，為水果最常見的成分之一，也是桔類水果顯著的
橙香來源。不過此成分氧化速度很快，會引起肌膚不適。使用含有此精油的產品時，
一定要遠離高溫、水分和光線。

植物描述

檸檬樹可生長至 16 英呎（5 公尺）高，它有深綠色的葉片與芳香的星狀花朵。會
長出約 3 至 5 英吋（7.5 至 12.5 公分）長的酸味果實，果皮厚實呈黃色。

萃取方式：將快要成熟的果實摘採後，冷壓其果皮。

用於天然產品中

此油經認可有振奮效果，有助刺激清醒，因此是早上洗臉時很好的添加物；可以使
用在賦活用的洗髮精、沐浴乳和乳液上。檸檬精油有一點點的抗菌和抗黴菌作用，
對於調理油性肌和容易長粉刺的肌膚有益；可以應用在針對油性肌的洗面乳、化妝
水和保濕凝膠。

注意：檸檬精油含有微量的呋喃香豆素，為有機的化學成分，會促進肌膚光敏性。
如果肌膚會接觸到陽光或其他紫外線輻射，那就不要用太多含有此種精油的護膚
品，或是使用後 12 個小時都不要接觸陽光。

預防措施：檸檬精油使用的稀釋分量不超過最大建議量就不會造成不適；不過若是
受傷或曬傷的肌膚則不可使用此油。懷孕或哺乳期間要小心使用。此精油容易氧
化，可能會造成敏感。若適當存放，薰衣草精油的架儲期最多可達 6 至 8 個月。

主要化學組成

右旋檸檬烯（65～70%）：為水果最常見的成分之一，也是檸檬與其他桔類水果顯著香氣的來源。不過此成分氧化速度很快，會引起肌膚不適。

γ- 萜品烯（10～12%）：此成分有強烈的抗菌特性，能預防肌膚感染。它也能降低油酸氧化的速度，因此加到基底油時可以作為防腐劑。

β- 松烯（10%）：此成分有強大的抗菌特性，也是很好的預防肌膚感染成分。β- 松烯造成過敏的風險很低。

月桂烯（4～6%）：此種抗氧化成分不會引起不適或過敏，它有很好的鎮靜性，有助於安定神經系統。

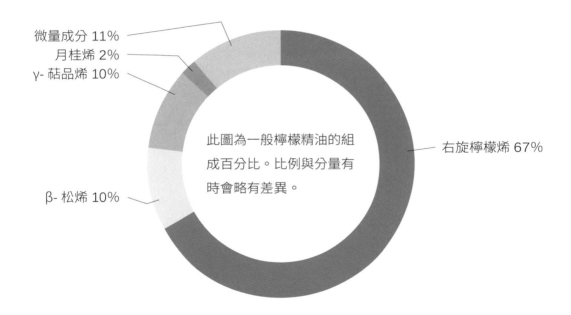

微量成分 11%
月桂烯 2%
γ- 萜品烯 10%
β- 松烯 10%
右旋檸檬烯 67%

此圖為一般檸檬精油的組成百分比。比例與分量有時會略有差異。

使用指南

檸檬精油的用法

肌膚保養： 要用在肌膚上的產品，可用的稀釋量最多為 2%。

優點

- 提升心情
- 提神和振奮
- 抗菌

適用膚況

- 粉刺
- 疣
- 黴菌感染
- 油性肌
- 癬
- 切割傷

產品	肌膚類型／膚況	使用分量
臉部		
保濕凝膠	粉刺	1%（30ml 加 6 滴）
面膜	油性肌和粉刺	1%（30ml 加 6 滴）
化妝水	油性肌和粉刺	1.5%（30ml 加 9 滴）
洗面乳	油性肌和粉刺	2%（30ml 加 12 滴）
身體		
按摩油		1-2%（30ml 加 6-12 滴）
身體乳液		1-2%（30ml 加 6-12 滴）
體香劑		1-2%（30ml 加 6-12 滴）
磨砂膏		1-2%（30ml 加 6-12 滴）
手部與足部		
指甲美白和指緣油		1-2%（30ml 加 6-12 滴）
頭髮與頭皮		
洗髮精和潤絲精 *		1-3%（30ml 加 6-18 滴）

* 精油接觸到高溫和水分會加速氧化。可以將洗髮精和潤絲精倒入掀蓋或有壓頭的瓶罐裡，降低氧化的速度。

檸檬香茅

英文名稱 Lemongrass

學名 *Cymbopogon citratus* （西印度香茅）；*C. flexuosus*（東印度香茅）

科名 禾本科

產地 原生於亞洲，現在西印度、非洲和其他熱帶地區都有栽種

香氣 中後調為深濃的桔香

氧化警告

檸檬香茅精油內的檸檬油醛是刺激肌膚的成分，也會讓精油氧化非常快。使用含有此精油的產品時，切記一定要遠離高溫、水分和光線。

植物描述

檸檬香茅是很高、帶有香氣的多年生禾草，它快速生長的葉子可以高達 5 英呎（1.5 公尺）。此種熱帶禾草的香氣強烈，有檸檬香又有草本香。

萃取方式： 蒸氣蒸餾半乾的葉片。

用於天然產品中

此精油在止汗上非常有效，適合用在處理細菌和黴菌感染的護膚品上。此油內含的大量檸檬醛讓它有鎮定的效果，而檸檬醛也能改善失眠，所以此精油適合加在夜用洗面乳、化妝水和面膜。請留意，檸檬香茅精油會搶掉護膚品的味道。

注意： 使用分量過大時，檸檬香茅精油內的檸檬醛可能會失去鎮靜效果，所以不要使用超過最大建議用量的稀釋量。

預防措施： 懷孕或哺乳期間不要使用。若適當存放，檸檬香茅精油的架儲期最多可達 1 年。

主要化學組成

檸檬醛（80 ～ 85%）：檸檬醛是由橙花醛和牻牛兒醛組成，這些成分有很強大的抗黴菌和抗菌活性，也就是說可以預防或減緩黴菌和細菌增長。橙花醛也以其鎮靜特性聞名，可以安定、舒緩神經系統。雖然這成分有很多益處，但它是肌膚刺激物，有很高的氧化率（請見第 29 頁）。

金合歡醇（5 ～ 8%）：此成分有強烈的抗菌特性，可以預防和調理肌膚感染。它也以能和緩皮膚發炎的能力聞名。金合歡醇還能撫平細紋，增加肌膚彈性。

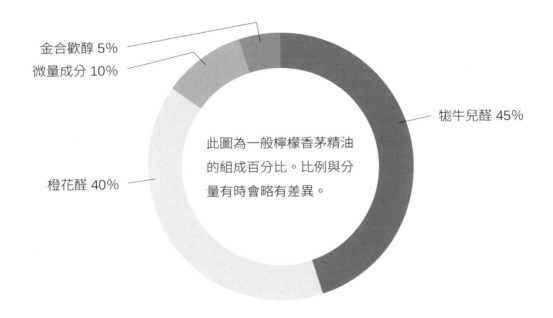

金合歡醇 5%
微量成分 10%
牻牛兒醛 45%
橙花醛 40%

此圖為一般檸檬香茅精油的組成百分比。比例與分量有時會略有差異。

使用指南

檸檬香茅精油的用法

肌膚保養：用在肌膚上的產品，可用的稀釋量最多為 1%。

優點

- 收斂調理
- 除臭
- 抗菌

適用膚況

- 粉刺
- 肌膚暗沈
- 香港腳
- 油性肌
- 蚊蟲叮咬
- 念珠菌症
- 熟齡肌
- 皰疹
- 排汗過多

產品	肌膚類型／膚況	使用分量
臉部		
保濕凝膠	粉刺	0.5%（30ml 加 3 滴）
面膜	油性肌和粉刺	0.5%（30ml 加 3 滴）
化妝水	油性肌和粉刺	0.5%（30ml 加 3 滴）
洗面乳	油性肌和粉刺	0.5%（30ml 加 3 滴）
磨砂膏	油性肌和粉刺	0.5%（30ml 加 3 滴）
唇膏		0.5%（30ml 加 3 滴）
身體		
按摩油		0.5%（30ml 加 3 滴）
身體乳液		1%（30ml 加 6 滴）
體香劑		0.5%（30ml 加 3 滴）
磨砂膏		0.5%（30ml 加 3 滴）
手部與足部		
足部軟膏與乳霜		1%（30ml 加 6 滴）
頭髮與頭皮		
洗髮精 *		1%（30ml 加 6 滴）
免洗頭皮護理潤絲霜 *		0.5%（30ml 加 3 滴）

* 精油接觸到高溫和水分會加速氧化。可以將洗髮精和潤絲精倒入掀蓋或有壓頭的瓶罐裡，降低氧化的速度。

萊姆

英文名稱 Lime
學名 *Citrus aurantifolia*
科名 芸香科
產地 原生於南亞，現在世界上許多熱帶和亞熱帶地區都有栽種
香氣 前調即有大膽會瞬間消失的綠橙香

氧化警告

萊姆精油含有大量右旋檸檬烯，為水果最常見的成分之一，也是桔類水果顯著的橙香來源。不過此成分氧化速度很快，會使肌膚不適。使用含有此精油的產品時，一定要遠離高溫、水分和光線。

植物描述

萊姆樹可以生長到 16 英呎（5 公尺）高，它有深綠色的葉子，芳香的星狀花朵。此種樹會生出圓形的酸果，其綠色果皮厚實。現今此樹主要在美國佛羅里達州南部、古巴、墨西哥和義大利栽種；果實稱為墨西哥萊姆，可用於烹飪。

萃取方式：以冷壓或蒸氣蒸餾果皮（請見下方的注意說明）。

用於天然產品中

萊姆精油是調理油性肌和粉刺非常好的選擇。適量使用可以讓神經系統鎮靜和放鬆。它也是按摩用油很好的添加物，因為它的刺激效果有助身體排毒。萊姆可以應用在晨用洗面乳、保濕品、化妝水、洗髮精、潤絲精、沐浴乳和磨砂膏上。

注意：冷壓製成的萊姆精油具有強烈的光敏性，還可能是致癌物。蒸餾的精油沒有光敏性，可安全使用在化妝品上。一定要檢查萊姆精油罐上的標示有寫「蒸餾」字樣，另外還要看氣相層析儀檢查報告，才能確保精油不含香豆素。

預防措施：此精油所含的大量右旋檸檬烯會使精油容易氧化，引起不適。懷孕或哺乳期間要謹慎使用。若適當存放，萊姆精油的架儲期最多可達 6 至 8 個月。

主要化學組成

右旋檸檬烯（65～75%）： 為水果最常見的成分之一，也是萊姆和其他桔類水果顯著香氣的來源。不過此成分氧化速度很快，會引起肌膚不適。

γ- 萜品烯（12～15%）： 此成分有強烈的抗菌特性，有助於預防肌膚感染。它會減緩亞麻仁油酸氧化的速度，加在基底油時可以當作防腐劑。

α- 萜品烯（10～12%）： 有證據指出此成分有抗氧化和抗病毒特性。

月桂烯（4～6%）： 此種抗氧化成分不會引起不適或過敏，它有很好的鎮靜性，有助於安定神經系統。

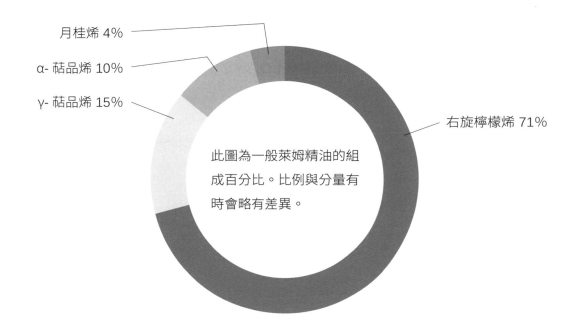

月桂烯 4%
α- 萜品烯 10%
γ- 萜品烯 15%
右旋檸檬烯 71%

此圖為一般萊姆精油的組成百分比。比例與分量有時會略有差異。

使用指南

萊姆精油的用法

肌膚保養：用在肌膚上的產品，可用的稀釋量最多為 3%。

優點

- 提升心情
- 賦活精神
- 抗菌
- 收斂調理

適用膚況

- 粉刺
- 疲累的肌膚
- 細菌感染
- 病毒感染

產品	肌膚類型／膚況	使用分量
臉部		
保濕霜和凝膠	所有肌膚類型	1%（30ml 加 6 滴）
面膜	所有肌膚類型	1%（30ml 加 6 滴）
化妝水	所有肌膚類型	1-2%（30ml 加 6-12 滴）
洗面乳	所有肌膚類型	1-3%（30ml 加 6-18 滴）
磨砂膏	所有肌膚類型	2%（30ml 加 12 滴）
唇膏		1-3%（30ml 加 6-18 滴）
身體		
按摩油		1-3%（30ml 加 6-18 滴）
身體乳液		1-3%（30ml 加 6-18 滴）
磨砂膏		1-3%（30ml 加 6-18 滴）
手部與足部		
收斂霜或軟膏		1-3%（30ml 加 6-18 滴）
頭髮與頭皮		
洗髮精和潤絲精 *	頭皮屑	3%（30ml 加 18 滴）

* 精油接觸到高溫和水分會加速氧化。可以將洗髮精和潤絲精倒入掀蓋或有壓頭
的瓶罐裡，降低氧化的速度。

桔

英文名稱 Mandarin
學名 *Citrus reticulata*
科名 芸香科
產地 中國南部原生種
香氣 豐富的橙香，前調為蜜香

氧化警告

桔精油含有大量右旋檸檬烯，為水果最常見的成分之一，也是桔類水果顯著的橙香來源。不過此成分氧化速度很快，會引起肌膚不適。含有此精油的產品一定要遠離高溫、水分和光線。

植物描述

桔樹可以生長到 15 英呎（4.5 公尺）高；葉子光滑，有芳香的白色花朵。會生出小顆、圓形的水果，類似柳橙但味道比較甜。此種柑橙類水果於 1805 年被帶到歐洲，1845 年引進美國，在美國則被稱為橘子。今天，桔主要種植在義大利、西班牙、阿爾及利亞、塞普勒斯、希臘、中東和巴西。

萃取方式：以冷壓或蒸氣蒸餾近熟成的水果果皮。

用於天然產品中

桔之所以與其他柑橙類精油不同的地方在於，它有略多的鄰胺苯甲酸二甲酯，讓此油有甜香與提升心情的效果。可以用在製作振奮精神的身體乳液和按摩用油上。桔精油也含有大量的 γ - 萜品烯，此成分經認可，用於多數基底油內可作為很好的防腐劑。將桔精油加入個人保養品，也可以延長產品的架儲期。

注意：桔精油有微量的呋喃香豆素，為有機的化學成分，會促進肌膚光敏性。如果肌膚會接觸到陽光或其他紫外線輻射，那桔精油的護膚品不能用太多，或是正常使用後 12 個小時都不要接觸陽光。

預防措施：此精油所含的大量右旋檸檬烯會使精油容易氧化，引起敏感。懷孕或哺乳期間要謹慎使用。若適當存放，桔精油的架儲期最多可達 6 至 8 個月。

主要化學組成

右旋檸檬烯（65～75%）：為水果最常見的成分之一，也是萊姆和其他桔類水果顯著香氣的來源。不過此成分氧化速度很快，會引起肌膚不適。

γ-萜品烯（18～20%）：此成分有強烈的抗菌特性，有助於預防肌膚感染。它會減緩油酸氧化的速度，加在基底油時可以當作防腐劑。

β-松烯（2～4%）：此成分有強大的抗菌特性，也是很好的預防肌膚感染成分。β-松烯造成過敏的風險很低，但是氧化時會使肌膚不適。

月桂烯（2～4%）：此種抗氧化成分不會引起不適或過敏，它有很好的鎮靜性，有助於安定神經系統。

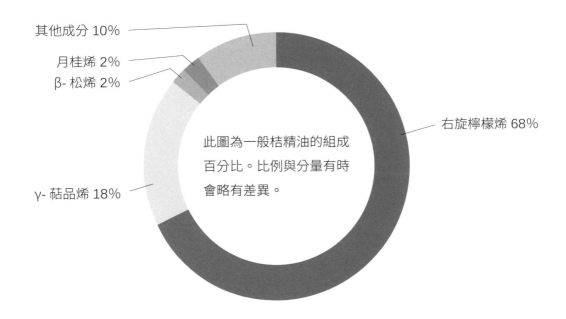

其他成分 10%
月桂烯 2%
β-松烯 2%
右旋檸檬烯 68%
此圖為一般桔精油的組成百分比。比例與分量有時會略有差異。
γ-萜品烯 18%

使用指南

桔精油的用法

肌膚保養：用在肌膚上的產品，可用的稀釋量最多為 3%。

優點

- 提升心情
- 適用所有肌膚類型
- 抗菌

適用膚況

- 粉刺
- 黴菌感染
- 病毒感染

產品	肌膚類型／膚況	使用分量
臉部		
保濕霜和凝膠	所有肌膚類型	1-2%（30ml 加 6-12 滴）
面膜	所有肌膚類型	1-2%（30ml 加 6-12 滴）
化妝水	所有肌膚類型	1-2%（30ml 加 6-12 滴）
洗面乳	所有肌膚類型	1-2%（30ml 加 6-12 滴）
磨砂膏	所有肌膚類型	1-2%（30ml 加 6-12 滴）
身體		
按摩油		1-3%（30ml 加 6-18 滴）
身體乳液		1-3%（30ml 加 6-18 滴）
體香劑		1-3%（30ml 加 6-18 滴）
磨砂膏		1-3%（30ml 加 6-18 滴）
手部與足部		
乳霜		1-3%（30ml 加 6-18 滴）
頭髮與頭皮		
洗髮精和潤絲精 *		3%（30ml 加 18 滴）
髮用精華		1-2%（30ml 加 6-12 滴）

* 接觸到高溫和水分會加速氧化。可以將洗髮精和潤絲精倒入掀蓋或有壓頭的瓶罐裡，降低氧化的速度。

甜馬鬱蘭

英文名稱 Sweet Marjoram
學名 *Origanum majorana*
科名 唇形科
產地 原生於北非和亞洲西南部，現在美國、埃及、
匈牙利和幾個地中海國家都有栽種
香氣 溫暖的草本香、馨香的樟腦和木質香

氧化警告

甜馬鬱蘭精油含有大量沈香醇，此成分會經由肌膚吸收，有助減緩腫脹和發炎。它不僅能止痛，還能抗菌。沈香醇帶有鎮定的花香，有很多益處，但高濃度會造成過敏反應，此外，此成分氧化時會引起肌膚不適（請見第 27 頁）。使用含有此精油的產品時，切記一定要遠離高溫、水分和光線。

植物描述

此種多年生草本可以生長到超過半英呎（45 公分）高，它的灰綠色葉子呈小橢圓形狀，花朵有粉色有紫色。

萃取方式：以蒸氣蒸餾乾燥後的香草。

用於天然產品中

傳統芳療上，甜馬鬱蘭會用來減輕疼痛和緊繃，是舒緩壓力和焦慮產品最棒的精油。甜馬鬱蘭精油可以當成鎮定劑，安定、舒緩神經系統；它也有強烈的抗菌性。可以添加在夜間保濕霜、乳液和身體用油上。

注意：使用分量很大時，甜馬鬱蘭精油會使人昏昏欲睡，所以不要使用超過最大建議用量的稀釋量。

預防措施：除非你本來就對甜馬鬱蘭精油的任何成分（比如沈香醇）敏感，不然只要稀釋量不超過最大建議量，就不會造成不適。接觸過量可能會稍許讓肌膚不適。懷孕或哺乳期間不可使用。若適當存放，甜馬鬱蘭精油的架儲期最多可達 2 年。

主要化學組成

萜品烯 -4- 醇（48 ～ 53%）：此成分是很厲害的抗菌劑；研究指出，萜品烯 -4- 醇能有效清理肌膚感染和舒緩粉刺，它還可以抵禦肌膚上的疥瘡和念珠菌感染，更可以抗炎並容易被肌膚吸收。

沈香醇（18 ～ 20%）：此成分會透過肌膚吸收，有助於減緩腫脹和發炎。它是止痛劑，也有抗菌特性。沈香醇有很多的益處，比如說可以鎮定，但高濃度可能會引發過敏反應（ 請見第 31 頁 ）。

α- 萜品醇 （10 ～ 12%）：此成分有強大的抗菌特性，有助於預防肌膚感染。

乙酸沈香酯（8 ～ 10%）：與沈香醇結合時，此成分有助於預防和調理肌膚感染。它會透過肌膚吸收，有抗痙攣的效果，因此可以幫助放鬆肌肉和舒緩抽筋。

月桂烯（5%）：此種抗氧化成分不會引起不適或過敏，它有很好的鎮靜性，有助於安定神經系統。

萜品油烯（5%）：有證據指出，此成分有抗氧化和抗病毒特質。

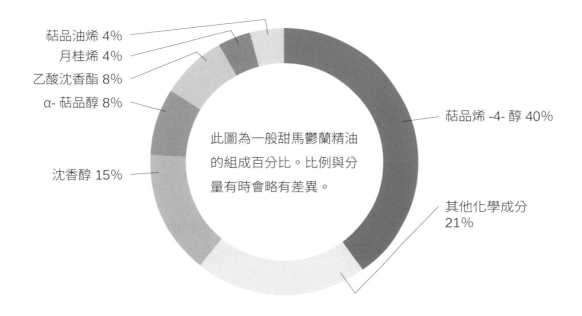

萜品油烯 4%
月桂烯 4%
乙酸沈香酯 8%
α- 萜品醇 8%
沈香醇 15%
萜品烯 -4- 醇 40%
其他化學成分 21%

此圖為一般甜馬鬱蘭精油的組成百分比。比例與分量有時會略有差異。

使用指南

甜馬鬱蘭精油的用法

肌膚保養： 用在肌膚上的產品，可用的稀釋量最多為 3%。

優點

- 安定與鎮靜
- 抗菌
- 抗黴菌

適用膚況

- 粉刺
- 色素沈澱
- 念珠菌皮膚感染
- 有斑點的肌膚

產品	肌膚類型／膚況	使用分量
臉部		
保濕乳霜	油性肌與粉刺	2%（30ml 加 12 滴）
面膜	油性肌與粉刺	2%（30ml 加 12 滴）
化妝水	油性肌與粉刺	2-3%（30ml 加 12-18 滴）
洗面乳	油性肌與粉刺	2-3%（30ml 加 12-18 滴）
磨砂膏	油性肌與粉刺	2-3%（30ml 加 12-18 滴）
身體		
按摩油		2-3%（30ml 加 12-18 滴）
身體乳液		2-3%（30ml 加 12-18 滴）
手部與足部		
軟膏		2-3%（30ml 加 12-18 滴）
頭髮與頭皮		
洗髮精和潤絲精 *		3%（30ml 加 18 滴）
頭皮調理精華		1%（30ml 加 6 滴）

* 接觸到高溫和水分會加速氧化。可以將洗髮精和潤絲精倒入掀蓋或有壓頭的瓶罐裡，降低氧化的速度。

沒藥

英文名稱 Myrrh

學名 *Commiphora myrrha*

科名 橄欖科

產地 原生於北非和亞洲西南部，現在紅海地區有栽種，
包括索馬利亞、葉門和衣索比亞

香氣 深沈的琥珀樹脂香氣

植物描述

一般來說此灌木樹叢生長在多岩山丘地區，高度可以長到超過 10 英呎（3 公尺）高。它有棘狀樹枝，葉片小而綠，會在八月和九月時開出綠色花朵。採收沒藥時，要在樹幹上砍出一道深的切口，從中取出少許的蠟狀樹脂。固化的樹脂是有光澤的黃色。

萃取方式：以蒸氣蒸餾樹脂。

用於天然產品中

沒藥精油質地黏稠，是芳療上知名的肌膚修復用油，其主要成分之一——莪術烯已發現有癒合傷口的特性。此油可以應用在洗面乳、化妝水還有傷口或肌膚發炎專用保濕品，以及乾燥、龜裂手足專用軟膏上。

預防措施：沒藥精油只要稀釋量不超過最大建議量，就不會造成不適，然而可能會對敏感肌造成刺激。懷孕或哺乳期間不可使用。若適當存放，沒藥精油的架儲期最多可達 2 年。

主要化學組成

呋喃桉葉 -1,3- 二烯（38～40%）：此成分確切的特性目前尚未明朗，還需要更深入的研究，不過我們知道這一類化學組成均有抗炎效力。

莪術烯（26～30%）：此成分已被發現有癒合傷口的特質。

呋喃二烯（18～20%）：此成分確切的特性目前還未明朗，需要更深入的研究，不過我們知道這一類化學組成均有抗炎效力。

烏藥根烯（12～15%）：此成分確切的特性目前尚未明朗，還需要更深入的研究，不過我們知道這一類化學組成均有抗炎效力。

β- 欖香烯（1～3%）：研究指出此成分有助於抑制癌細胞增生。

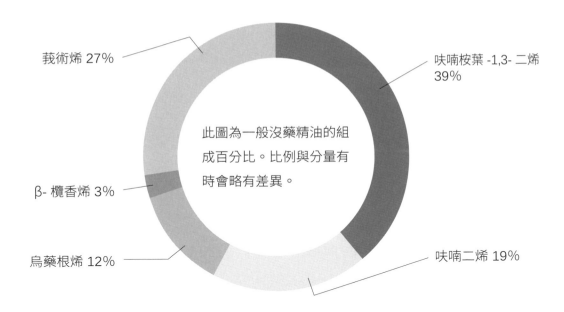

莪術烯 27%

呋喃桉葉 -1,3- 二烯 39%

β- 欖香烯 3%

烏藥根烯 12%

呋喃二烯 19%

此圖為一般沒藥精油的組成百分比。比例與分量有時會略有差異。

沒藥精油的用法

肌膚保養：用在肌膚上的產品，可用的稀釋量最多為 2%。

優點

- 收斂調理
- 抗痙攣
- 抗菌
- 癒合傷口

適用膚況

- 油性肌與混合機
- 粉刺
- 肌膚老化
- 細紋

產品	肌膚類型／膚況	使用分量
臉部		
保濕凝膠	粉刺、傷口和皮膚發炎	1%（30ml 加 6-8 滴）
眼霜	所有肌膚類型	0.5%（30ml 加 3 滴）
面膜	粉刺、傷口和皮膚發炎	1%（30ml 加 6 滴）
化妝水	粉刺、傷口和皮膚發炎	1.5%（30ml 加 9 滴）
洗面乳	粉刺、傷口和皮膚發炎	2%（30ml 加 12 滴）
唇膏		1-2%（30ml 加 6-12 滴）
身體		
按摩油		1-2%（30ml 加 6-12 滴）
身體乳液		1-2%（30ml 加 6-12 滴）
軟膏	各種膚況	1-2%（30ml 加 6-12 滴）
手部與足部		
軟膏		2-3%（30ml 加 12-18 滴）
乳液／乳霜		2-3%（30ml 加 12-18 滴）
頭髮與頭皮		
髮用精華液		1%（30ml 加 6 滴）

* 接觸到高溫和水分會加速氧化。可以將髮品倒入掀蓋或有壓頭的瓶罐裡，降低氧化的速度。

橙花

英文名稱 Neroli (Orange Blossom)　　**學名** *Citrus x aurantium subsp. amar*

科名 芸香科　　**香氣** 輕微的草本香，中調是白花香

產地 原生於印度和中國南方，現於義大利、突尼西亞、摩洛哥、埃及、法國和美國皆有栽種

橙花精油的替代品

橙花精油很昂貴，可以用較便宜的苦橙葉精油替代，不僅較為節儉，還能讓個人保養品保留美妙的草本清香。

植物描述

苦橙樹可以生長到 10 至 30 英呎（3 至 9 公尺）高。它能生產出三種化學組成皆不同的精油：橙花（從花朵萃取）、苦橙葉（從葉子萃取）以及苦橙（從果實萃取）。此樹會在十一月至三月期間開花；味道最香的是花叢裡的蠟質白花，在樹上長成一簇簇「花束」。

萃取方式： 以蒸氣蒸餾新鮮摘採的花朵（橙花水與原精皆是副產品）。

敏感警告

合成的沈香醇是常用在主流產品如洗潔劑、衣物柔軟精和化妝品的香味。如果接觸過量的沈香醇，可能會對含有此成分的精油（例如橙花精油）敏感。

用於天然產品中

雖然橙花精油所費不貲，但因為它是很溫和且多功能適用的精油，所以還是大量應用在個人保養品上。橙花怡人的清香經證實能安定神經系統。此油適用所有肌膚類型，也適合用在抗老的臉部產品上，因為它對熟齡肌有收斂效果。橙花精油的香氣也是主打放鬆按摩用油很好的添加物，因為夠溫和，所以也能加在敏感肌專用的按摩用油上。也可用在晨間和夜間的護膚品上。

預防措施： 除非你本來就對橙花精油的任何成分（比如沈香醇使用分量太多時）敏感，不然只要稀釋量不超過最大建議量，就不會造成不適。懷孕或哺乳期間要謹慎使用。若適當存放，橙花精油的架儲期最多可達 2 年。

主要化學組成

沈香醇（48～50%）：此成分會透過肌膚吸收，有助於減緩腫脹和發炎。它是止痛劑，也有抗菌特性。沈香醇有很多的益處，但高濃度可能會引發過敏反應（請見第31頁），而氧化時也會使肌膚不適（請見第162頁的氧化警告）。

乙酸沈香酯（6～8%）：此成分會透過肌膚吸收，有助於預防和調理肌膚發炎。它也有抗痙攣的效果，因此可以幫助放鬆肌肉和舒緩抽筋。

α- 萜品油醇（6～8%）：此成分有強大的抗菌特性，有助於預防肌膚感染。

牻牛兒醇（4～7%）：牻牛兒醇是強大的抗黴菌和抗菌活性物，也就是說它能預防或減緩黴菌和細菌增長。它還有很多很好的特性，但高濃度時就會成為肌膚刺激物和敏感物，甚至引發過敏反應。

β- 松烯（4～6%）：此成分有強大的抗菌特性，也是預防肌膚感染很有效的成分。它造成過敏的風險很低，但氧化時會引以肌膚不適。

金合歡醇（3～5%）：此成分有強烈的抗菌特性，有助於預防和調理肌膚感染。它也以能和緩皮膚發炎的能力聞名。不只如此，金合歡醇可以撫平細紋，增加肌膚的彈性。

月桂烯（1～3%）：此種抗氧化成分不會引起不適或過敏，它有鎮靜的特性，有助於安定神經系統。

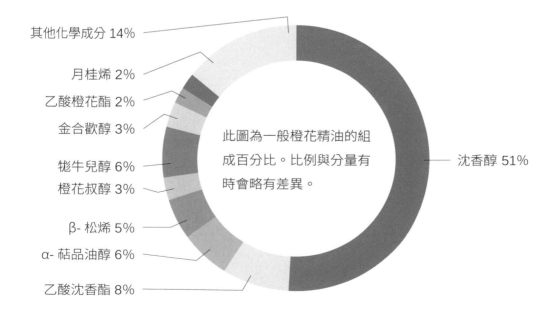

其他化學成分 14%
月桂烯 2%
乙酸橙花酯 2%
金合歡醇 3%
牻牛兒醇 6%
橙花叔醇 3%
β- 松烯 5%
α- 萜品油醇 6%
乙酸沈香酯 8%
沈香醇 51%

此圖為一般橙花精油的組成百分比。比例與分量有時會略有差異。

橙花精油的用法

肌膚保養：用在肌膚上的產品，可用的稀釋量最多為 3%。

優點

- 收斂調理
- 溫和
- 適用所有肌膚類型

適用膚況

- 濕疹
- 毛細血管破裂
- 肌膚暗沈或汙斑
- 牛皮癬
- 粉刺
- 細紋

產品	肌膚類型／膚況	使用分量
臉部		
保濕乳霜	所有肌膚類型	1-2%（30ml 加 6-12 滴）
面膜	所有肌膚類型	1-2%（30ml 加 6-12 滴）
化妝水	所有肌膚類型	2%（30ml 加 12 滴）
洗面乳	所有肌膚類型	2-3%（30ml 加 12-18 滴）
身體		
按摩油	所有肌膚類型	1-2%（30ml 加 6-12 滴）
身體乳液		1-2%（30ml 加 6-12 滴）
軟膏		1-2%（30ml 加 6-12 滴）
手部與足部		
足部乳膏和乳霜		2-3%（30ml 加 12-18 滴）
頭髮與頭皮		
免洗頭皮調理潤絲膏 *		1-2%（30ml 加 6-12 滴）

* 接觸到高溫和水分會加速氧化。可以將洗髮精和潤絲精倒入掀蓋或有壓頭的瓶罐裡，降低氧化的速度。

橙

英文名稱 Orange
學名 *Citrus x aurantium subsp. amare*（苦橙）；*Citrus x sinensis*（甜橙）
科名 芸香科
產地 印度和中國南方原種
香氣 前調是豐富的苦味橙香（苦橙）；前調是清爽橙香（甜橙）

了解品種

苦橙與甜橙精油是從不同橙樹亞種果實而來，這裡我們把它們都歸類為「橙」，是因為製作個人保養品時這些精油會交替使用。

氧化警告

橙精油含有豐富的右旋檸檬烯，這是最常出現在水果的成分之一。不過此成分會快速氧化，使肌膚不適。一定要將含有此成分的產品遠離高溫、水分和光線。

植物描述

這兩種橙樹都有深綠色的葉子和芳香的星狀白色花朵。苦橙現在主要栽種於義大利、突尼西亞、摩洛哥、埃及、法國和美國；而甜橙則大多生長於西班牙、西印度、義大利和巴西。

萃取方式：冷壓近熟成果實外皮而成。

用於天然產品中

帶有活力芳香的橙精油是許多個人保養品的優良添加物。橙的香氣普遍有安定性，有證據指出苦橙精油有鎮靜效果，而甜橙精油則是可緩和焦慮。此精油能用在各種肌膚類型專用的洗面乳、化妝水、保濕品和面膜，還有賦活作用的身體乳液和按摩用油。

注意：橙精油含有微量的呋喃香豆素，為有機的化學成分，會促進肌膚光敏性。如果肌膚會接觸到陽光或其他紫外線輻射，就不要用太多含有此種精油的護膚品，或是使用後 12 個小時都不要接觸陽光。

預防措施：橙精油只要稀釋量不超過最大建議量，就不會造成不適。不過此精油不該塗抹在有傷口或曬傷的肌膚上。此油所含的大量右旋檸檬烯很容易氧化，會造成肌膚不適。若適當存放，橙精油的架儲期最多可達 6 至 8 個月。

主要化學組成

右旋檸檬烯（85～95%）：為水果中最常見的成分之一，是它賦予柳橙和其他柑橙類水果獨特的香氣。右旋檸檬烯氧化的速度相當快，會引起肌膚不適。

月桂烯（1～3%）：此種抗氧化成分不會引起不適或過敏，它有鎮靜的特性，有助於安定神經系統。

沈香醇（1～2%）：此成分會透過肌膚吸收，有助於減緩腫脹和發炎。它是止痛劑，也有抗菌特性。沈香醇有很多的益處，比如具安定效果且帶有花香，但高濃度可能會引發過敏反應（請見第 31 頁），而氧化時也會使肌膚不適。

α- 松烯（1～2%）：以其舒緩疼痛和發炎的能力聞名，還是有效的抗菌物，能預防、調理肌膚感染。氧化時會引起肌膚不適。

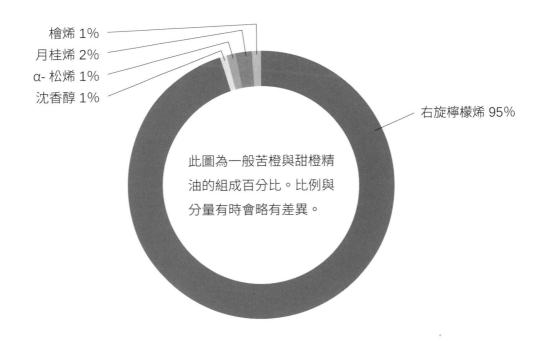

檜烯 1%
月桂烯 2%
α- 松烯 1%
沈香醇 1%

右旋檸檬烯 95%

此圖為一般苦橙與甜橙精油的組成百分比。比例與分量有時會略有差異。

使用指南

柳橙精油的用法

肌膚保養：用在肌膚上的產品，可用的稀釋量最多為 3%。

優點

- 安定精神
- 收斂調理
- 適用所有肌膚類型

適用膚況

- 粉刺
- 暗沈、疲憊的肌膚

產品	肌膚類型／膚況	使用分量
臉部		
保濕乳霜和凝膠	油性肌	1%（30ml 加 6 滴）
面膜	油性肌	1%（30ml 加 6 滴）
化妝水	油性肌	1.5%（30ml 加 9 滴）
洗面乳	油性肌	2%（30ml 加 12 滴）
身體		
按摩油	所有肌膚類型	1-2%（30ml 加 6-12 滴）
身體乳液		1-2%（30ml 加 6-12 滴）
體香劑		1-2%（30ml 加 6-12 滴）
磨砂膏		1-2%（30ml 加 6-12 滴）
手部與足部		
乳霜		1-2%（30ml 加 6-12 滴）
頭髮與頭皮		
洗髮精和潤絲精 *		3%（30ml 加 18 滴）

* 接觸到高溫和水分會加速氧化。可以將洗髮精和潤絲精倒入掀蓋或有壓頭的瓶罐裡，降低氧化的速度。

玫瑰草

英文名稱 Palmarosa
學名 *Cymbopogon martinii*
科名 禾本科
產地 原生於印度，現在栽種於巴西、印尼和塞席爾群島和科摩羅群島
香氣 中調是大膽的玫瑰花香

植物描述

玫瑰草精油是取自 Cymbopogon 屬的植物，也就是香茅。此種芳香的多年叢生草可以生長至 3 至 10 英呎（1 至 3 公尺），有細長、彎曲的綠色莖部，頂部結花。

萃取方式：以蒸氣蒸餾新鮮或乾燥的草。

用於天然產品中

玫瑰草精油因為有玫瑰香氣，所以用在許多化妝產品上。此油能調理像是粉刺、油性肌和鵝口瘡與其他黴菌感染的膚況，可應用在油性肌和易生粉刺的洗面乳、化妝水、乳霜和凝膠上。玫瑰草精油也有除臭效果，因此也很適合放在體香劑、沐浴乳、洗髮精和潤絲精上。

預防措施：此精油內有大量牻牛兒醇，會引起肌膚不適，敏感肌的人更甚。懷孕或哺乳期間不要使用。若適當存放，玫瑰草精油的架儲期最多可達 2 年。

主要化學組成

牻牛兒醇（75～80%）：此成分也是玫瑰草精油有類似玫瑰香氣的來源。牻牛兒醇是強大的抗黴菌和抗菌活性物質，也就是說它能預防或減緩黴菌和細菌增長。它還有很多很好的特性，但高濃度時就會成為肌膚刺激物和敏感物，甚至會引發過敏反應。

乙酸牻牛兒酯（8～10%）：此成分有抗痙攣的效果，因此能幫助肌肉放鬆，舒緩抽筋。

金合歡醇（4～6%）：此成分有強烈的抗菌特性，有助於預防和調理肌膚感染。它也以能和緩皮膚發炎的能力聞名。不只如此，金合歡醇可以撫平細紋，增加肌膚的彈性。

沈香醇（3～5%）：此成分會透過肌膚吸收，有助於減緩腫脹和發炎。它是止痛劑，也有抗菌特性。沈香醇有很多的益處，但高濃度可能會引發過敏反應（請見第31頁）。

羅勒烯（1～4%）：此成分有抗炎特性。

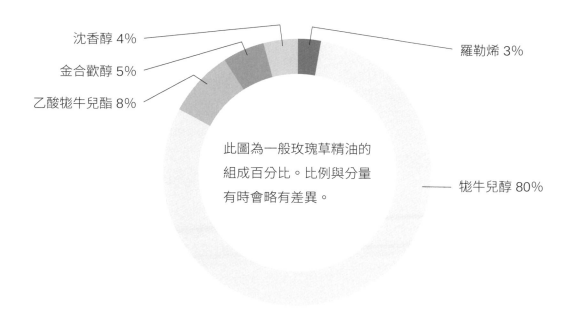

沈香醇 4%
金合歡醇 5%
乙酸牻牛兒酯 8%
羅勒烯 3%
牻牛兒醇 80%

此圖為一般玫瑰草精油的組成百分比。比例與分量有時會略有差異。

使用指南

玫瑰草精油的用法

肌膚保養： 用在肌膚上的產品，可用的稀釋量最多為 3%。

優點

- 除臭
- 抗菌
- 抗黴菌

適用膚況

- 粉刺
- 頭皮屑
- 足部黴菌感染
- 油性肌
- 體味

產品	肌膚類型／膚況	使用分量
臉部		
保濕乳霜和凝膠	油性肌	1%（30ml 加 6 滴）
面膜	油性肌	1%（30ml 加 6 滴）
化妝水	油性肌與黴菌感染	1%（30ml 加 6 滴）
洗面乳	油性肌與黴菌感染	1%（30ml 加 6 滴）
磨砂膏	油性肌	1-2%（30ml 加 6-12 滴）
身體		
按摩油	所有肌膚類型	1-2%（30ml 加 6-12 滴）
身體乳液		1-2%（30ml 加 6-12 滴）
體香劑		1-2%（30ml 加 6-12 滴）
磨砂膏		1-2%（30ml 加 6-12 滴）
手部與足部		
乳霜		1-2%（30ml 加 6-12 滴）
頭髮與頭皮		
洗髮精和潤絲精 *	頭皮屑	1-3%（30ml 加 6-18 滴）

* 接觸到高溫和水分會加速氧化。可以將洗髮精和潤絲精倒入掀蓋或有壓頭的瓶罐裡，降低氧化的速度。

廣藿香

英文名稱　Patchouli
學名　*Pogostemon cablin*
科名　唇形科
產地　原生亞洲東南地區，現在廣泛栽種於印尼、菲律賓、
　　　　馬來西亞、中國、印度、西非和越南
香氣　深沈滑潤的琥珀香，後調是可可和木質香

植物描述

此種芳香的多年灌木有方形莖，高度約 3 英呎（1 公尺）。它有卵型、綠色的大型葉片，花部為紫色點綴的白色花朵。

萃取方式：以蒸氣蒸餾乾燥葉片。

用於天然產品中

廣藿香被認為是最能安全使用的芳療精油之一，許多研究已經證實它可以安定、放鬆心神，還可以有效調理肌膚感染，以及傷口和皰疹。另外有些證據指出，廣藿香油內含抗氧化素，可以預防因接觸紫外線而引起的肌膚老化症狀，因為這些效用，廣藿香成為所有肌膚類型的主要用油，特別是針對熟齡肌。它可以應用在臉部抗老產品，還有大部分肌膚和頭髮調理配方上。

預防措施：只要稀釋量不超過最大建議量，就不會造成不適。懷孕和哺乳期間要謹慎使用；若適當存放，廣藿香精油的架儲期最多可達 2 年。

主要化學組成

廣藿香醇（25 ～ 30％）：此成分也是玫瑰草精油有類似玫瑰香氣的來源。牻牛兒醇是強大的抗黴菌和抗菌活性物，也就是說它能預防或減緩黴菌和細菌增長。它還有很多很好的特性，但高濃度時就會成為肌膚刺激物和敏感物，甚至會引發過敏反應。

δ- 癒創木烯（14 ～ 18％）：此成分有助於預防和舒緩肌膚發炎。

α- 癒創木烯（12 ～ 15％）：此為抗菌物，可以預防和調理細菌感染的肌膚。

α- 廣藿香烯（8 ～ 10％）：能預防與緩和發炎。

γ- 廣藿香烯（7 ～ 9％）：此為抗菌物，可以預防和調理細菌感染的肌膚。

西車烯（7 ～ 9％）：西車烯有抗炎和驅趕蚊蟲的能力，但還需要更深入的研究。

β- 廣藿香烯（6 ～ 8％）：此為抗菌物，可以預防和調理細菌感染的肌膚。

β- 石竹烯（3 ～ 5％）：此成分以其減緩疼痛和發炎的能力聞名，也是可以提亮肌膚的促進劑。

廣藿香酮（2 ～ 5％）：廣藿香酮是抗菌和抗黴菌物，有助於預防、調理細菌和黴菌感染的肌膚。

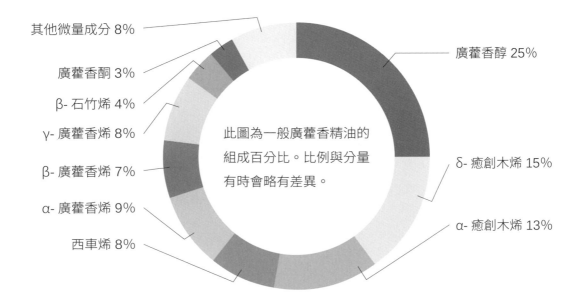

其他微量成分 8%
廣藿香酮 3%
β- 石竹烯 4%
γ- 廣藿香烯 8%
β- 廣藿香烯 7%
α- 廣藿香烯 9%
西車烯 8%

此圖為一般廣藿香精油的組成百分比。比例與分量有時會略有差異。

廣藿香醇 25%
δ- 癒創木烯 15%
α- 癒創木烯 13%

廣藿香精油的用法

肌膚保養：用在肌膚上的產品，可用的稀釋量最多為 3%。

優點

• 適用所有肌膚類型　　• 抗菌　　　　　　• 抗黴菌

適用膚況

• 濕疹　　　　　　　　• 疤痕組織　　　　• 乾性、有皮屑或龜裂的肌膚
• 黴菌感染　　　　　　• 傷口

產品	肌膚類型／膚況	使用分量
臉部		
保濕乳霜	所有肌膚類型	2%（30ml 加 12 滴）
面膜	所有肌膚類型	2%（30ml 加 12 滴）
化妝水	所有肌膚類型	2-3%（30ml 加 12-18 滴）
洗面乳	油性肌與粉刺	2-3%（30ml 加 12-18 滴）
磨砂膏	所有肌膚類型	2-3%（30ml 加 12-18 滴）
身體		
按摩油		2-3%（30ml 加 12-18 滴）
身體乳液		2-3%（30ml 加 12-18 滴）
磨砂膏	乾性肌	2-3%（30ml 加 12-18 滴）
手部與足部		
乳膏		2-3%（30ml 加 12-18 滴）
乳液和乳霜		2-3%（30ml 加 12-18 滴）
頭髮與頭皮		
洗髮精和潤絲精 *		3%（30ml 加 18 滴）
髮用精華	乾性頭皮	1%（30ml 加 6 滴）

* 接觸到高溫和水分會加速氧化。可以將洗髮精和潤絲精倒入掀蓋或有壓頭的瓶罐裡，降低氧化的速度。

薄荷

英文名稱 Peppermint
學名 *Mentha x piperita*
科名 唇形科
產地 原生於地中海地區，現在全世界都有栽種
香氣 後調是清新、涼爽的薄荷香

警告

薄荷產品用在頭皮時，碰到水會產生刺刺、冰涼的感覺，所以要特別遠離高溫和水分。

植物描述

此種芳香的多年生香草可以生長至 3 英呎（1 公尺）高。它有平滑的莖部，多纖維的根部，以及有紅棕色葉脈的深綠色葉片。薄荷的植物應該定期移植到新土壤，才能產出優質的精油（此植物沒有種籽，而是由剪枝復植）。

萃取方式：在開花前採摘葉片後以蒸氣蒸餾取之。

用於天然產品中

一提到護膚品，薄荷精油其實褒貶不一。一方面來看，它有很多療效，例如涼爽，因此很適合用在曬後產品上；它也有天然的消毒性，可以清除死掉的皮膚細胞和細菌，因此也適合用在油性肌和容易長粉刺的肌膚。它的 SPF（防曬系數）是 7，適合用在日用乳液、凝膠和唇膏上。另一方面，這種油必須非常謹慎使用，因為它會引起嚴重的皮膚反應（請見下方的注意說明）。

注意：薄荷精油會加強局部用藥的侵入性，所以不能塗抹在已擦局部用藥的肌膚上。此油接觸過量時可能會引起嚴重的皮膚反應；濃度過高時可能會產生毒性，不要使用超過最大建議用量的稀釋量。使用含有薄荷精油的產品時，建議遠離孩童。

預防措施：薄荷精油接觸過量時會引起敏感。懷孕和哺乳期間不要使用；若適當存放，薄荷精油的架儲期最多可達 1 至 2 年。

主要化學組成

薄荷醇（40～50%）：薄荷醇是一種清涼劑，並以其天然的止痛特性聞名。此成分能加強特定局部用藥的侵入性。

薄荷酮（20～30%）：薄荷酮是一種抗菌物，能預防和調理肌膚感染。

桉油醇（8～10%）：此成分可以當作滲透增強劑（請見第 54 頁），經過證實具有抗菌和抗黴菌特性。吸入時有去鼻塞劑的效用，能幫助排痰。

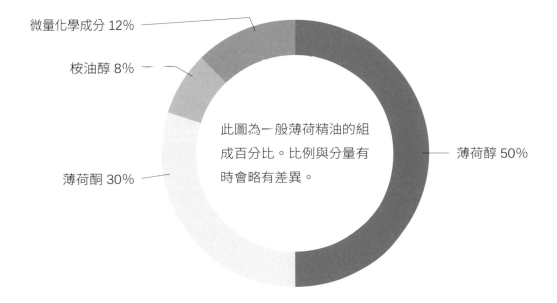

微量化學成分 12%

桉油醇 8%

薄荷酮 30%

此圖為一般薄荷精油的組成百分比。比例與分量有時會略有差異。

薄荷醇 50%

使用指南

薄荷精油的用法

肌膚保養： 用在肌膚上的產品，可用的稀釋量最多為 1%。

優點

- 清涼降溫
- 提振
- 抗菌

適用膚況

- 粉刺
- 油性肌
- 蚊蟲叮咬
- 肌膚暗沈
- 香港腳
- 念珠菌皮膚感染
- 皰疹

產品	肌膚類型／膚況	使用分量
臉部		
保濕凝膠	粉刺	0.5%（30ml 加 3 滴）
面膜	油性肌與粉刺	0.5%（30ml 加 3 滴）
化妝水	油性肌與粉刺	0.5%（30ml 加 3 滴）
洗面乳	油性肌與粉刺	0.5%（30ml 加 3 滴）
磨砂膏	油性肌與粉刺	0.5%（30ml 加 3 滴）
唇膏		0.5%（30ml 加 3 滴）
身體		
按摩油		0.5%（30ml 加 3 滴）
身體乳液		0.5%（30ml 加 3 滴）
體香劑		0.5%（30ml 加 3 滴）
磨砂膏		0.5%（30ml 加 3 滴）
手部與足部		
足部乳膏和乳霜		0.5%（30ml 加 3 滴）
頭髮與頭皮		
洗髮精 *	頭皮屑	1%（30ml 加 6 滴）
免沖洗頭皮調理膏 *		0.5%（30ml 加 3 滴）

* 接觸到高溫和水分會加速氧化。可以將洗髮精和潤絲精倒入掀蓋或有壓頭的瓶罐裡，降低氧化的速度。

苦橙葉

英文名稱 Petitgrain   **學名** *Citrus aurantium subsp. amara*

科名 芸香科   **香氣** 強烈、深沈的綠萜草香／綠草香

產地 原生於印度和中國南部；現在主要栽種於義大利、突尼西亞、摩洛哥、埃及、法國和美國

氧化警告

苦橙葉精油含有大量沈香醇，為肌膚吸收後能緩解腫脹和發炎的成分。它也能止痛和抗菌。沈香醇帶有鎮定的花香，有很多益處，但高濃度會引起過敏反應。此外，它氧化時也會讓肌膚不適（請見第 31 頁）。使用時，一定要讓含有此精油的產品遠離高溫、水分和光線。

植物描述

苦橙樹可以生長到 10 至 30 英呎（3 至 9 公尺）高。它能生產出三種化學組成皆不同的精油：橙花（從花朵萃取）、苦橙葉（從葉子萃取）以及苦橙（從果實萃取）。此樹會在十一月至三月期間開花；味道最香的是花叢裡的蠟質白花，在樹上長成一簇簇「花束」。

萃取方式： 以蒸氣蒸餾葉子和嫩枝。

用於天然產品中

苦橙葉與橙花精油有相似的香氣，不過前者會有明顯的萜草味。苦橙葉可用在大部分的護膚配方裡，也能取代昂貴的橙花精油，加在質地濃稠的產品中，例如洗髮精、潤絲精、洗面乳、乳膏和乳霜。此精油的化學成分可以擊退肌膚感染，也有安定的效果。

是按摩用油很好的添加物，用於護膚上時可以有舒緩壓力的效果。

注意： 雖然有很多報告指出苦橙葉會造成不適或敏感，但此精油是能溶入汗水之物，如果發汗的肌膚接觸到陽光，此油就會變得刺激，對某些人而言還是會引起過敏反應。

預防措施： 除非你本來就對苦橙葉精油的成分敏感（例如含量很大的沈香醇），不然只要稀釋量不超過最大建議量，就不會造成不適。懷孕和哺乳期間不可使用；若適當存放，苦橙葉精油的架儲期最多可達 2 年。

主要化學組成

乙酸沈香酯（40～50%）：此成分會經由肌膚吸收，有助於預防、調理肌膚發炎，它也有防止痙攣的特性，可以讓肌肉放鬆，舒緩抽筋。

沈香醇（20～30%）：此種成分會經由肌膚吸收，有助於減緩腫脹和發炎。它不僅能止痛，還能抗菌。沈香醇有很多益處，但高濃度會造成過敏反應（請見第31頁）。

橙花醇（7～9%）：此成分讓精油有類似玫瑰的香氣。

α-萜品醇（5～6%）：此成分有強大的抗菌特性，有助於預防肌膚感染。

右旋檸檬烯（5%）：為水果中最常見的成分之一，也是它賦予柑橙類水果有獨特的橙香。氧化速度很快，會引發肌膚不適。

乙酸牻牛兒酯（4～5%）：此成分讓精油有甜的花香味，有抗痙攣效果，因此能幫助肌肉放鬆，舒緩抽筋。

牻牛兒醇（1～2%）：此成分讓精油有類似玫瑰的香氣。它還有很多益處，但高濃度時就會成為肌膚刺激物和敏感物，甚至引發過敏反應。

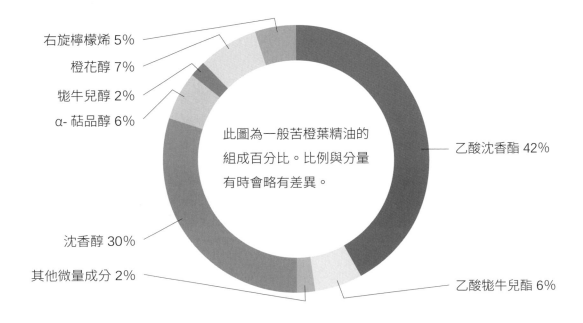

右旋檸檬烯 5%
橙花醇 7%
牻牛兒醇 2%
α-萜品醇 6%
沈香醇 30%
其他微量成分 2%

此圖為一般苦橙葉精油的組成百分比。比例與分量有時會略有差異。

乙酸沈香酯 42%
乙酸牻牛兒酯 6%

苦橙葉精油的用法

肌膚保養：用在肌膚上的產品，可用的稀釋量最多為 3%。

優點

- 除臭
- 適合所有肌膚類型
- 抗炎

適用膚況

- 粉刺
- 混合肌
- 看來疲勞的肌膚
- 油性肌

產品	肌膚類型／膚況	使用分量
臉部		
保濕凝膠	所有肌膚類型	1-2%（30ml 加 6-12 滴）
面膜	所有肌膚類型	1-2%（30ml 加 6-12 滴）
化妝水	所有肌膚類型	2%（30ml 加 12 滴）
洗面乳	所有肌膚類型	2-3%（30ml 加 12-18 滴）
磨砂膏	所有肌膚類型	2-3%（30ml 加 12-18 滴）
唇膏		2-3%（30ml 加 12-18 滴）
身體		
按摩油		1-2%（30ml 加 6-12 滴）
身體乳液		1-2%（30ml 加 6-12 滴）
體香劑		1-2%（30ml 加 6-12 滴）
磨砂膏		1-2%（30ml 加 6-12 滴）
手部與足部		
足部乳膏和乳霜		2-3%（30ml 加 12-18 滴）
頭髮與頭皮		
洗髮經和潤絲精 *		1-3%（30ml 加 6-18 滴）
免沖洗頭皮調理膏 *	乾性頭皮	1%（30ml 加 6 滴）

* 接觸到高溫和水分會加速氧化。可以將洗髮精和潤絲精倒入掀蓋或有壓頭的瓶罐裡，降低氧化的速度。

松針

英文名稱 Pine
學名 *Pinus sylvestris*
科名 松科
產地 為西伯利亞、東亞和歐洲原種
香氣 清新的木質香、泥土香，還有樹脂和類似樟腦的味道

氧化警告

松針精油含有大量的 α- 松烯，氧化非常快，易引起肌膚不適。使用時，一定要讓含有此精油的產品遠離高溫、水分和光線。

植物描述

歐洲赤松以生長到 150 英呎（46 公尺）高。它有尖銳的細針葉和會掉落的毬果。此種樹在世界各地許多地區都有，是蘇格蘭的國樹。

萃取方式：以蒸氣蒸餾針葉。

用於天然產品中

松針精油用在芳療時，可以舒緩呼吸道感染和類似呼吸短促的症狀。它也是天然消毒劑，可以清除死掉的皮膚細胞和細菌，因此非常適合用在油性肌和容易長粉刺的肌膚。松針精油應用在保濕乳霜和乳液、身體清潔品、磨砂膏、洗髮精和潤絲精上。

注意：松針精油含有大量的 α- 松烯，氧化非常快，易引起肌膚不適。

預防措施：松針精油只要稀釋量不超過最大的建議稀釋用量，就不會造成不適。懷孕和哺乳期間不可使用；若適當存放，松針精油的架儲期最多可達 2 年。

主要化學組成

α- 松烯（45 ～ 58%）：此成分透過肌膚吸收，以舒緩疼痛和發炎的能力聞名，而且它的抗菌效果可以預防、調理肌膚感染，不過氧化後會引起肌膚不適。

β- 松烯（30 ～ 34%）：此成分有強烈的抗（微生）菌活性，可以預防肌膚感染。β- 松烯造成過敏的風險很低，不過氧化後就會引發不適。

乙酸龍腦酯（10 ～ 12%）：此種成分有很好的抗炎活性，有研究證實它可以減緩肺炎。

右旋檸檬烯（5%）：為水果中常見的成分之一，也是它賦予了柑橙類水果有獨特的橙香。氧化速度很快，會引發肌膚不適（請見第 27 頁）。

月桂烯（3 ～ 5%）：這種不會引起不適或過敏的成分為抗氧化素。它有鎮定的特性，能幫助安定、舒緩神經系統。

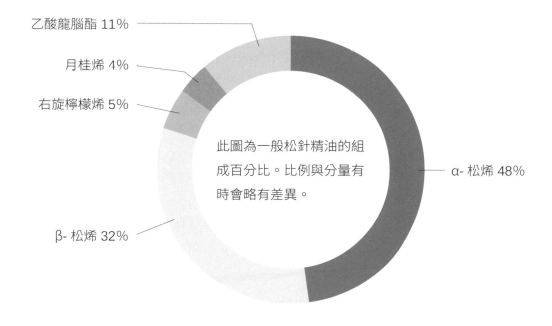

乙酸龍腦酯 11%
月桂烯 4%
右旋檸檬烯 5%
β- 松烯 32%

此圖為一般松針精油的組成百分比。比例與分量有時會略有差異。

α- 松烯 48%

松針精油的用法

肌膚保養：用在肌膚上的產品，可用的稀釋量最多為 2%。

優點

- 賦活
- 抗菌

適用膚況

- 油性肌
- 粉刺
- 切割傷

產品	肌膚類型／膚況	使用分量
臉部		
保濕凝膠	粉刺	1%（30ml 加 6 滴）
面膜	油性肌和粉刺	1%（30ml 加 6 滴）
化妝水	油性肌和粉刺	1%（30ml 加 6 滴）
洗面乳	油性肌和粉刺	1%（30ml 加 6 滴）
身體		
按摩油		1-2%（30ml 加 6-12 滴）
身體乳液		1-2%（30ml 加 6-12 滴）
磨砂膏		1%（30ml 加 6 滴）
手部與足部		
足部乳膏		1-2%（30ml 加 6-12 滴）
頭髮與頭皮		
洗髮經和潤絲精 *		1-3%（30ml 加 6-18 滴）

* 接觸到高溫和水分會加速氧化。可以將洗髮精和潤絲精倒入掀蓋或有壓頭的瓶罐裡，降低氧化的速度。

奧圖玫瑰

英文名稱 Rose Otto　　　　　　**學名** *Rosa x damascena*

科名 薔薇科　　　　　　　　　**香氣** 中調是經典的玫瑰花香

產地 原生於歐洲和西亞。現在世界各地都有栽種。奧圖玫瑰（也稱為玫瑰精油或阿塔爾玫瑰精油）主要生產於法國、保加利亞、摩洛哥、土耳其、義大利和中國

奧圖玫瑰的替代品

奧圖玫瑰精油很昂貴，因此不建議用在需沖洗的產品，如洗髮精、潤絲精或沐浴乳。奧圖玫瑰可以用天竺葵精油替代。

植物描述

玫瑰的品種超過五千種，它們可能高度不一，但一律長了尖刺、圓柱形的莖部，以及卵型的深綠色葉子。有各種顏色，有的純白，有的幾近黑色，而且每一種的顏色又不盡相同。有的品種和亞種非常的香，有些則毫無任何香氣。奧圖玫瑰是從大馬士革玫瑰製成，此品種粉色到紅色都有，香氣迷人。

萃取方式：以蒸氣蒸餾全花。

用於天然產品中

奧圖玫瑰有非常傑出的身心療效，是芳療和化妝品工業裡最有價值的精油之一。研究指出它可以降低體內的腎上腺素，還能有效打擊壓力、焦慮、失眠和發炎。奧圖玫瑰含有香茅醇與牻牛兒醇，可以擊潰細菌與黴菌感染，此二者也是可以調和氣色、撫平與預防熟齡肌上長出細紋的抗氧化素，因此也適合用在抗老化產品上。

奧圖玫瑰精油適用所有肌膚類型，特別是熟齡肌與敏感肌。可以應用在臉部洗面乳、化妝水和面膜，還有均衡肌膚的身體乳液和按摩用油。此外，它也能用來製作很棒的髮用保濕精華。

注意：過量接觸玫瑰精油可能會引起過敏反應，因為它的主要化學成分之一是牻牛兒醇（請見第 31 頁）。

預防措施：濃度太高時，此油會成為肌膚刺激物和敏感物，因此不要使用超過建議的最大稀釋用量。懷孕和哺乳期間要謹慎使用；若適當存放，奧圖玫瑰精油的架儲期最多可達 2 年。

主要化學組成

香茅醇（35 ～ 45%）：此成分經證實有抗菌和抗氧化特性，它讓奧圖玫瑰精油具有香氣。

牻牛兒醇（20 ～ 25%）：此成分也是此精油香氣的來源。牻牛兒醇是強大的抗黴菌和抗菌活性物質，也就是說它能預防或減緩黴菌和細菌增長。它還有很多很好的特性，但高濃度時就會成為肌膚刺激物和敏感物，甚至會引發過敏反應（請見第 27 頁）。

橙花醇（7 ～ 8%）：此成分也是此精油香氣的來源。

金合歡醇（2%）：此成分有強烈的抗菌特性，有助於預防和調理肌膚感染。它也以能和緩皮膚發炎的能力聞名。不只如此，金合歡醇可以撫平細紋，增加肌膚的彈性。

苯乙醇（2%）：研究證實此成分有安定和放鬆效果，它也是此精油香氣的來源。

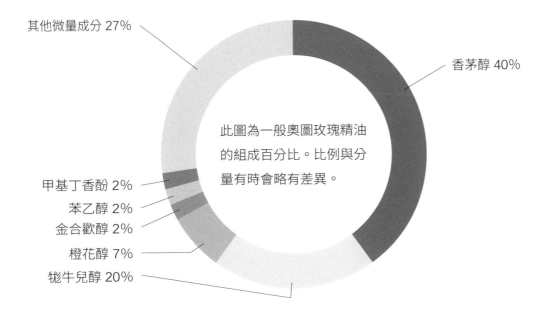

其他微量成分 27%

香茅醇 40%

甲基丁香酚 2%

苯乙醇 2%

金合歡醇 2%

橙花醇 7%

牻牛兒醇 20%

此圖為一般奧圖玫瑰精油的組成百分比。比例與分量有時會略有差異。

使用指南

奧圖玫瑰精油的用法

肌膚保養：用在肌膚上的產品，可用的稀釋量最多為 2%。

優點

- 安定和放鬆
- 適用所有肌膚類型
- 抗菌

適用膚況

- 乾性或老化肌膚
- 暗沈或長斑
- 細紋
- 毛細管破裂

產品	肌膚類型／膚況	使用分量
臉部		
保濕霜	熟齡肌	0.5-1%（30ml 加 3-6 滴）
面膜	熟齡肌和敏感肌	0.5-1%（30ml 加 3-6 滴）
化妝水	熟齡肌和敏感肌	0.5-1%（30ml 加 3-6 滴）
洗面乳	熟齡肌和敏感肌	1-2%（30ml 加 6-12 滴）
身體		
按摩油		1%（30ml 加 6 滴）
身體乳液		1%（30ml 加 6 滴）
手部與足部		
乳霜		1%（30ml 加 6 滴）
頭髮與頭皮		
髮用精華		1%（30ml 加 6 滴）

迷迭香

英文名稱　Rosemary
學名　*Rosmarinus officinalis*
科名　唇形科
產地　原生於地中海地區，現在世界各地都有栽種
香氣　綠草香，中後調有樟腦香氣

植物描述

迷迭香是多年生灌木草，有短而尖、如針般的細葉。花部有粉色、紫色、深藍色，或偶爾會出現白色。這種香草可生長至 6 英呎（2 公尺）高。

萃取方式：以蒸氣蒸餾整株香草。

用於天然產品中

迷迭香應用在烹飪、居家護理和典禮儀式上已有數百年之久。迷迭香葉的浸泡油過去就一直被拿來治療頭皮乾燥、頭皮和掉髮，現今迷迭香精油更是很好的添加物，可用在洗髮精、潤絲精和頭皮化妝水上，可強化髮絲，避免掉髮。它也是天然的防腐劑，可以用在洗面乳、化妝水、面霜和身體乳液上。

注意：迷迭香精油有很強的刺激性，有高血壓或癲癇的人不可使用。

預防措施：迷迭香精油不要使用超過建議的最大稀釋用量，就不會引起不適；使用過量可能會對某些人造成肌膚刺激。懷孕和哺乳期間不可使用。迷迭香精油氧化速度很快，會引起肌膚不適。若適當存放，迷迭香精油的架儲期最多可達 2 年。

主要化學組成

桉油醇（35～48%）：此成分可以當作滲透增強劑（請見第 54 頁），經過證實有抗菌和抗黴菌特性。吸入時有去鼻塞劑的效用，能幫助排痰。

樟腦（16～18%）：樟腦有鎮痛性，可以舒緩疼痛。不過使用過量就可能會成為神經毒素。

α- 松烯（12～15%）：此成分透過肌膚吸收，以能舒緩疼痛和發炎的能力聞名，而且它的抗菌效果可以預防、調理肌膚感染，不過氧化後會引起肌膚不適。

β- 松烯（10～15%）：此成分有強烈的抗微生物菌活性，可以預防肌膚感染。 β- 松烯造成過敏的風險很低，不過氧化後就會引發不適。

月桂烯（2%）：此種抗氧化成分不會引起不適或過敏，它有鎮靜的特性，有助於安定神經系統。

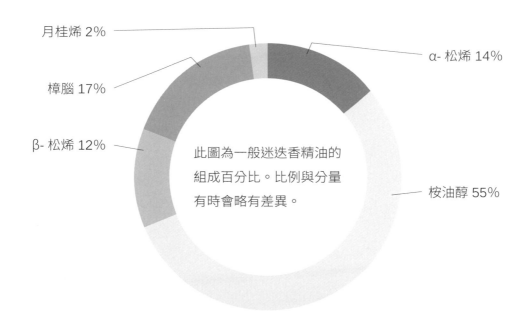

月桂烯 2%

樟腦 17%

β- 松烯 12%

α- 松烯 14%

桉油醇 55%

此圖為一般迷迭香精油的組成百分比。比例與分量有時會略有差異。

迷迭香精油的用法

肌膚保養：用在肌膚上的產品，可用的稀釋量最多為 2%。

優點

- 提振和活化
- 抗菌

適用膚況

- 粉刺
- 肌膚長斑
- 頭皮屑
- 油性肌

產品	肌膚類型／膚況	使用分量
臉部		
保濕霜	油性肌和粉刺	1-2%（30ml 加 6-12 滴）
面膜	油性肌和粉刺	1-2%（30ml 加 6-12 滴）
化妝水	油性肌和粉刺	1-2%（30ml 加 6-12 滴）
洗面乳	油性肌和粉刺	1-2%（30ml 加 6-12 滴）
磨砂膏	油性肌和粉刺	1-2%（30ml 加 6-12 滴）
身體		
按摩油		1-2%（30ml 加 6-12 滴）
身體乳液		1-2%（30ml 加 6-12 滴）
手部與足部		
乳膏		1-2%（30ml 加 6-12 滴）
乳液和乳霜		1-2%（30ml 加 6-12 滴）
頭髮與頭皮		
洗髮精和潤絲精 *		1-3%（30ml 加 6-18 滴）
頭皮精華		1%（30ml 加 6 滴）

* 接觸到高溫和水分會加速氧化。可以將洗髮精和潤絲精倒入掀蓋或有壓頭的瓶罐。

澳洲檀香

英文名稱 Australian Sandalwood
學名 *Santalum austrocaledonicum*
科名 檀香科
產地 太平洋西南方的新喀里多尼亞島和萬那杜
香氣 後調是輕微的木質香

了解品種

檀香是提醒我們為何需要在購買、使用精油時好好思量天然資源的好例子。檀香屬有 19 個不同的品種。一直以來印度檀香精油常用在化妝品和靈修上。不過今天印度檀香已被列為瀕臨絕種的品種，因此管制嚴格。因為組成相似，澳洲檀香現在已逐漸替代了印度檀香。購買檀香精油時，記得要找標示「Santalum austrocaledonicum」的產品。

植物描述

耐旱的澳洲檀香正式名稱為新喀里多尼亞檀香，為多莖灌木樹，可生長至 16 至 40 英呎（5 至 12 公尺）高。其葉子為藍綠色，頂部有光澤，底部為深暗的淡綠色。樹皮非常粗糙，帶有灰色或紅棕色的樹斑。

萃取方式：以蒸氣蒸餾心材（樹幹的內部）。

用於天然產品中

檀香精油是護膚品的奢侈添加物。研究證實此油的主要成分 α- 檀香醇，可以滲透肌膚，降低血壓。α- 檀香醇和 β- 檀香醇這兩種都是治療肌膚發炎的好東西。此油還可以用來提亮肌膚光澤，是頂級精油之一。

檀香精油也是很好的抗黴菌成分，因此適合用在專門調理粉刺和香港腳的產品上。此精油可以用在提亮肌膚的洗面乳、化妝水和乳霜，還有專治足部黴菌感染的乳膏和乳霜上。

預防措施：澳洲檀香精油不要使用超過建議的最大稀釋用量，就不會引起不適；使用過量可能會對有敏感肌的人造成肌膚刺激。懷孕和哺乳期間要謹慎使用。檀香精油若適當存放，架儲期最多可達 2 年。

主要化學組成

α- 檀香醇（40 ～ 53%）： 此成分會透過肌膚吸收，能降低血壓。它有抗菌和抗黴菌的效用，有助於預防、調理肌膚感染。有研究已發現，α - 檀香醇是提亮肌膚的成分，也有證據指出它對皮膚癌有抑制效果，也能減緩口部癌的增長。

β- 檀香醇（20 至 25%）： 此成分為澳洲檀香精油提供鎮靜的效果。

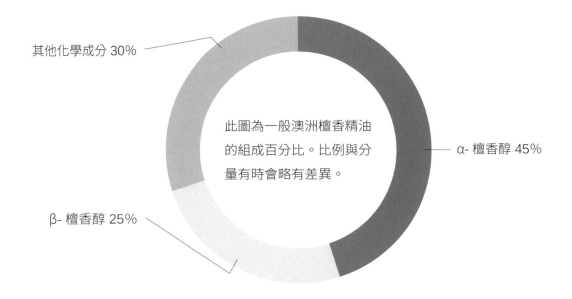

其他化學成分 30%

β- 檀香醇 25%

此圖為一般澳洲檀香精油的組成百分比。比例與分量有時會略有差異。

α- 檀香醇 45%

使用指南

澳洲檀香精油的用法

肌膚保養：用在肌膚上的產品，可用的稀釋量最多為 3%。

優點

- 抗菌
- 安定
- 提亮肌膚
- 抗黴菌

適用膚況

- 色素沈澱
- 粉刺
- 肌膚老化
- 曬傷

產品	肌膚類型／膚況	使用分量
臉部		
保濕霜	所有肌膚類型、熟齡肌	1-2%（30ml 加 6-12 滴）
面膜	所有肌膚類型、熟齡肌	1-2%（30ml 加 6-12 滴）
化妝水	所有肌膚類型、熟齡肌	2%（30ml 加 12 滴）
洗面乳	所有肌膚類型、熟齡肌	2-3%（30ml 加 12-18 滴）
身體		
按摩油		1-2%（30ml 加 6-12 滴）
身體乳液		1-2%（30ml 加 6-12 滴）
手部與足部		
足部軟膏和乳霜		2-3%（30ml 加 12-18 滴）
頭髮與頭皮		
免沖洗頭皮調理膏 *		1%（30ml 加 6 滴）

* 接觸到高溫和水分會加速氧化。可以將洗髮精和潤絲精倒入掀蓋或有壓頭的瓶
罐裡，降低氧化的速度。

茶樹

英文名稱 Tea Tree
學名 *Melaleuca alternifolia*
科名 桃金孃科
產地 原生於澳洲，主要是新南威爾斯地區
香氣 清新、強烈的氣味

植物描述

Melaleuca 屬灌木樹也可直接稱為白千層樹，根據不同品種，其高度可以生長到 6 至 100 英呎（2 至 30 公尺）。它們有層狀的白色樹皮，橢圓形的綠色或灰綠色樹葉；花朵沿著莖部呈密集叢狀生長，每一朵都有白色、粉色、紅色、淡黃色或綠色的細小花瓣；果實是含有許多小粒種籽的蒴果。

萃取方式：以蒸氣蒸餾樹葉和嫩枝。

用於天然產品中

芳療上茶樹精油會用來治療黴菌、細菌和病毒感染。此精油已被大肆研究，證實可以治療曬傷、癤瘡、粉刺、鵝口瘡、疹子、蚊蟲叮咬和皰疹。它也是抗頭皮屑洗髮精常用的添加物。此油可用在專門調理油性肌和易長粉刺肌膚的面霜、洗面乳和磨砂膏，也能用在洗髮精、潤絲精和頭皮精華上。

注意：茶樹精油被廣泛用在天然護膚配方上，近年來此精油已使用過度，有許多公司如今已經轉向茶樹本身，好讓產品能有更「天然」的樣貌。接觸過量茶樹精油會造成肌膚不適和敏感。

預防措施：茶樹精油不超過建議的最大稀釋用量，就不會引起不適。懷孕或正在哺乳的女性要謹慎使用。茶樹精油氧化速度相當快，會引起肌膚不適；若適當存放，架儲期最多可達 2 年。

主要化學組成

γ- 萜品烯（30～33%）：此成分有強烈的抗菌特性，有助於預防肌膚感染。它也能降低油酸氧化的速度，因此加到基底油時可以作為防腐劑。

萜品烯 -4- 醇（19～22%）：此成分是很厲害的抗菌劑，研究指出它能有效清理肌膚感染和舒緩粉刺，也可以抵禦肌膚上的疥瘡和念珠菌感染。還可以抗炎，並容易被肌膚吸收。

繖花烴（18～20%）：此成分為抗氧化素。

桉油醇（16～20%）：此成分可以當作滲透增強劑（請見第 54 頁），它也經過證實有抗菌和抗黴菌特性。吸入時有去鼻塞劑的效用，能幫助排痰。

α- 萜品烯（7～9%）：此成分有強大的抗黴菌和抗菌活性，這代表它能預防或降低黴菌和細菌生長速度。

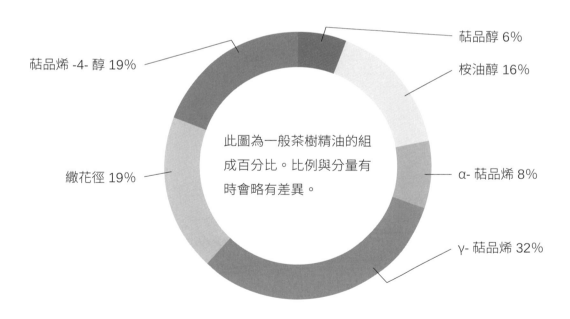

萜品烯 -4- 醇 19%

繖花徑 19%

萜品醇 6%

桉油醇 16%

α- 萜品烯 8%

γ- 萜品烯 32%

此圖為一般茶樹精油的組成百分比。比例與分量有時會略有差異。

使用指南

茶樹精油的用法

肌膚保養：用在肌膚上的產品，可用的稀釋量最多為 3%。

優點

- 抗菌
- 抗黴菌

適用膚況

- 念珠菌皮膚感染
- 油性肌
- 色素沈澱
- 粉刺
- 皮膚長斑

產品	肌膚類型／膚況	使用分量
臉部		
保濕霜	油性肌和粉刺	2%（30ml 加 12 滴）
面膜	油性肌和粉刺	2%（30ml 加 12 滴）
化妝水	油性肌和粉刺	2-3%（30ml 加 12-18 滴）
洗面乳	油性肌和粉刺	2-3%（30ml 加 12-18 滴）
磨砂膏	油性肌和粉刺	2-3%（30ml 加 12-18 滴）
身體		
按摩油		2-3%（30ml 加 12-18 滴）
身體乳液		2-3%（30ml 加 12-18 滴）
手部與足部		
軟膏		2-3%（30ml 加 12-18 滴）
乳液和乳霜		2-3%（30ml 加 12-18 滴）
頭髮與頭皮		
洗髮精和潤絲精 *		3%（30ml 加 18 滴）
頭皮精華		1%（30ml 加 6 滴）

* 接觸到高溫和水分會加速氧化。可以將洗髮精和潤絲精倒入掀蓋或有壓頭的瓶罐裡，降低氧化的速度。

依蘭

英文名稱 Ylang-Ylang
學名 *Cananga odorata*
科名 番荔枝科
產地 原生於亞洲熱帶地區，精油主要產自馬達加斯加、留尼旺和科摩羅群島
香氣 甜香的花草香

了解等級

市面上的依蘭精油有三種等級。特級依蘭有大膽的甜花香氣，通常會用在香水上；一級依蘭的花香味較淡，多是用在香水和護膚品上，因為它的第二次萃取產量療效較多；完全依蘭則是花香和綠草香匯集，也同樣會應用在香水和護膚保養上。

植物描述

可以生長到約 40 英呎（12 公尺）高，它的綠葉光滑，有大朵的黃色花和細長的花瓣，非常的香，夜間香氣尤甚。

萃取方式： 分階段以蒸氣蒸餾花瓣。此方法會產出三種不同等級的精油：特級是蒸餾前幾小時後生產；一級則是蒸餾五或六個小時後的成果；而完整萃取則是蒸餾完全結束後才取，過程需要 8 至 12 個小時。

用於天然產品中

要體驗依蘭精油的拉提效果和怡人香氣，不需在配方裡加太多。依蘭是有效的防腐劑，有助於改善油性肌和容易長粉刺的肌膚。它也可以調理肌膚，提升肌膚柔軟度，因此也是適合用在抗老配方的精油，以及可應用在大部分的護膚和護髮配方裡。

預防措施： 依蘭精油不超過建議的最大稀釋用量，就不會引起不適。此精油接觸過量會使肌膚敏感，也會引發頭痛。懷孕或正在哺乳的女性要謹慎使用。若適當存放，依蘭精油的架儲期最多可達 2 年。

主要化學組成

β- 石竹烯（10 ～ 21%）：此成分有減緩疼痛和發炎的能力，也是提亮肌膚的促進劑。

大根香葉烯 D（15 ～ 24%）：許多植物種類都含有此成分，這可以作為抵禦蚊子、蚜蟲和壁蝨的殺蟲劑。

苯甲酸苄酯（10 ～ 15%）：此成分以抗感染特性聞名，在專門抗病菌的配方裡很好用。它也證實可以預防疥瘡這種會發癢、出現紅疹的傳染病擴散。苯甲酸苄酯有很多益處，但它也是敏感物質（請見第 27 頁）。

苯甲酸甲酯（6%）：此成分因為有很好的香味，因此被用在香水工業上。不過高濃度則會成為肌膚刺激物。

金合歡烯（8 ～ 10%）：此抗菌成分有助於預防、調理肌膚感染，它也以能消緩發炎聞名。

沈香醇（4 ～ 15%）：此種成分會經由肌膚吸收，有助減緩腫脹和發炎。它不僅能止痛，還能抗菌。沈香醇有很多有益特性，但高濃度會造成過敏反應（請見第31 頁），氧化時也會成為肌膚刺激物。

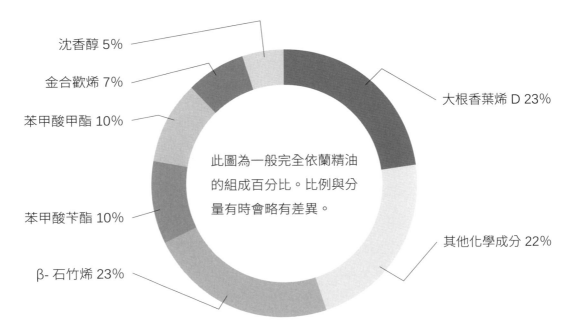

沈香醇 5%
金合歡烯 7%
苯甲酸甲酯 10%
苯甲酸苄酯 10%
β- 石竹烯 23%
大根香葉烯 D 23%
其他化學成分 22%

此圖為一般完全依蘭精油的組成百分比。比例與分量有時會略有差異。

依蘭精油的用法

肌膚保養：用在肌膚上的產品，可用的稀釋量最多為 3%。

優點

- 抗菌
- 驅蟲劑
- 安定和放鬆

適用膚況

- 乾性肌
- 混合肌
- 肌肉緊繃
- 油性肌
- 細紋

產品	肌膚類型／膚況	使用分量
臉部		
保濕凝膠	所有肌膚類型	1%（30ml 加 6 滴）
面膜	所有肌膚類型	1%（30ml 加 6 滴）
化妝水	所有肌膚類型	1%（30ml 加 6 滴）
洗面乳	所有肌膚類型	1%（30ml 加 6 滴）
磨砂膏	所有肌膚類型	1%（30ml 加 6 滴）
唇膏		1%（30ml 加 6 滴）
身體		
按摩油		1%（30ml 加 6 滴）
身體乳液		1%（30ml 加 6 滴）
體香劑		1%（30ml 加 6 滴）
手部與足部		
足部乳膏和乳霜		1%（30ml 加 6 滴）
頭髮與頭皮		
洗髮精和潤絲精 *		1-3%（30ml 加 6-18 滴）
免沖洗頭皮護理膏 *		1-2%（30ml 加 6-12 滴）

* 接觸到高溫和水分會加速氧化。可以將洗髮精和潤絲精倒入掀蓋或有壓頭的瓶罐裡，降低氧化的速度。

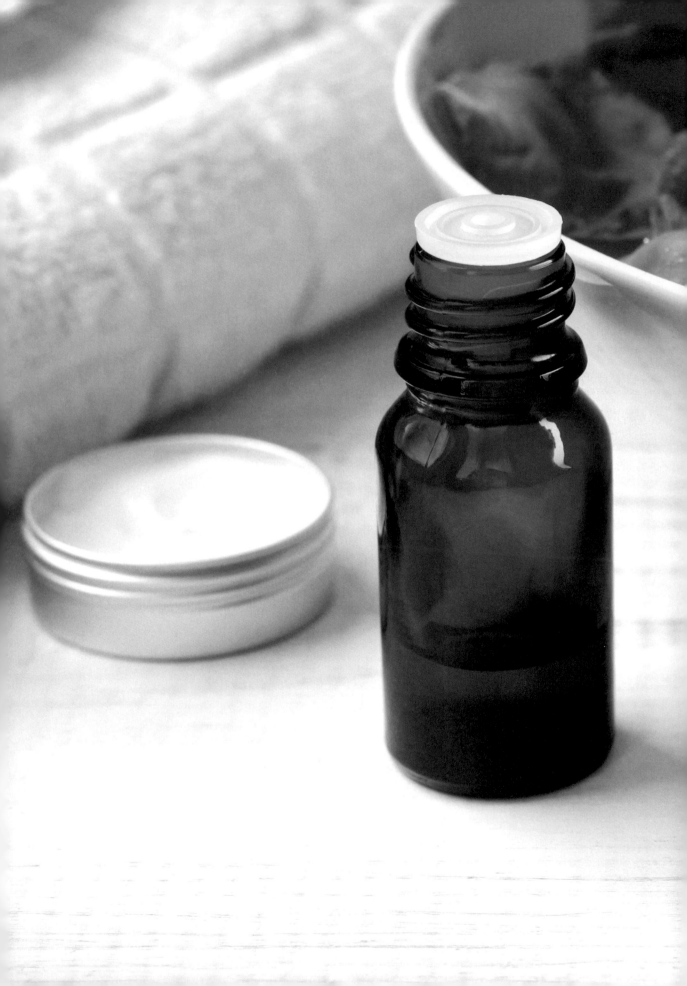

PART 4

保養品配方

———

Formulations

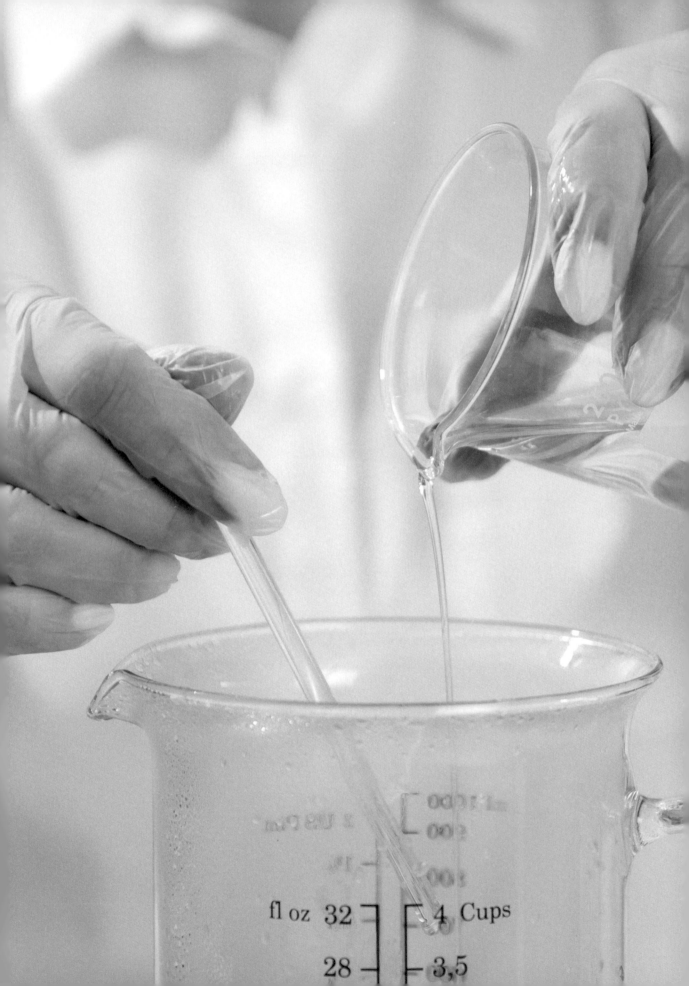

製作護膚品
循序漸進的教學指南

在家製作護膚品其實沒那麼複雜。保濕品、乳液、乳霜、乳膏和軟膏，這些產品都是同樣的基本作法，只是原物料不同而已。一旦你學會基本技巧，就能製作各式各樣符合各種護膚需求的產品。

保濕品和乳液質地比較輕，含有較多水分，而乳霜質地較厚，這是因為乳液和保濕品含水量較多，乳化較少，因此它們非常適合用在手部、腳部和腿部。另一方面，軟膏和乳膏不含任何水分，因此質地比較油且濃稠，適合做身體局部的保養產品，比如唇膏、體香膏和藥膏。

我研發了三種基本護膚品製作配方：保濕霜、乳液和唇膏，每一種都能做成符合個人特殊需要的個人保養品。在進入真正的配方說明之前，我會用圖表分解每個步驟，再以文字導引說明製作護膚品的通用做法。熟練基本技法後，你應該就能很有自信地做出本書介紹的任何配方。雖然本書從各種角度來介紹特殊產品的製作，不過製作過程都有共同的步驟。

製作天然護膚配方
的基本步驟

　　一說到天然護膚品的原料，能選擇的種類可說毫無設限。每一天都有新的天然原料引領流行。本書寫作之時業界最常用的原料，可以從第 44 至 203 頁了解梗概。一定要研究所使用的原料，了解能添加到產品上的最大建議用量是多少。

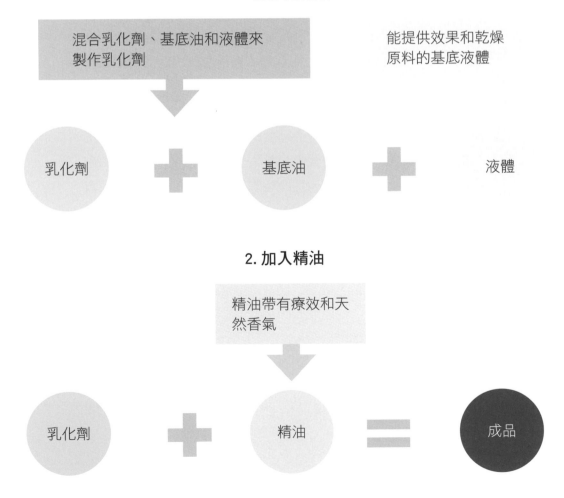

1. 製作乳化液

混合乳化劑、基底油和液體來製作乳化劑

能提供效果和乾燥原料的基底液體

乳化劑 ＋ 基底油 ＋ 液體

2. 加入精油

精油帶有療效和天然香氣

乳化劑 ＋ 精油 ＝ 成品

一般配方：滋養的玫瑰保濕品

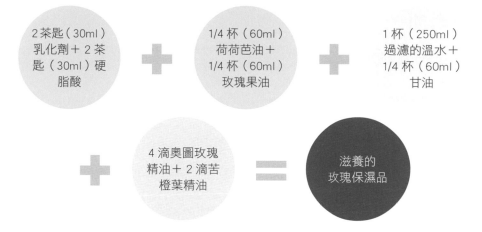

第一步：融化乳化劑

這是製作乳霜或乳液最重要的步驟之一。乳化劑——比如說乳化蠟或硬脂酸，是配方中讓水和脂質（油脂）結合在一起的成分。如果配方中沒有放乳化劑，或分量剛好的特定乳化液，那液體和脂質就會分散，容易吸引黴菌和細菌，任其快速繁殖。

第二步：增加基底油

基底油——比如說甜杏仁油或玫瑰果油，是讓產品有想要的軟化和療效的成分。要選適合自己肌膚類型或膚況，且不容易引起過敏反應的油品。（請見第 57 至 73 頁）。

第三步：加進液體

液體能讓產品有輕質、涼爽的感覺，還能讓最後成品增量。你可以把萃取物溶解在液體裡，或是利用茶、凝膠、防腐劑或粉狀原料混合液體，來增強成品療效（請見第 77 至 85 頁）。

第四步：加入精油

精油能讓產品有天然的香氣，也能影響療效，例如鎮靜、防腐、抗菌、抗病毒、抗炎或抗黴菌（請見第 88 至 203 頁）。

選擇基底油＆精油

以下表格會引導你選擇最適合自己肌膚類型和價位的基底油與精油。

選擇基底油

基底油	肌膚類型					價位
	乾燥	油性	混合	敏感	老化	
甜杏仁油	•				•	$$
杏桃核仁油	•	•	•	•	•	$$
摩洛哥堅果油	•	•	•	•	•	$$$
酪梨（初榨）油	•			•	•	$$
琉璃苣油	•	•	•		•	$$$
山茶花籽油	•	•	•	•	•	$
可可脂	•				•	$$
椰子油（特級初榨）	•	•	•	•	•	$
椰子油（分餾）	•				•	$
月見草油	•	•	•	•	•	$$$
葡萄籽油	•	•	•	•	•	$
榛果油		•	•			$$
大麻籽油	•	•	•	•	•	$$$
荷荷芭油	•	•	•	•	•	$$$
瑪乳拉果油	•	•	•	•	•	$$$
玫瑰果油	•		•	•	•	$$$
芝麻油	•					$$$
乳木果脂	•			•	•	$$
葵花油	•			•	•	$

說明：$ ＝低價位；$$ ＝中價位；$$$ ＝高價位

堅果
過敏警告

若你對堅果過敏，那就使用像是葡萄籽油、分餾椰子油或杏桃核仁油，這些油品也能做出輕質的基底。不要用堅果油，如甜杏仁油。

選擇精油

精油	肌膚類型					價位
	乾燥	油性	混合	敏感	老化	
安息香	•			•		$
佛手柑		•	•			$$
白千層		•				$
豆蔻		•				$$
胡蘿蔔籽		•	•	•		$$
德國洋甘菊	•	•	•	•	•	$$$
羅馬洋甘菊	•	•	•	•		$$$
香茅		•				$$
快樂鼠尾草	•		•	•		$
乳香	•	•	•	•	•	$$
天竺葵	•	•		•		$$
薑		•	•			$$
葡萄柚		•				$
永久花	•	•	•	•		$$$
茉莉	•			•		$$$
杜松果		•	•	•		$$
薰衣草	•	•	•	•	•	$$
檸檬		•				$
檸檬香茅		•				$
萊姆		•	•			$
桔	•	•				$
沒藥		•	•	•		$$$
橙花	•	•	•	•	•	$$$
柳橙		•				$
玫瑰草		•				$
廣藿香	•	•	•	•		$
薄荷		•				$
苦橙葉		•				$
松針		•				$
奧圖玫瑰	•	•	•	•	•	$$$
迷迭香		•	•			$
澳洲檀香	•	•		•		$$$
甜羅勒		•				$
甜馬鬱蘭		•	•	•		$$$
茶樹		•				$
依蘭	•		•	•		$$

說明：$ ＝低價位；$$ ＝中價位；$$$ ＝高價位

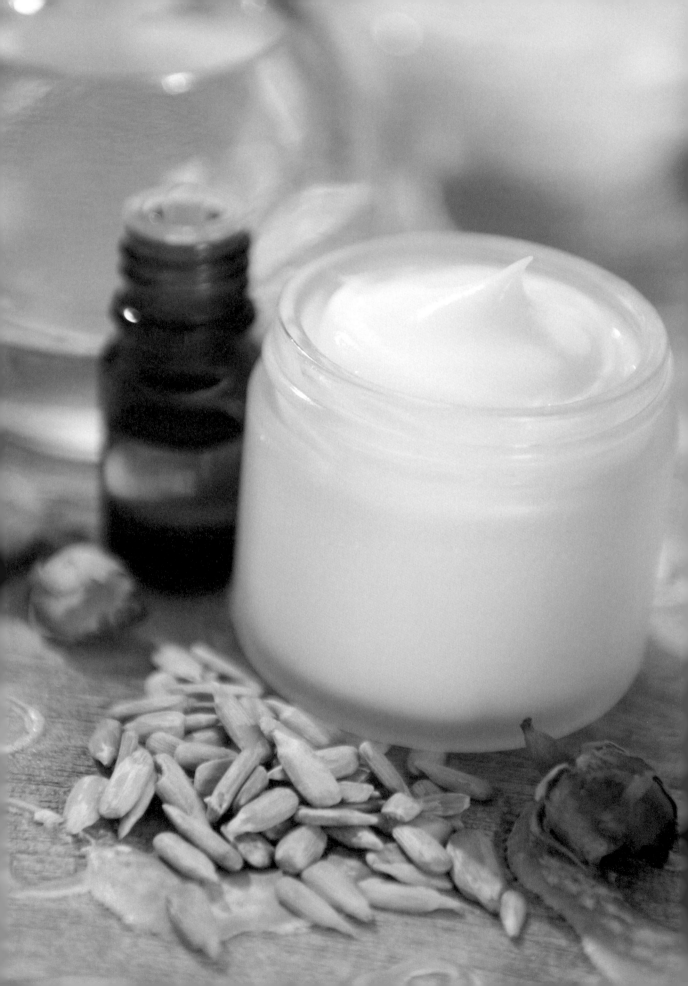

保濕霜的基本作法

製作基本保濕霜其實相當簡單，但你得要遵照一定程序才能做出好的成品。下列作法，一步步詳述了用基本原料製作面霜的技術。

適合的肌膚
各膚質皆適合

使用時機
早上（請見右下方的「變化」）

可製作的分量
約 18 盎司（530ml）

Tips

1. 啟動攪拌器時一定要用低速，有耐心的攪打，不要停，才能確保蠟和油不會在乳化之前就冷卻，造成油水分離。

2. 一定要研究你欲使用的原料，了解可加入成品中的最大建議用量。

3. 成品取決於適當存放和包裝。玻璃罐使用之前一定要消毒，確實密封放在陰涼處。

4. 在成品上標註製造日期和有效日期。

工具

- 鍋子
- 玻璃攪拌棒
- 電動攪拌器
- 已噴灑 70%乙醇酒精的玻璃罐（14 盎司／ 400ml）

材料

3 大匙（45ml）	乳化蠟 NF
半杯（125ml）	葵花油
¾ 杯（175ml）	濾過的溫水（86 °F／ 30℃）
20 滴（1ml）	自選精油（請見第 211 頁）

變化

1. 要製作無酒精保濕品，可用等量的蜂蠟或乳油木果脂來取代乳化蠟。

2. 理想上請選用經過環保認證的乳化蠟。

3. 你可以選用任何自己偏好的基底油，分量相同（請見第 57 至 76 頁）。

4. 基本日霜：使用輕質且富含單一不飽和、多元不飽和脂肪酸的基底油，精油要選能平衡且有提振效果的（請見第 94 至 203 頁）類型。

5. 基本晚霜：使用富含飽和、不飽和脂肪酸的基底油，搭配有放鬆舒緩效力的精油（請見第 94 至 203 頁）。

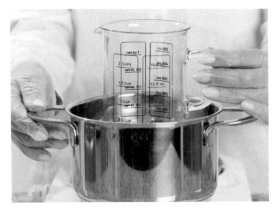

1. 把尖嘴耐熱玻璃量杯放入有熱水（86 °F
／30℃，不需沸騰）的深鍋裡隔水加熱，
直到玻璃杯溫熱。

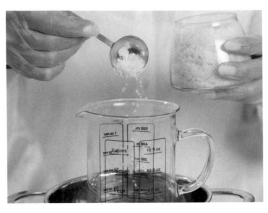

2. 加入乳化蠟，使其完全融化。

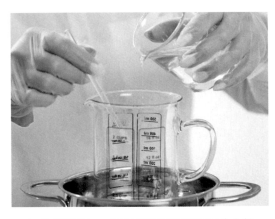

3. 加入葵花油，慢慢攪拌直到完全融合後，
離開熱源。

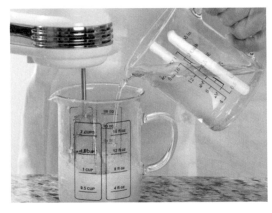

4. 啟動攪拌器，以低速慢慢倒入溫水混合。
持續攪拌直至乳化（濃稠滑順狀），時間
約 5 至 10 分鐘。

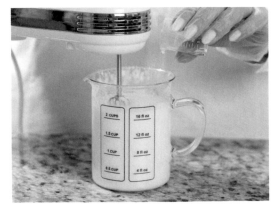

5. 加入精油，攪拌至完全融合。

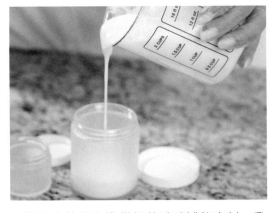

6. 將混合物倒入準備好的玻璃罐後密封，乳
霜最久可以存放 3 個月。

不同基底油

一種配方裡最多可使用四種基底油，只要總量不超過指定分量即可。要考慮到每種基底油的特性，選用能符合自己肌膚類型和所製作產品類型的油品。完整的基底油選擇可以參考第 57 至 76 頁的完整清單，或者嘗試下列種類：

- 油性肌：摩洛哥堅果油、葡萄籽油或琉璃苣油。
- 敏感肌：甜杏仁油、大麻籽油或荷荷芭油。
- 混合肌與容易長粉刺的肌膚：月見草或玫瑰果油。
- 乾性和老化肌：摩洛哥堅果油、芝麻油或琉璃苣油。

選擇適合自己肌膚類型的精油

本書介紹的精油，都是特別篩選能製作天然護膚品的油品，選油時可以考慮下列：

- 該款油品是否適合自己的肌膚類型，能安全使用嗎？請見第 94 至 203 頁。
- 你想要有什麼樣的香氣效果（比如舒緩或提神）？香氣在產品給人什麼感受（請見第 92 頁）。
- 預算大概多少？精油有各種價位，有的可不便宜。要考量每種配方種類，還可以參考第 211 頁的表格，找出必要時能替換的建議油品。

架儲期與存放

製作個人護膚品時不僅沒有強效的化學防腐劑，通常會用到水和穀物，因此容易滋生細菌，故本書內所有配方我都建議一律是 3 個月內使用完畢。要降低細菌滋生的可能，成品需裝在可密封容器內，放在陰涼乾燥的地方或放冰箱冷藏。可以分裝到玻璃容器裡作為日常使用，必要時再補充即可。

注意：如果產品出現油水分離、顏色變化或出現不好的氣味，請立刻丟掉。

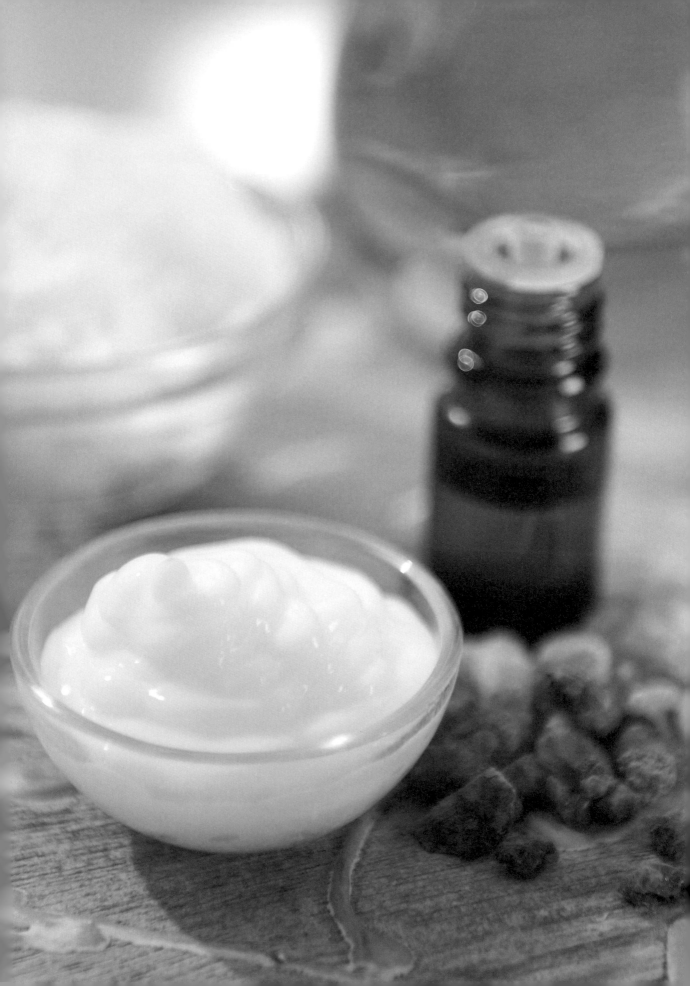

基本身體乳液的作法

製作基本乳液其實相當簡單，但你得遵照一定程序才能做出好的成品。下列的作法，一步步地詳述了用基本原料製作基本乳液的技術。

肌膚類型

各膚質皆適合（請見右下方的「變化」）

使用時機

早上

可製作的分量

約29盎司（870ml）

Tips

1. 啟動攪拌器時一定要低速。有耐心的攪打，不要停，才能確保蠟和油不會在乳化之前就冷卻，避免油水分離。

2. 一定要研究你要使用的原料，了解可加入成品中的最大建議用量。

3. 在成品上標註製造日期和有效日期。

工具

- 鍋子
- 電動攪拌器
- 玻璃攪拌棒
- 已噴灑70％乙醇酒精的 PET 附掀蓋瓶（30盎司／900ml）

材料

¼ 杯（60ml）	乳化蠟 NF
¼ 杯（60ml）	特級初榨椰子油
半杯（125ml）	葡萄籽油
2 杯（500ml）	濾過的溫水（86℉／30℃）
30 滴（1ml）	自選精油（請見第 211 頁）

變化

1. 要製作無酒精保濕品，可用 1 大匙半（22ml）的蜂蠟和 2 大匙（30ml）乳油木果脂來取代乳化蠟。

2. 理想上請選用經過環保認證的乳化蠟。

3. 你可以選用任何偏好的基底油，分量相同（請見第 57 至 76 頁）。

4. 滋潤型身體乳液：使用富含飽和與多元不飽脂肪酸的基底油；有平衡和提振功效的精油。請見第 94 至 203 頁。

> ## 管理製作分量
>
> 此配方就和本書其他配方一樣，製作的分量很大。我建議做好一大份放在冰箱，用小分量分裝在日常使用的乾淨容器中。你也可以把配方減半製作。

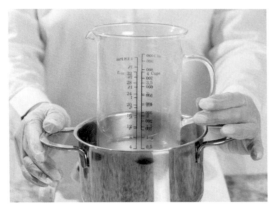

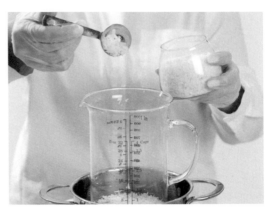

1. 把尖嘴耐熱玻璃量杯放入有熱水（86 °F ／30℃，不需沸騰）的深鍋裡隔水加熱，直到玻璃杯溫熱。

2. 加入乳化蠟，使其完全融化。

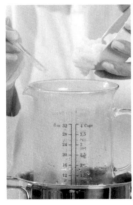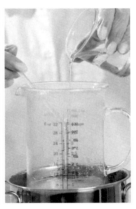

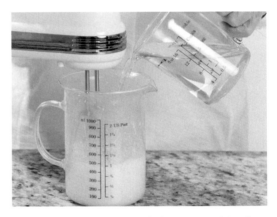

3. 倒入椰子油，慢慢攪拌直到完全融合後，再加葡萄籽油，攪拌到完全融合後再離開熱源。

4. 啟動攪拌器，以低速慢慢倒入溫水混合。持續攪拌直至乳化（濃稠滑順狀），時間約 5 至 10 分鐘。

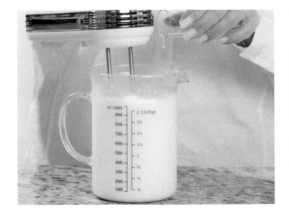

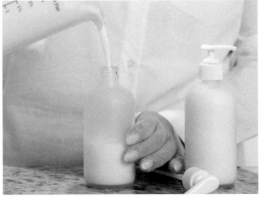

5. 加入精油，攪拌至完全融合。

6. 將混合物倒入準備好的瓶罐後密封，乳液最久可以存放 3 個月。

不同基底油

一種配方裡最多可使用四種基底油，只要總量不會超過指定分量即可。要考慮到每種基底油的特性，選用能符合自己肌膚類型和所製作產品類型的油品。完整的基底油選擇可以參考第 56 至 76 頁的完整清單，或者可以嘗試下列種類：

- 油性肌：杏桃核仁油或葡萄籽油。
- 敏感肌：甜杏仁油、大麻籽油或荷荷芭油。
- 混合肌與容易長粉刺的肌膚：月見草油或玫瑰果油。
- 乾性和老化肌：摩洛哥堅果油、芝麻油或琉璃苣油。

存放

成品一定要適當存放和包裝。容器使用前一定要消毒，密封後要放在陰涼處。

消毒

器具消毒是製作個人護膚品時最重要的部分之一。一定要用適合調配護膚品的器具。用肥皂和水清洗，再以紙巾拭乾。用 70％的乙醚噴灑器具，充分洗淨弄乾後，就可以立刻使用或存放在可密封的塑膠瓶內。

飽和脂肪

像是特級初榨椰子油、可可脂和乳油木果脂裡的飽和脂肪含有大量的油，所以在室溫下仍然是固體。如果你決定讓乳液中的飽和脂肪分量加倍，那就會有濃稠的質地，成品會接近乳霜而非乳液。這樣的質地較適合放在罐子而非瓶子。

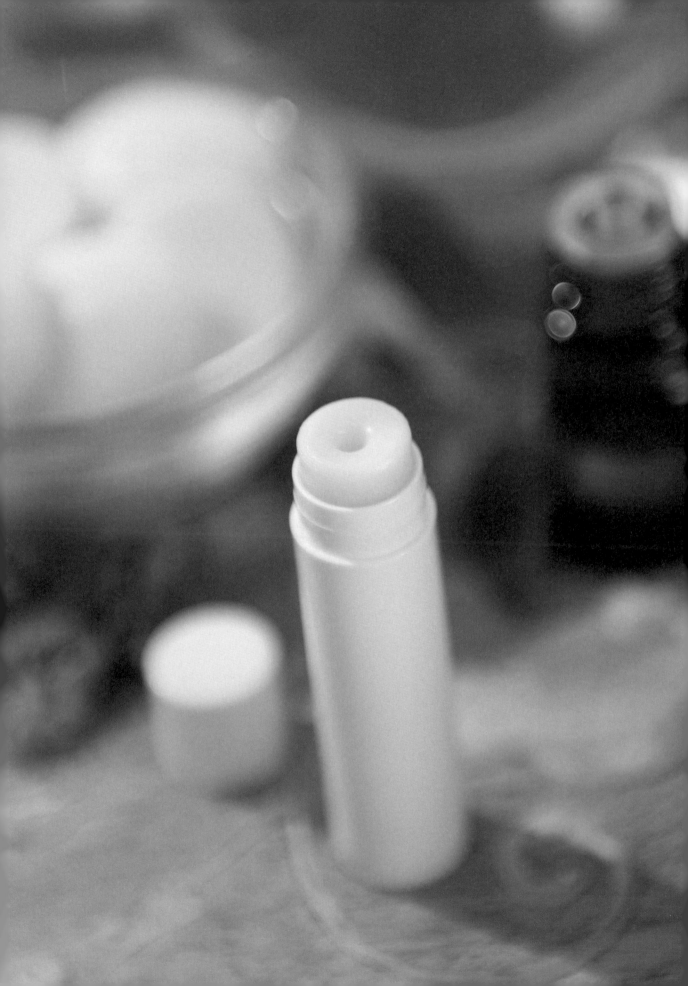

唇膏的基本作法

製作唇膏其實相當簡單，但你得要遵照一定程序才能做出好的成品。下列一步步地詳述了用基本原料製作成唇膏的作法。

肌膚類型
各膚質皆適合（請見右下方的「變化」）

使用時機
任何時間皆可

可製作的分量
約 3 盎司（125ml）

Tips

1. 一定要了解你所使用的原料，以及可加入成品中的最大建議用量。
2. 用附噴嘴的耐熱玻璃量杯比較好倒。
3. 用在唇膏上的精油多有味道和香氣。蠟和油可以保護、治療乾燥、龜裂的嘴唇，如果你的嘴唇乾燥，可將精油省略。

工具

- 鍋子（請見左方的「Tips」）
- 玻璃攪拌棒
- 噴過 70％乙醇酒精的 10 至 12 個唇膏管（每一個約 0.15 盎司／ 10ml）

材料

2 大匙（30ml）	小燭樹蠟
2 大匙（30ml）	可可脂
¼ 杯（60ml）	金盞花浸泡油
20 滴（1ml）	自選精油（請見第 211 頁）

變化

1. 唇部乾燥、龜裂：可用任何富含飽和脂肪的等量基底油來替換，比如用甜杏仁油或胡蘿蔔根浸泡油調和葵花油或芝麻油，來替換金盞花浸泡油。
2. 一種配方裡最多可使用四種基底油，只要總量不超過指定分量即可。要考慮到每種基底油的特性，選用能符合自己肌膚類型和所製作產品類型的油品。完整的基底油選擇可以參考第 56 至 76 頁的完整清單。
3. 要替換同等分量的乳化蠟，可以選蜂蠟或巴西棕櫚蠟來替換小燭樹蠟。理想上請選用經過環保認證的乳化蠟。

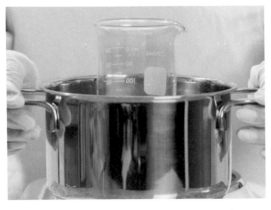

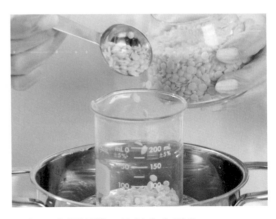

1. 把尖嘴耐熱玻璃量杯放入有熱水（86 °F
  ／ 30℃，不需沸騰）的深鍋裡隔水加熱，
  直到玻璃杯溫熱。

2. 加入小燭樹蠟，使其完全融化。

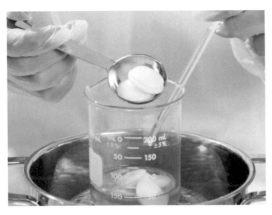

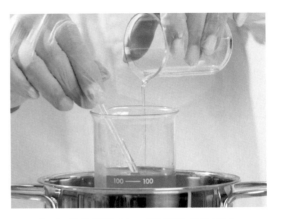

3. 倒入可可脂，慢慢攪拌直到完全混合。

4. 再加金盞花浸泡油，攪拌到完全混合。

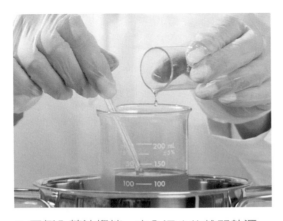

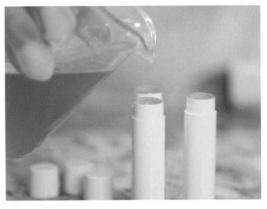

5. 再倒入精油攪拌，完全混合後離開熱源。

6. 將混合物分裝在準備好的唇膏管（一定會
  剩）。靜置 5 分鐘後再把剩餘的混合物倒
  入。冷卻 20 分鐘後再蓋上蓋子。

如何確認唇膏可以入模？

要讓唇膏確實在管子裡定型，倒入之前要確認混合物是否有達到適合的質地：

1. 用木製攪拌棒沾一下蠟油混合物後，讓油滴滴在烘焙紙上，靜置 1 分鐘後任其乾燥。
2. 用指尖摩擦乾掉的部分。

- 如果很硬且不容易在指尖融化，那就是乳化成分太多，你可能還需要再加一茶匙（15ml）油。
- 如果又軟又糊，那唇膏就無法在管內定型。要再加 ¼ 茶匙（1ml）的小燭樹蠟。

製作唇膏的祕訣

- 動作要快速，讓調和配方維持溫熱才便於傾倒。如果冷卻了就很難倒出來，需再隔水加熱讓混合物重新融化。
- 唇膏定型後在管子內會減少一點點，你可以用剩餘的混合物補充。
- 適當的存放和包裝或影響成品的品質。唇膏管在使用前一定要消毒，密封好再存放在陰涼的地方。
- 要在成品上標註製造日期和有效日期。

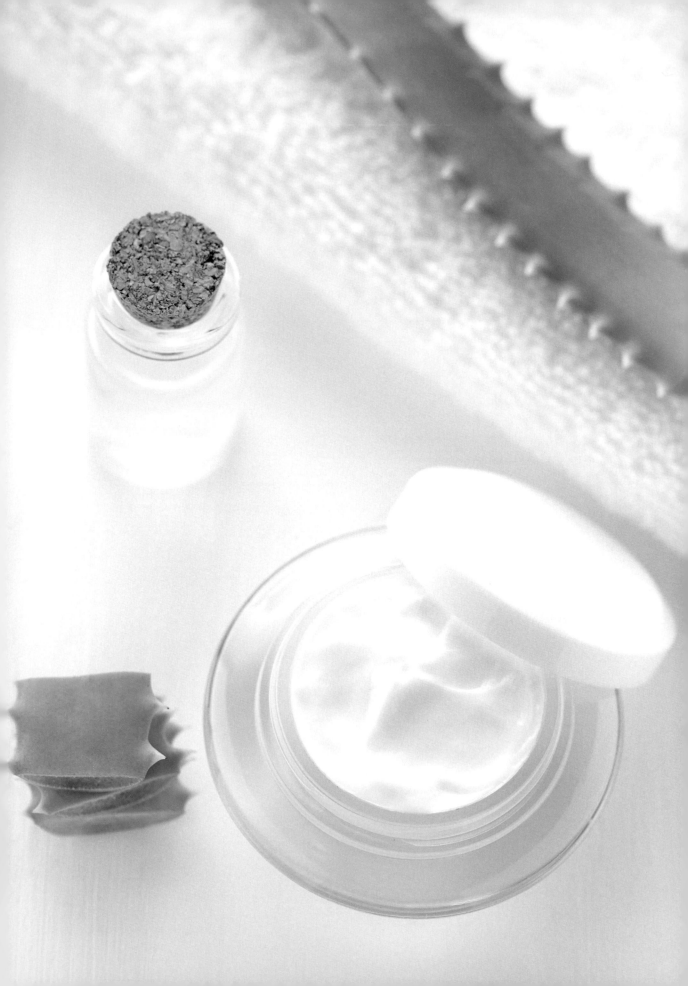

臉部清潔品

　　清潔臉部是任何護膚程序的重要環節。清潔的主要目的是不造成肌膚乾燥的情況下清除汗垢、殘妝和髒汙。洗臉應該是舒服、平靜的體驗。請選擇適合自己肌膚的清潔品。（請見第 21 至 25 頁的「護膚的儀式」）。

賦活洗面乳

如果你常覺得壓力大或晚上睡不好，那賦活強化肌膚就很重要。身體非常需要睡眠和修復，一旦有任何壓力，就可能會有發炎反應。發炎時臉上可能出現的第一個症狀就是雙眼浮腫、肌膚會浮腫又黏膩，氣色蒼白。芳療上要解決這些症狀，就是利用精油調配出能鎮靜神經系統，刺激循環的護膚品。

肌膚類型
各膚質皆適合

使用時機
早上

可製作的分量
9 盎司（280ml）

Tips

1. 作法中第 4 步中，如果冷藏的基本混合物太硬無法攪拌，可以將碗放在裝滿溫水的平底鍋上隔水加熱約 30 秒，直到混合物變軟。

2. 這個配方我喜歡用胡蘿蔔根浸泡油搭配芝麻油，但是其他基底油如特級初榨橄欖油也可以。

3. 本配方裡，不論基底油為何，一定要是胡蘿蔔根浸泡油，而非胡蘿蔔籽

工具

- 鍋子
- 小型燒杯
- 玻璃攪拌棒
- 電動攪拌器
- 已噴灑 70%乙醇酒精的玻璃罐（9 盎司／280ml）（請見右方的「Tips」）

材料

基底

1 杯（250ml）	特級初榨椰子油
1 大匙（15ml）	胡蘿蔔根浸泡油（請見左方的「Tips」）
1 大匙（15ml）	無十二烷基硫酸鈉（SLS）液皂（請見第 34 頁）

精油複方

20 滴（1ml）	桔精油
5 滴（0.25ml）	豆蔻精油
5 滴（0.25ml）	茶樹精油

作法

1. 製作基底：把耐熱的玻璃碗放入裝有熱水（86℉／30℃，不需沸騰）的深鍋裡隔水加熱，讓碗變得溫熱。加入椰子油，讓油完全融化。加進胡蘿蔔根浸泡油，維持溫熱約 1 至 2 分鐘，直至混合物變得澄澈。慢慢攪拌，確保所有材料都融解且均勻結合。

2. 把碗離開熱源，靜置一旁冷卻。將冷卻的碗放在冷藏室約 30 分鐘，直到混合物稍微變硬。

精油。

可以用兩個5盎司（150ml）容量的寬口罐來存放此洗面乳。一個可以每天使用，另一個就放在冰箱冷藏。

優點

椰子油含有月桂酸，母乳裡也有此成分，具有抗菌和抗黴菌特性。溫和的胡蘿蔔根浸泡油有β胡蘿蔔素，其抗氧特性可以滋養肌膚，保護肌膚不受陽光損害。

此混合成品中的主要精油是桔，其香味可以鎮靜神經系統，多虧它有右旋檸檬烯，可以同時刺激循環系統；荳蔻精油能增強成品的香氣，它有兩大成分桉油醇（紓解充血和抗菌特性）和乙酸萜品酯（抗痙攣），有助於打開毛孔，鎮靜臉部肌肉；茶樹精油可保護肌膚，還能抗菌和抗黴菌。

3. 複方精油：將桔、荳蔻和茶樹精油放入燒杯裡混合，接著用鋁箔紙或保鮮膜包好靜置一旁。

4. 一旦步驟3冷卻的混合物變硬後，加入液皂，再以電動攪拌器用低速攪拌，直到混合物變白且鬆軟（請見左頁的「Tip」）。

5. 將準備好的複方精油拌入，混合均勻。

6. 把成品移至備好的罐子後密封。如保存得宜，洗面乳最多可以放置6個月。

變化

1. 可以用等量的卡斯提亞橄欖皂（Castile Soap）來取代無SLS液皂。

2. 如果你是敏感肌，就把精油的分量減半。

如何使用

一早起床後，先以溫水浸濕洗臉巾，擦拭臉部。用指尖挖約 ¼ 茶匙（1ml）的洗面乳，輕輕塗抹在濕潤的臉上。按摩約30秒後再用溫水輕輕洗掉。如果需要的話，再擦上化妝水和保濕品。

調和精油

結合相似療效的精油可以製作出配方需要的複方油，也就是說整個混合物會比個別精油效力更大。除此之外，精油加進護膚品時，一定要先調和好精油再放入基底，不然精油就無法順利打散。

舒緩潔顏油

碰上食物、危險化學物或環境汙染時，身體會釋出組織胺，讓肌膚泛紅、發疼又癢。芳療上要解決這些症狀就是在局部使用有抗炎特性的精油，來支持身體的免疫反應。要鞏固其療效，就需要有防護屏障特性的基底油。

肌膚類型
敏感肌

使用時機
早晚

可製作的分量
7 盎司（200ml）

Tip
不可在有傷口的肌膚上使用山金車浸泡油（請見「變化」說明）。

優點
乳油木果脂、荷荷芭油和山金車油都很溫和，並且都以其抗炎特性聞名。德國洋甘菊精油也以抗炎出名，通常會用來減輕與濕疹、皮膚炎和其他常見肌膚病的症狀。

工具
- 鍋子
- 小型燒杯
- 玻璃攪拌棒
- 已噴灑 70%乙醇酒精的掀蓋式或附壓頭瓶罐（7 盎司／200ml）

材料

1 大匙（15ml）	乳油木果脂
¾ 杯（175ml）	荷荷芭油
1 大匙（15ml）	山金車浸泡油（請見左方的「Tip」）
5 滴（0.25ml）	德國洋甘菊精油

作法

1. 把耐熱的玻璃碗放入裝有熱水（86 °F／30℃，不需沸騰）的深鍋裡加熱，讓碗溫熱。加入乳油木果脂，讓油完全融化。加進荷荷芭和山金車浸泡油，維持溫熱約 1 至 2 分鐘，直至混合物變得澄澈。慢慢攪拌，確保所有材料都溶解且均勻結合後，把碗離開熱源。

2. 加入德國洋甘菊精油，攪拌至冷卻。

3. 把成品移至準備好的罐子後密封。適當存放的話（請見第 219 頁），洗面乳最多可以放置 6 個月。

變化
可以用等量的金盞花浸泡油（請見第 78 頁）來取代山金車浸泡油。

如何使用

以溫水浸濕洗臉巾，擦拭臉部。取出約 ¼ 茶匙（1ml）的潔顏油，以指尖塗抹在濕潤的臉上。按摩約 30 秒，再用溫水輕輕洗掉。如果需要，可接著再擦上化妝水和保濕品。

亮顏潔顏油

　　暗沈、色素沈澱的肌膚可能是因為多年接觸日曬和環境汙染而影響到外貌。此配方可以稍微打亮氣色，使肌膚活化、年輕。以此亮顏潔顏油替換一般使用的洗面乳，每週使用兩次，維持一個月。

Tips

1. 如果蜂蜜結塊，可以隔水加熱直到軟化，再倒入琉璃苣油。

2. 一週不可使用超過兩次。

3. 使用時不要日曬過量。

優點

蜂蜜自古以來就是能讓肌膚有光澤的治療藥方，它不只富含抗氧化成分，還有抗菌特性，可以支持肌膚免疫力，減緩老化速度。

工具

- 玻璃攪拌棒
- 已噴灑 70%乙醇酒精的玻璃罐（3 盎司／80ml）

材料

¼ 杯（60ml）	未經高溫消毒的生蜂蜜
1 大匙（15ml）	琉璃苣油或月見草油
20 滴（1ml）	檸檬精油

作法

1. 在碗中把蜂蜜、琉璃苣油和檸檬精油攪拌混合。

2. 把成品移至準備好的玻璃罐後密封。適當存放的話（請見第 219 頁），洗面乳最多可以放置 6 個月。

變化

1. 要強化此配方的肌膚提亮特性，可以加入 5 滴（0.25ml）的德國洋甘菊精油，此精油含有 50%能提亮肌膚的紅沒藥醇。

2. 如果沒有檸檬精油，可以用等量的葡萄柚或桔精油替換。

如何使用

以溫水浸濕洗臉巾，擦拭臉部。取出約 ¼ 茶匙（1ml）的潔顏油，以指尖塗抹在濕潤的臉上。按摩約 30 秒後停留 5 分鐘，接著再以溫水輕輕洗掉。如果需要的話，接著再擦上化妝水和保濕品。

夜間滲透潔顏品

　　肌膚乾燥時，就可能會脫皮，造成細紋，清洗後可能會感覺緊繃、發癢。因此調理乾性肌時使用溫和的潔顏品很重要，特別是晚上肌膚會更容易脫水，更需要加強保濕。油品若能適切結合，就能在睡覺時滋養肌膚。

肌膚類型
乾燥

使用時機
晚上

可製作的分量
8 盎司（240ml）

Tips

1. 如果你覺得依蘭的花香味太重，或是廣藿香味道太濃，可以將分量減成每一種各 3 滴。

2. 清洗器具和設備時，一定要用乾紙巾擦拭後再洗。這樣可以避免油類殘留在水管而堵塞，防止渣垢積累在水槽中。

工具

- 小型燒杯
- 鍋子
- 玻璃攪拌棒
- 已噴灑 70%乙醇酒精的掀蓋式或附壓頭的瓶罐（8 盎司／ 240ml）

材料

精油複方

5 滴（0.25ml）	依蘭精油
10 滴（0.5ml）	廣藿香精油

基底

1 茶匙（5ml）	無香可可脂
¾ 杯（175ml）	甜杏仁油
¼ 杯（60ml）	玫瑰果油

作法

1. 調和精油：將依蘭精油和廣藿香精油放入燒杯裡混合，用鋁箔紙或保鮮膜包好靜置一旁。

2. 製作基底：把耐熱的玻璃碗放入裝有熱水（86°F／30℃，不需沸騰）的深鍋裡加熱，讓碗溫熱。加入可可脂，讓油完全融化。加進甜杏仁油與玫瑰果油，維持溫熱約 1 至 2 分鐘，直至混合物變得澄澈。慢慢攪拌，確保所有材料都溶解且均勻結合後，遠離熱源。

3. 倒入準備好的複方精油，攪拌至冷卻，接著把成品移至準備好的瓶子後密封。適當存放的話（請見第 219 頁），最多可以放置 6 個月。

優點

用水和任何洗潔用皂清洗乾性肌可能會使臉部更乾，影響到原本肌膚的酸鹼值。如果水中含有大量的氯就會更明顯，這也是要用有滋潤屏障預防水分流失的洗面乳的原因。甜杏仁油含有豐富的油酸（平均含量為 60 至 65 %），因此它是很好的潤滑劑。玫瑰果油可以添加 omega-3、6 和 9 的脂肪酸，β 胡蘿蔔素和維生素 E。這些營養成分可以滋潤乾性、受損和老化的肌膚。帶有花香的依蘭是各種成分化學組成，有均衡效果還可以抗菌。麝香味的廣藿香油則有抗炎的優點。

變化

1. 玫瑰果油不便宜，有時候也很難找到。可以用等量的大麻籽油來替換，此油有相似含量的 omega-3、6、9 等必需脂肪酸。

2. 過敏肌的人，可以用等量的羅馬洋甘菊精油取代依蘭精油。

如何使用

開始時以溫水浸濕洗臉巾，擦拭臉部。取出約 ¼ 茶匙（1ml）的潔顏品，塗抹在濕潤的臉上。按摩約 30 秒，再以溫水輕輕洗掉。如果需要的話，接著再擦上化妝水和保濕品。

堅果
過敏警告

若你對堅果過敏，可以改用別種基底油。可以用等量的葡萄籽油、分餾椰子油或杏桃核仁油來取代甜杏仁油，這些油品也能做出輕質的基底。

油性肌適用的潔顏品

皮脂腺運動過剩時就會造成油性肌，主要表現在臉部和頭皮上。要讓油性肌清爽，定期清洗特別重要。不過要小心不得清洗過度。清洗過度會使身體本來產生用來保護肌膚的油脂（皮脂）失衡。

肌膚類型

油性肌

使用時機

早晚（請見第 233 頁的「變化」）

可製作的分量

8 盎司（235ml）

Tips

1. 如果你是極度敏感肌，就把每一種精油分量減半。

2. 清洗器具和設備時，一定要用乾紙巾擦拭後再洗。這樣可以避免油類殘留在水管而堵住，以防渣垢積累在水槽中。

工具

- 鍋子
- 小型燒杯
- 玻璃攪拌棒
- 已噴灑 70%乙醇酒精的玻璃罐（8 盎司／ 250ml）

材料

基底

| ¼ 杯（60ml） | 乳油木果脂 |
| ¼ 杯（60ml） | 蘆薈凝膠 |

精油複方

10 滴（0.5ml）	白千層精油
10 滴（0.5ml）	茶樹精油
10 滴（0.5ml）	葡萄柚精油

作法

1. 製作基底：把耐熱玻璃碗放入裝有熱水（86 ℉／30℃，不需沸騰）的深鍋裡加熱，讓碗溫熱。加入乳油木果脂，讓油完全融化。

2. 把碗遠離熱源，靜置一旁待涼。把變涼的碗放入冰箱冷藏 10 分鐘，直到混合物完全冷卻但仍呈液狀為止。

3. 精油複方：同時在燒杯裡將白千層、茶樹和葡萄柚精油混合在一起，用鋁箔紙或保鮮膜包好靜置一旁。

4. 在冷掉的乳油木果脂中倒入蘆薈凝膠，持續攪拌直至所有材料乳化。加入備好的複方精油，攪拌至均勻。接著把成品移至準備好的罐子裡密封，適當存放的話，最多可以放置 6 個月。

優點

油性肌容易生粉刺。此配方含有兩種幫助均衡皮脂生成的原料：蘆薈和乳油木果脂。乳油木果脂也能保濕，減緩發炎和修復肌膚；蘆薈是收斂劑，可以維持保濕，同時洗淨肌膚髒汙。

變化

白千層、葡萄油和茶樹精油有刺激的作用，敏感肌的人可以使用有鎮靜和舒緩功效的等量精油來替換，比如甜馬鬱蘭、薰衣草和桔精油，於晚上使用。

如何使用

以溫水浸濕洗臉巾，擦拭臉部。取出約 ¼ 茶匙（1ml）的潔顏品，塗抹在濕潤的臉上。按摩約 30 秒，再以溫水輕輕洗掉。如果需要的話，接著再擦上化妝水和保濕品。

敏感警告

葡萄柚精油雖然尚未經過敏感驗證，但葡萄柚果汁內的成分可能會破壞特定處方用藥的藥效。如果你有服藥且醫生提醒過不要吃葡萄柚，我建議可以用等量的無光敏佛手柑精油或萊姆（蒸餾）精油替代。

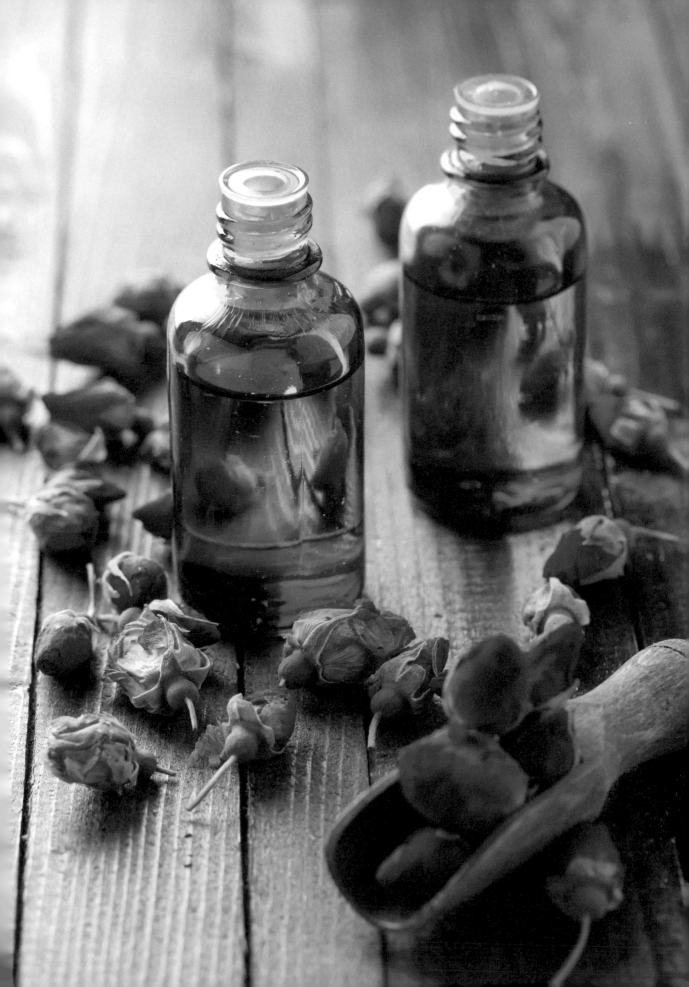

肌膚化妝水

化妝水是護膚流程中非常重要的一環。它們可以去除過量油脂，使毛孔縮小，滑順肌膚。化妝水也在均衡皮膚酸鹼值上扮演要角。大部分人的肌膚平均酸鹼值為 4.5 至 6（弱酸性），可讓肌膚不受細菌和環境汙染影響，並預防水分流失。肌膚呈鹼性（酸鹼值為 7 至 8）時，就可能會變得乾燥、敏感，容易引起發炎；肌膚也會因此失去彈性，導致提前老化。

化妝水應該有提振、濕潤的特性，幫助肌膚留住水分。一般自來水酸鹼值通常是 9 至 10（鹼性），會阻礙肌膚保護自己的能力。適合自己肌膚類型的化妝水，可以幫助均衡接觸鹼性水過多時的肌膚。

花香強力化妝水

為敏感肌選擇化妝水時，為了避免可能造成刺激，要找含有簡單但有效成分的化妝水。此款化妝水是以金盞花和水來搭配少量稀釋過的精油，可以舒緩、保濕肌膚。

肌膚類型
各膚質皆適合，特別是敏感肌

使用時機
早晚洗臉後

可製作的分量
3 盎司（100ml）

Tip
化妝水具有溫和的收斂效果，會帶來清爽涼感，並提高肌膚緊實度。如果感到有灼熱感，要立刻用水洗臉，不要再使用該化妝水。

優點
金盞花甘油浸泡液有抗炎特性，可以舒緩肌膚，其滋潤特性也能重新恢復保濕。永久花可以幫助舒緩像是玫瑰斑和其他肌膚發炎的症狀。

工具
- 小型燒杯
- 已噴灑 70%乙醇酒精的玻璃噴瓶（3 盎司／100ml）

材料

1 茶匙（5ml）	金盞花甘油浸泡液
5 滴（0.25ml）	花香抗微生物配方（請見第 37 頁）
5 滴（0.25ml）	永久花精油
¾ 杯（175ml）	濾過的溫水（86 ℉／30℃）

作法

1. 在燒杯中倒入金盞花浸泡液、花香抗微生物配方和永久花精油混合，加水後搖勻。

2. 把成品移至備好的瓶子裡密封。適當存放的話，化妝水最多可以放置 8 週。

變化
可用等量的德國洋甘菊精油來取代永久花精油。

如何使用

使用前要搖勻。洗完臉後將化妝水噴在兩張化妝棉上，雙手各拿一張，從臉頰開始往上輕拍到額頭，兩邊要均勻。避免用力擦抹，造成磨擦損傷。讓肌膚吸收化妝水 5 至 10 秒後，再抹上花香強力保濕霜（請見第 252 頁）。

番紅花夜間亮顏水

多虧了蘋果醋，讓此款溫和的化妝水能緊實肌膚，縮小毛孔，非常適合老化肌膚。

肌膚類型
乾燥、老化肌膚

使用時機
早晚

可製作的分量
3 盎司（100ml）

Tip
此款化妝水也能作為體香劑或身體噴霧。

優點
番紅花能讓肌膚散發出活力光澤，蘋果醋能軟化、提亮肌膚。玫瑰純露能仔細強化此化妝水的保濕效果。檀香油能提亮肌膚，其泥土香氣也能舒緩神經系統。茉莉的獨特香味很感性，令人愉悅。

工具
- 小型燒杯
- 已噴灑 70% 乙醇酒精的玻璃噴瓶 （3 盎司／ 100ml）（請見第 219 頁）

材料

¼ 杯（60ml）	濾過的溫水（86 ℉／ 30℃）
3 絲	番紅花
1 茶匙（5ml）	蘋果醋
2 大匙（30ml）	玫瑰純露
5 滴（0.25ml）	茉莉原精
5 滴（0.25ml）	檀香精油

作法

1. 在燒杯中放入溫水和番紅花，浸泡 15 分鐘。

2. 再加入蘋果醋和玫瑰水純露，攪拌均勻後，再加入茉莉原精、檀香精油並攪拌至完全融合。

3. 把成品移至準備好的瓶子裡密封。適當存放的話（請見第 219 頁），化妝水最多可以放置 8 週。

變化
可用等量的橙花純露來取代玫瑰純露。

如何使用

使用前要搖勻。洗完臉後，將化妝水噴在兩張化妝棉上，雙手各拿一張，從臉頰開始往上輕拍到額頭，兩邊要均勻。避免用力擦抹，造成磨擦損傷。讓肌膚吸收化妝水 5 至 10 秒後，再抹上花香強力保溼霜（請見第 254 頁）。

橙花化妝水

油性肌與敏感肌會造成坑坑疤疤的外觀。此配方有溫和的保濕特性，能消毒、調理肌膚，讓肌膚能柔軟光滑。

肌膚類型
敏感肌、油性肌

使用時機
洗臉後

可製作的分量
3 盎司（100ml）

Tip
化妝水具有溫和的收斂效果，會帶來清爽涼感，並提高肌膚緊實度。如果感到有灼熱感，要立刻用水洗臉，不要再用該化妝水。

優點
橙花純露有防腐、抗菌特性，可以預防痘痘、清理肌膚；苦橙葉（苦橙樹的葉子）的抗菌特性也有助清理痘痘。

工具
- 小型燒杯
- 已噴灑 70%乙醇酒精的玻璃噴瓶 （3 盎司／ 100ml）（請見第 219 頁）

材料
¼ 杯（60ml）	橙花純露
2 大匙（30ml）	金縷梅純露
1 茶匙（5ml）	蘆薈凝膠
5 滴（0.25ml）	橙花精油
5 滴（0.25ml）	苦橙葉精油

作法
1. 在燒杯中倒入橙花和金縷梅純露，還有蘆薈凝膠。再加進橙花精油和苦橙葉精油，搖晃均勻。
2. 把成品移至準備好的瓶子裡密封。適當存放的話（請見第 219 頁），化妝水最多可以放置 8 週。

變化
1. 要調理嚴重的痘痘，可以在作法第一步最後再加 5 滴（0.25ml）的茶樹精油。
2. 若想製作更經濟的配方，可以用等量的薰衣草或無光敏佛手柑精油來取代橙花。薰衣草和佛手柑與橙花一樣，都有鎮靜、防腐和抗菌的效果。

如何使用

使用前要搖勻。洗完臉後，將化妝水噴在兩張化妝棉上，雙手各拿一張，從臉頰開始往上輕拍到額頭，兩邊要均勻。避免用力擦抹，造成磨擦損傷。讓肌膚吸收化妝水 5 至 10 秒後，再抹上橙花保濕霜（請見第 264 頁）。

石榴木槿拉提化妝水

此款溫和的化妝水能讓肌膚緊實、有拉提感，非常適合用在肌膚疲憊勞累時，如果你是乾性、老化肌更有效。

肌膚類型
各膚質皆適合

使用時機
早晚

可製作的分量
4 盎司（125ml）

Tip
此款化妝水含有去角質的成分，因此在使用前後至少 48 小時不可使用除毛產品。

優點
玫瑰純露和蘆薈凝膠都是清涼降溫劑，可幫助修復曬傷肌膚。木槿甘油浸泡液含有槲皮素，為一種能保護肌膚彈力蛋白的抗氧化成分，能使肌膚保持柔軟有彈性。石榴萃取也有抗氧化性，還能降低曬傷的影響。

工具
- 小型燒杯
- 已噴灑 70% 乙醇酒精的玻璃噴瓶（4 盎司／ 125ml）（請見第 219 頁）

材料

¼ 杯（60ml）	木槿甘油浸泡液
¼ 杯（60ml）	玫瑰純露
1 茶匙（5ml）	蘆薈凝膠
5 滴（0.25ml）	石榴萃取物
5 滴（0.25ml）	萊姆精油（蒸餾）

作法

1. 在燒杯中倒入木槿浸泡油、玫瑰純露和蘆薈凝膠。再加進石榴萃取物和萊姆精油，搖晃均勻。

2. 把成品移至備好的瓶子裡密封。適當存放的話（請見第 219 頁），化妝水最多可以置放 8 週。

變化

1. 要有消炎、鎮定的效果，可以用等量的羅馬洋甘菊純露來取代玫瑰純露。

2. 若要能鎮靜抗炎，可以用等量的羅馬洋甘菊精油來取代萊姆精油。

如何使用

使用前要搖勻。洗完臉後，將化妝水噴在兩張化妝棉上，雙手各拿一張，從臉頰開始往上輕拍到額頭，兩邊要均勻。避免用力擦抹，造成磨擦損傷。讓肌膚吸收化妝水 5 至 10 秒後，再抹上木槿收斂保溼霜（請見第 262 頁）。

賦活化妝水

有時肌膚需要被喚醒，此款收斂水因為有桔、茶樹和豆蔻精油，能讓肌膚更有警覺、刺激感。若你感覺疲憊，它在過完半天後使用最有益處。輕輕一噴就能振奮提神。

肌膚類型
乾性、熟齡肌

使用時機
早上或中午

可製作的分量
3 盎司（90ml）

Tip
化妝水具有溫和的收斂效果，會帶來清爽涼感，並提高肌膚緊實度。如果感到有灼熱感，要立刻用水洗臉，不要再用該化妝水。

優點
胡蘿蔔根甘油浸泡液富含胡蘿蔔素，還有幫助再生、修復肌膚的營養成分。與蘆薈凝膠搭配時，它能讓肌膚感覺涼爽、提神。迷迭香萃取物能讓化妝水防腐，也提供清新香氣。

工具

- 小型燒杯
- 已噴灑 70%乙醇酒精的玻璃噴瓶 （3 盎司／ 100ml）（請見第 219 頁）

材料

¼ 杯（60ml）	濾過的溫水（86 ℉／ 30℃）
1 大匙（15ml）	胡蘿蔔根甘油浸泡液
1 大匙（15ml）	蘆薈凝膠
20 滴（1ml）	桔精油
1 滴	茶樹精油
1 滴	豆蔻精油
5 滴（0.25ml）	迷迭香萃取物

作法

1. 在燒杯中倒入水、胡蘿蔔根浸泡液和蘆薈凝膠，再加進桔、茶樹和豆蔻精油，以及迷迭香萃取物，搖晃均勻。

2. 把成品移至準備好的瓶子裡密封。適當存放的話（請見第 219 頁），化妝水可以放最多 8 週。

變化
可以用等量的無光敏佛手柑或萊姆精油來取代桔精油。

如何使用

使用前要搖勻。洗完臉後，將化妝水噴在兩張化妝棉上，雙手各拿一張，從臉頰開始往上輕拍到額頭，兩邊要均勻。避免用力擦抹，這會摩擦到肌膚。讓肌膚吸收化妝水 5 至 10 秒後，再抹上抗老保濕日霜（請見第 266 頁）。

薰衣草綠茶抗氧化妝水

不論年紀大小，痘痘都會因為一些原因冒出來。此款收斂水能舒緩肌膚，改善泛紅和發炎症狀。

肌膚類型
容易有粉刺、油性肌

使用時機
早或晚

可製作的分量
3½ 盎司（105ml）

Tip
蘆薈凝膠含有少量水楊酸，因此是溫和的去角質品。除毛又同時使用蘆薈凝膠會損害肌膚，所以使用前後至少 48 小時不可使用除毛產品。

優點
此款收斂水含有豐富的抗氧化素，能修復和保護肌膚不會提前老化。金縷梅和蘆薈凝膠都是濕潤劑，它們能幫助縮小毛孔，讓肌膚柔軟。薰衣草則能修復受損肌膚。

工具
- 小型燒杯
- 已噴灑 70%乙醇酒精的玻璃噴瓶（4 盎司／ 125ml）（請見第 219 頁）

材料

¼ 杯（60ml）	濾過的溫水（86 ℉／ 30℃）
1 大匙（15ml）	金縷梅純露
1 大匙（15ml）	蘆薈凝膠
1 大匙（15ml）	綠茶甘油浸泡液
20 滴（1ml）	薰衣草精油

作法

1. 在燒杯中倒入水、金縷梅純露、蘆薈凝膠和綠茶浸泡液，再加進薰衣草精油，搖晃均勻。

2. 把成品移至準備好的瓶子裡密封。適當存放的話（請見第 219 頁），化妝水最多可以置放 8 週。

變化

1. 可以用 10 滴（0.5ml）的羅馬洋甘菊精油來取代薰衣草精油。

2. 晨用化妝水可以用等量的無光敏佛手柑取代薰衣草精油。

如何使用

使用前要搖勻。洗完臉後，將化妝水噴在兩張化妝棉上，雙手各拿一張，從臉頰開始往上輕拍到額頭，兩邊要均勻。避免用力擦抹，造成磨擦損傷。讓肌膚吸收化妝水 5 至 10 秒後，再抹上綠茶美顏保濕霜（請見第 258 頁）。

爽膚收斂水

此款收斂水中的冷卻劑——蘆薈凝膠和羅馬洋甘菊浸泡油，可以舒緩受損肌膚，幫助減少泛紅和發炎。

肌膚類型

各膚質皆適合，特別是敏感肌

使用時機

洗臉後

可製作的分量

3 盎司（90ml）

Tip

化妝水具有溫和的收斂效果，會帶來清爽涼感，並提高肌膚緊實度。如果感到有灼熱感，要立刻用水洗臉，不要再用該化妝水。

優點

洋甘菊以其減少發炎的能力聞名，可以讓肌膚返回正常、均衡的狀態。

工具

- 小型燒杯
- 已噴灑 70%乙醇酒精的玻璃噴瓶 （3 盎司／ 100ml）（請見第 219 頁）

材料

¼ 杯（60ml）	濾過的溫水（86 ℉／ 30℃）
1 大匙（15ml）	洋甘菊甘油浸泡液
1 大匙（15ml）	蘆薈凝膠
5 滴（0.25ml）	羅馬洋甘菊精油
5 滴（0.25ml）	德國洋甘菊精油

作法

1. 在燒杯中倒入水、洋甘菊浸泡液和蘆薈凝膠，再加進羅馬和德國洋甘菊精油後，搖晃均勻 。

2. 把成品移至準備好的瓶子裡密封。適當存放的話（請見第 219 頁），化妝水可以放最多 8 週。

變化

如果你對任何洋甘菊屬（菊科）植物會敏感，可以用等量的綠茶浸泡液來取代洋甘菊浸泡液；也可用 3 滴廣藿香精油和 3 滴澳洲檀香精油，來替換羅馬和德國洋甘菊精油。

如何使用

使用前要搖勻。洗完臉後，將化妝水噴在兩張化妝棉上，雙手各拿一張，從臉頰開始往上輕拍到額頭，兩邊要均勻。避免用力擦抹，造成磨擦損傷。讓肌膚吸收化妝水 5 至 10 秒後，再抹上日常臉部保濕霜（請見第 256 頁）。

玫瑰純露化妝水

想要犒賞自己時，就用這款化妝水吧！玫瑰有奢華的花香，可以鎮靜和舒緩肌膚。

肌膚類型

各膚質皆適合

使用時機

洗臉後

可製作的分量

3 盎司（90ml）

Tip

化妝水具有溫和的收斂效果，會帶來清爽涼感，並提高肌膚緊實度。如果感到有灼熱感，要立刻用水洗臉，不要再用該化妝水。

優點

蘆薈凝膠和玫瑰水這兩種成分都能提振、保濕。如果你的肌膚太乾燥，或經常深受荷爾蒙失調而苦，可以使用奧圖玫瑰精油帶來改善效果。

工具

- 小型燒杯
- 已噴灑 70%乙醇酒精的玻璃噴瓶 （3 盎司／ 100ml）（請見第 219 頁）

材料

¼ 杯（60ml）	玫瑰純露
2 大匙（30ml）	蘆薈凝膠
1 滴（0.5ml）	奧圖玫瑰精油

作法

1. 在燒杯中倒入玫瑰純露和蘆薈凝膠，再加奧圖玫瑰精油後搖晃均勻。

2. 把成品移至準備好的瓶子裡密封。適當存放的話（請見第 219 頁），化妝水最多可以置放 8 週。

變化

要做更經濟的調配，可以用等量的天竺葵精油取代奧圖玫瑰精油。

如何使用

使用前要搖勻。洗完臉後，將化妝水噴瓶距離臉部約 15 至 20 公分，輕輕往臉上噴後，停留幾秒。以指尖輕點整臉，直到化妝水被肌膚吸收。輕點動作能幫助成分滲透肌膚，促進血液循環，使肌膚有奢華的感受。如果是要調理膚況不好的肌膚，就用棉球拍乾。

清綠化妝水

若你覺得肌膚悶熱不適又泛紅，此款收斂水能讓肌膚感到涼爽、清新。日曬過度後想要舒緩受損肌膚，它也是非常好的保養品。

肌膚類型

各膚質皆適合，特別是油性肌

使用時機

洗臉後

可製作的分量

3 盎司（90ml）

Tip

蘆薈凝膠要存放在密封容器裡再放入冰箱保存。

優點

蘆薈凝膠和葉綠素結合時能產生非常強大的抗氧化素，有助肌膚自我修復，讓人感覺清新涼爽。此款化妝水結合花香、桔類和薄荷類精油，是怡人又有防腐、抗菌特性的「興奮劑」。

工具

- 小型燒杯
- 已噴灑 70%乙醇酒精的玻璃噴瓶 （3 盎司／100ml）（請見第 219 頁）

材料

¼ 杯（60ml）	濾過的溫水（86 ℉／30℃）
2 大匙（30ml）	蘆薈凝膠
10 滴（0.5ml）	液態葉綠素
5 滴（0.25ml）	竹子萃取
5 滴（0.25ml）	橙花精油
5 滴（0.25ml）	茉莉精油
5 滴（0.25ml）	葡萄柚精油
1 滴	薄荷精油

作法

1. 在燒杯中倒入水和蘆薈凝膠，再加葉綠素、竹子萃取和橙花、茉莉、葡萄柚、薄荷精油，搖晃均勻 。
2. 把成品移至準備好的瓶子裡密封。適當存放的話（請見第 219 頁），化妝水最多可以置放 8 週。

變化

1. 要有草本的玫瑰香氣，可以再加 5 滴奧圖玫瑰和 3 滴的苦橙葉精油。
2. 要做更經濟的調配，可以用等量的薰衣草或無光敏佛手柑精油取代橙花精油。這兩種成分都與橙花一樣，有安定、防腐和抗菌的效果。

如何使用

使用前要搖勻。洗完臉後，將化妝水噴在兩張化妝棉上，雙手各拿一張，從臉頰開始往上輕拍到額頭，兩邊要均勻。避免用力擦抹，造成磨擦損傷。讓肌膚吸收化妝水 5 至 10 秒後，再抹上綠茶美顏保濕霜（請見第 258 頁）。

純露

純露（也有花水或蒸餾液之稱）是蒸氣蒸餾而來。當植物或花放入蒸餾槽裡，就會暴露在沸水和蒸氣中，蒸氣會擠破植物含有芳香精華的細胞壁，這些精華就會與蒸氣結合。一旦蒸氣冷卻再次成為液體時，精油分子會分離，浮在表面形成兩層：精油在頂部，而純露在下方。純露會有少許從精油而來的化學組成，還有跟植物一樣揮發不掉的成分。

純露本身可以作為化妝水，也有剃鬚噴霧、身體香氛噴霧或泡澡香氛的功用。以下是幾種可以當成化妝水使用的常見純露（請參見第 22 頁）。

羅馬洋甘菊（*Chamaemelum nobile*）純露

架儲期‥‥‥‥‥‥‥‥‥‥‥‥‥‥‥‥1 至 12 個月
酸鹼值‥‥‥‥‥‥‥‥‥‥‥‥‥‥‥‥3.0 至 3.3（收斂劑）
適用肌膚類型‥‥‥‥‥‥‥‥‥‥‥‥油性肌、容易有粉刺的肌膚、敏感肌

此款有香草、水果香氣的噴霧有防腐特性，可以安定肌膚，舒緩瘀青。它可以應用在油性肌、敏感肌和容易長粉刺的肌膚上，也可以在除淨黑頭甚至是臉部針灸後使用（下一頁待續）。

了解純露的酸鹼值

純露和你的肌膚一樣呈酸性，酸鹼值約是 3.5 至 6。任何影響到純露正常酸鹼值範圍的變化就表示有汙染。汙染的原因有很多，包括存放不當、蒸餾過程中交叉感染、或純粹因為放太久（超過使用期限）。用酸鹼試紙來檢測純露的酸鹼度，可以確保它們還沒變成鹼性（酸鹼值超過 7）。鹼性就代表純露可能遭到微生物感染，會對肌膚造成反效果或使配方的架儲期縮短。

薰衣草（*Lavandula angustifolium*）純露

架儲期·······························1 至 12 個月

酸鹼值··························5.6 至 5.9（稍微收斂）

適用肌膚類型····························全部

　　薰衣草純露的草本味會比薰衣草精油還重，因此我通常會再加 1 滴薰衣草精油來補足香味。其酸鹼值接近中性，因此適用所有肌膚類型。它是非常好的化妝水，也能治癒傷口和昆蟲叮咬，還能鎮定疹子和曬傷。

橙花純露

架儲期·······························1 至 12 個月

酸鹼值··························3.8 至 4.5（收斂劑）

適用肌膚類型···············油性肌、容易有粉刺的肌膚、敏感肌

　　我常說橙花純露「柔和的花香」是「天堂的香氣」。這植物的精油和純露都能鎮靜神經系統。它的酸鹼值稍微偏酸，因此非常適合用於容易感染和發炎的油性肌和敏感肌。

玫瑰（*Rosa x damascena*）純露

架儲期·······························1 至 12 個月

酸鹼值·························4.1 至 4.4（收斂劑）

適用肌膚類型··························各膚質

　　此純露有內斂、迷人的玫瑰香氣，它可以拿來寵愛所有的肌膚，因為有濕潤劑的效果，所以對乾性、老化肌膚特別有用。可以防腐、抗菌，還有涼爽的效果。玫瑰純露適合當成天然香水或體香劑。

金縷梅（*Hamameli*）純露

架儲期··········· 1 至 12 個月

酸鹼值··········· 4.0 至 4.2（收斂劑）

適用肌膚類型······ 油性肌、敏感肌

　　金縷梅有些許的乾燥、藥草般香氣。它能減緩發炎和泛紅，還可以幫助消緩有皮屑、乾燥、敏感的部位和痘痘。

如何檢測酸鹼值

用酸鹼試紙來檢驗液體，如純露、風味茶或自來水的酸鹼值其實很簡單，你可以從藥局購買到試紙。只要拿試紙沾液體後，甩開多餘的水分，等候 15 秒後，再對照酸鹼顏色表格來決定酸鹼值即可。

橙花純露化妝水

此款化妝水非常溫和，很適合油性肌和敏感肌，或是容易有感染、發炎或過敏肌膚的人。

肌膚類型
各膚質皆適合

使用時機
早晚洗臉之後

可製作的分量
3 盎司（90ml）

Tip
蘆薈凝膠要存放在密封容器裡再放入冰箱保存。

優點
蘆薈凝膠和橙花精油的混合物很溫和且清新，還有防腐和抗菌效果。

工具
- 小型燒杯
- 已噴灑 70%乙醇酒精的玻璃噴瓶 （3 盎司／ 100ml）（請見第 219 頁）

材料

¼ 杯（60ml）	橙花純露
2 大匙（30ml）	蘆薈凝膠
1 滴	橙花精油

作法

1. 在燒杯中倒入橙花純露和蘆薈凝膠，再加橙花精油後搖晃均勻 。

2. 把成品移至準備好的瓶子裡密封。適當存放的話（請見第 219 頁），化妝水最多可以擺放 8 週。

變化
如要做更經濟的調配，可以用等量的苦橙葉精油來取代橙花 。

如何使用

使用前要搖勻。洗完臉後，將化妝水噴瓶距離臉部約 15 至 20 公分，輕輕往臉上噴後，停留幾秒。以指尖輕點整臉，直到化妝水被肌膚吸收。輕點動作能幫助成分滲透肌膚，促進血液循環，使肌膚有奢華的感受。如果是要調理膚況不好的肌膚，就用棉球拍乾。

薰衣草純露化妝水

薰衣草因為有療效和安定特性，被視為是有效的急救療方。如果肌膚因為發炎或痘痘需要特別調理，可以改用此款化妝水。

肌膚類型
各膚質皆適合

使用時機
早晚洗臉之後

可製作的分量
3 盎司（90ml）

Tip
蘆薈凝膠要存放在密封容器裡再放入冰箱保存。

優點
蘆薈凝膠和薰衣草精油的混合物可以舒緩、鎮痛和抗菌。薰衣草精油有助於治癒傷口和蚊蟲叮咬，舒緩疹子和曬傷。

工具
- 小型燒杯
- 已噴灑 70%乙醇酒精的玻璃噴瓶（3 盎司／ 100ml）（請見第 219 頁）

材料

¼ 杯（60ml）	薰衣草純露
2 大匙（30ml）	蘆薈凝膠
1 滴	薰衣草精油

作法
1. 在燒杯中倒入薰衣草純露和蘆薈凝膠，再加薰衣草精油後搖晃均勻 。

2. 把成品移至準備好的瓶子裡密封。適當存放的話（請見第 219 頁），化妝水最多可以置放 8 週。

變化
可以用等量的安息香精油來取代薰衣草。

如何使用

使用前要搖勻。洗完臉後，將化妝水噴瓶距離臉部約 15 至 20 公分，輕輕往臉上噴後，停留幾秒。以指尖輕點整臉，直到化妝水被肌膚吸收。輕點動作能幫助成分滲透肌膚，促進血液循環，使肌膚有奢華的感受。如果是要調理膚況不好的肌膚，就用棉球拍乾。

洋甘菊純露化妝水

肌膚有瘀青或擦傷受創時，此款化妝水可以幫助消炎、鎮靜傷口。局部塗抹時，洋甘菊經證實能更快治癒瘀傷。

肌膚類型
各膚質皆適合

使用時機
洗臉之後

可製作的分量
3 盎司（90ml）

Tip
蘆薈要存放在密封容器裡再放入冰箱保存。

優點
蘆薈凝膠和洋甘菊純露不只有防腐和抗菌效果，它們結合在一起還能使受損肌膚能涼爽、安定。羅馬洋甘菊精油是能有效調理瘀傷、傷口、蚊蟲叮咬、疹子和曬傷的油品。

工具

- 小型燒杯
- 已噴灑 70% 乙醇酒精的玻璃噴瓶 （3 盎司／ 100ml）（請見第 219 頁）

材料

¼ 杯（60ml）	洋甘菊純露
2 大匙（30ml）	蘆薈凝膠
1 滴	羅馬洋甘菊精油

作法

1. 在燒杯中倒入洋甘菊純露和蘆薈凝膠，再加羅馬洋甘菊精油後搖晃均勻 。

2. 把成品移至準備好的瓶子裡密封。適當存放的話（請見第 219 頁），化妝水最多可以置放 8 週。

變化

可用等量的德國洋甘菊精油取代羅馬洋甘菊。

如何使用

使用前要搖勻。洗完臉後，將化妝水噴瓶距離臉部約 15 至 20 公分，輕輕往臉上噴後，停留幾秒。以指尖輕點整臉，直到化妝水被肌膚吸收。輕點動作能幫助成分滲透肌膚，促進血液循環，使肌膚有奢華的感受。如果是要調理膚況不好的肌膚，就用棉球拍乾。

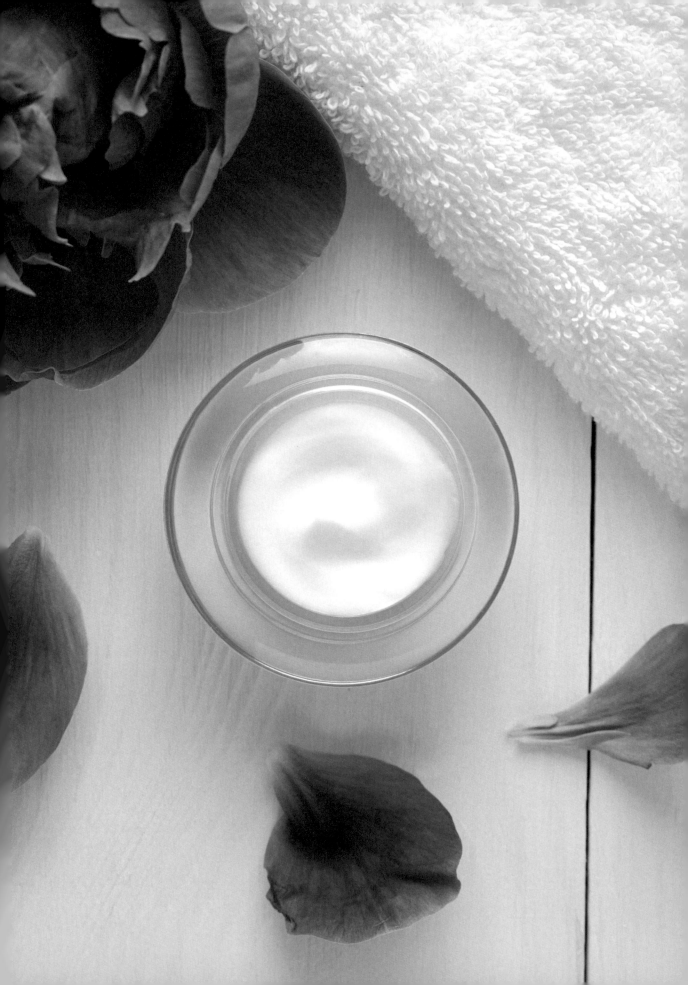

臉部保濕霜

　　保濕品可以保護、調理和滋養肌膚。臉部保濕品應該要有絲絨般的質地，香味要清新，而非過於濃烈。選定適合自己肌膚類型的保濕品，使肌膚保持正常均衡，至關重要（請見第 21 至 25 頁的「護膚的儀式」）。

花香強力保濕霜

泛紅、灼熱感和刺癢皆是敏感肌因環境壓力而產生的症狀。富含脂肪酸和抗氧化特性的晨間保濕品可以幫助肌膚不受刺激。

肌膚類型

各膚質皆適合，特別是敏感肌

使用時機

早晚

可製作的分量

15 盎司（450ml）

Tips

1. 啟動攪拌器時一定要用低速，有耐心的攪打，不要停，才能確保蠟和油不會在乳化之前就冷卻，避免油水分離。

2. 此配方做好的分量相當大，你也可以做一半或甚至四分之三分量的成品。

工具

- 2 個小型燒杯
- 玻璃攪拌棒
- 鍋子
- 電動攪拌器
- 已噴灑 70％乙醇酒精的玻璃罐（15 盎司／ 500ml）（請見第 219 頁）

材料

1 杯（250ml）	濾過的溫水（86℉／ 30℃）
20 滴（1ml）	花香抗微生物配方（請見第 37 頁）
2 大匙（30ml）	甘油
2 大匙（30ml）	乳化蠟 NF
1 大匙（15ml）	硬脂酸
¼ 杯（60ml）	葵花油
¼ 杯（60ml）	金盞花浸泡油
5 滴（0.25ml）	永久花精油

作法

1. 在燒杯中將溫水、抗微生物配方和甘油混合，用鋁箔紙或保鮮膜覆蓋燒杯，維持溫熱靜置一旁。

2. 將耐熱玻璃碗放入裝有熱水（86℉／ 30℃，不需沸騰）的深鍋裡加熱，讓碗溫熱。加入乳化蠟，讓蠟完全融化後，再倒入硬脂酸，輕輕攪拌直到完全融合。

3. 在另一個燒杯中倒入葵花油和金盞花浸泡油，加進融化的蠟攪拌，直到完全融合後，拿離熱源。

4. 用電動攪拌器以低溫攪打，慢慢倒入備好的抗微生物配方，持續攪拌直到乳化（濃稠滑順貌），時間約 5

優點

葵花油、金盞花浸泡油和永久花精油都屬於菊科，也都有強大的治癒力。用在保濕霜時，此調配組合對發炎的肌膚會非常舒緩。葵花油富含油酸（70 至 75 ％），還有豐富的維生素 E，因此對乾性、龜裂的肌膚來說是很好的潤滑劑，它也有抗菌特性。金盞花浸泡油也能舒緩乾燥、脫皮的肌膚和刺癢的症狀。永久花精油富含薑黃素，有抗炎和抗菌作用，它也有助舒緩燒傷和龜裂的肌膚，調理紅斑，修復疤痕組織。

至 10 分鐘。

5. 加進永久花精油，混合攪拌直到完全結合在一起。

6. 把成品移至備好的罐子裡密封。適當存放的話（請見第 219 頁），乳霜最多可以放置 3 個月。

變化

1. 可用等量的泥土香抗微生物配方（第 38 頁）取代花香抗微生物配方。要增強抗炎效力，可以在步驟 5 再加 2 滴德國洋甘菊精油。

2. 如果你比較喜歡無酒精保濕品，就把水量減少到半杯（125ml），用 1 大匙半（22ml）的黃色或化妝品等級蜂蠟來取代乳化蠟，2 大匙（30ml）的乳油木果脂取代硬脂酸，這樣就能讓成品減少約 11 盎司（325ml），記得選擇合適大小的玻璃罐的尺寸。

如何使用

洗完臉後用毛巾拍乾，擦完化妝水後，利用指尖，將一小珠乳霜點抹在額頭和雙頰，輕輕按摩肌膚。

番紅花夜間修復保濕霜

　　睡眠時的生理節奏是身體修復身心的天然法則。睡眠不足會對身體造成壓力，提前老化。檀香和茉莉精油的香氣有鎮靜、舒緩的效果，促進放鬆和睡眠，它們也以修復、提亮肌膚的特性出名。加入這些豐富精油的保濕品，是滋養肌膚，同時順利入眠的簡單方法。

肌膚類型
乾性肌、老化肌膚

使用時機
夜晚

可製作的分量
4 盎司（110ml）

Tips

1. 啟動攪拌器時一定要用低速，有耐心的攪打，不要停，才能確保蠟和油不會在乳化之前就冷卻，避免油水分離。

2. 配方裡有琉璃苣油時，可以用等量的月見草油來取代，因為月見草也含有大量的 γ 次亞麻仁油酸（GLA）。

工具

- 小型燒杯
- 玻璃攪拌棒
- 鍋子
- 電動攪拌器
- 已噴灑 70%乙醇酒精的玻璃罐（4 盎司／ 125ml）（請見第 219 頁）

材料

精油複方

| 10 滴（0.5ml） | 檀香精油 |
| 5 滴（0.25ml） | 茉莉原精 |

基底

2 大匙（30ml）	濾過的溫水（86 ℉／ 30℃）
5 絲	番紅花
¼ 杯（60ml）	甜杏仁油
1 茶匙（5ml）	琉璃苣油或月見草油
1 大匙（15ml）	無香味白色蜂蠟
10 滴（0.5ml）	維生素 E 油

作法

1. 調和精油：將檀香和茉莉精油放入燒杯裡混合，用鋁箔紙或保鮮膜包好靜置一旁。

2. 製作基底：在小碗中用溫水浸泡番紅花，靜置 10 至 15 分鐘。利用細篩網將泡番紅花的水過濾到另一個乾淨的碗，去除雜質並保溫，靜置備用。

琉璃苣油的療效是促進肌膚再生，搭配甜杏仁油時可以滋潤乾燥肌膚。維生素 E 和蜂蠟都有抗氧化特性。番紅花可以保濕、提亮肌膚，這兩種效果有助於抵禦老化。

3. 在另一只小碗中，把甜杏仁油和琉璃苣油混合均勻，靜置備用。

4. 把耐熱玻璃碗放入裝有熱水（86°F／30°C，不需沸騰）的深鍋裡加熱，讓碗溫熱。加入蜂蠟，讓蠟完全融化，再倒入甜杏仁油混合物，攪拌直到完全融合。攪拌時，再加進準備好的番紅花水，輕輕混合直到完全均勻後，離開熱源。

5. 用電動攪拌器以低溫攪打，慢慢倒入準備好的維生素 E 油，持續攪拌直到乳化（濃稠滑順貌），時間約 5 至 10 分鐘。

6. 加進準備好的複方精油，混合攪拌直到完全結合在一起。

7. 把成品移至準備好的罐子裡密封。適當存放的話（請見第 219 頁），乳霜最多可以置放 3 個月。

變化

1. 如果你對堅果過敏，可以用其它基底油代替。用等量的葡萄籽、分餾椰子油或杏桃核仁油來取代甜杏仁油。這些油品會製作出輕質基底。

2. 如果你對蜂蜜產品過敏，可以用等量的乳化蠟取代蜂蠟。

3. 敏感肌的人可以用等量的廣藿香精油來取代檀香精油，等量的橙花精油來取代茉莉精油。

如何使用

洗完臉後用毛巾拍乾，擦完化妝水後，利用指尖，將一小珠乳霜點抹在額頭和雙頰，輕輕按摩肌膚。

日常臉部保濕霜

荷荷芭油是清爽、溫和的保濕品，適用所有肌膚類型。月見草油含有 γ 次亞麻仁油酸和維生素 E，此二成分都能使肌膚年輕化。桔抗微生物配方不僅能讓這款乳霜有怡人、清爽的天然香氣，還能幫助保存。

肌膚類型
各膚質皆適合

使用時機
早上

可製作的分量
17 盎司（520ml）

Tips

1. 啟動攪拌器時一定要用低速，有耐心的攪打，不要停，才能確保蠟和油不會在乳化之前就冷卻，避免油水分離。

2. 在配方裡使用月見草油時，除非你是敏感肌，不然可用等量的琉璃苣油取代，因為琉璃苣也含有大量的 γ 次亞麻仁油酸（GLA）。

工具
- 小型燒杯
- 玻璃攪拌棒
- 鍋子
- 電動攪拌器
- 已噴灑 70％乙醇酒精的玻璃罐（18 盎司／ 550ml）（請見第 219 頁）

材料

1 杯（250ml）	濾過的溫水（86 ℉／ 30℃）
20 滴（1ml）	柑橘抗微生物配方（請見第 36 頁）
3 大匙 45ml）	乳化蠟 NF
¾ 杯（175ml）	荷荷芭油
¼ 杯（60ml）	月見草油
20 滴（1ml）	維生素 E 油

作法

1. 將溫水和抗微生物配方放入燒杯裡混合，接著用鋁箔紙或保鮮膜包好靜置一旁。

2. 把耐熱玻璃碗放入裝有熱水（86 ℉／ 30℃，不需沸騰）的深鍋裡加熱，讓碗溫熱。加入乳化蠟，讓蠟完全融化。

3. 在一只小碗中放入荷荷芭與月見草油，再倒入備好的乳化蠟攪拌直到完全融合，之後離開熱源。

4. 用電動攪拌器以低溫攪打，慢慢倒入備好的抗微生物配方。持續攪拌直到乳化（濃稠滑順貌），時間約 5 至 10 分鐘。此時再加入維生素 E 油，混合攪拌直到

完全結合在一起。

5. 把成品移至備好的罐子裡密封。適當存放的話（請見第219頁），乳霜最多可以放置3個月。

變化

1. 男用日常保濕霜：以等量的薄荷樟腦抗微生物配方（第37頁）替代柑橘抗微生物配方。

2. 要製作無酒精的保濕品，可將水量減成半杯（125ml）。以1大匙半（22ml）的黃色或化妝品等級蜂蠟和2大匙（30ml）乳油木果脂來取代乳化蠟。在第2步中融化蜂蠟，然後加入乳油木果脂攪拌均勻直到融化。這樣就能讓產量減少，最後做出14盎司（420ml）的量，因此要選好玻璃罐尺寸。

如何使用

洗完臉後用毛巾拍乾，擦完化妝水後，利用指尖，將一小珠乳霜點抹在額頭和雙頰，輕輕按摩肌膚。

綠色美顏保濕霜

此款強效但溫和的配方有豐富的抗氧化素（維生素 E 和 β 胡蘿蔔素）、植物固醇和許多有助於保養和滋養肌膚的礦物質。基底油內的葉綠素能刺激健康肌膚生成，並幫助治癒肌膚上的傷口和感染。橙花和乳香都有鎮定的香氣，以及抗菌和修復肌膚的特性。

肌膚類型

各膚質皆適合，特別是乾性肌和敏感肌，還有曬傷或容易有牛皮癬和濕疹的肌膚。

使用時機

夜晚

可製作的分量

8 盎司（240ml）

Tips

1. 啟動攪拌器時一定要用低速，有耐心的攪打，不要停，才能確保蠟和油不會在乳化之前就冷卻，避免油水分離。

2. 此配方做好的分量相當大，你也可以將配方中的各個材料減半，製作一半的分量。

工具

- 2 個小型燒杯
- 玻璃攪拌棒
- 鍋子
- 電動攪拌器
- 已噴灑 70%乙醇酒精的玻璃罐（8 盎司／ 250ml）

材料

10 滴（0.5ml）	柑橘抗微生物配方（請見第 36 頁）
半杯（125ml）	濾過的溫水（86 ℉／ 30℃）
10 滴（0.5ml）	橙花精油
10 滴（0.5ml）	乳香精油
1 茶匙（5ml）	乳化蠟 NF
1 茶匙（5ml）	硬脂酸
¼ 杯（60ml）	葡萄籽油
1 大匙（15ml）	大麻籽油
1 大匙（15ml）	酪梨油
1 大匙（15ml）	蘆薈凝膠

作法

1. 將抗微生物配方和溫水放入燒杯裡混合，接著用鋁箔紙或保鮮膜包好靜置一旁。

2. 在第二個燒杯中，混合橙花和乳香精油，也用鋁箔紙或保鮮膜包好靜置備用。

3. 把耐熱玻璃碗放入裝有熱水（86℉／30℃，不需沸騰）的深鍋裡加熱，讓碗溫熱。加入乳化蠟和硬脂酸，使

優點

葡萄籽油有豐富的維生素 E，對油性肌很有效。大麻籽和酪梨油含有大量葉綠素，有助於修復肌膚，它們也含有豐富的 omega-3、6、9 必需脂肪酸，能幫助讓肌膚年輕，修復肌膚、減少因壓力和老化造成的細紋。蘆薈凝膠富含維生素 A、B12、葉酸和膽鹼，這些都有抗氧化的特性，它也含有鈣、鉻、銅、硒、鎂、鉀、鈉和鋅，還有皂素，所以凝膠有洗淨、防腐的效果。蘆薈也能幫助肌膚吸收營養。

它們完全融化。

4. 同時在一只小碗中放入葡萄籽油、大麻籽油和與酪梨油，再倒入融化的乳化蠟攪拌直到完全融合，之後離開熱源。

5. 用電動攪拌器以低溫攪打，慢慢倒入準備好的抗微生物配方。持續攪拌直到乳化（濃稠滑順貌），此時再加入蘆薈凝膠，攪拌直到完全結合在一起。

6. 倒入備好的橙花和乳香精油配方，攪拌直到完全融合。

7. 把成品移至準備好的罐子裡密封。適當存放的話（請見第 219 頁），乳霜最多可以放置 3 個月。

變化

1. 要做更經濟的調配，可以用等量的薰衣草或無光敏佛手柑精油來取代橙花。薰衣草和佛手柑都和橙花一樣有安定、防腐和抗菌的特性。

2. 如要製作無酒精的保濕品，可用 2 大匙（30ml）的黃色或化妝品等級蜂蠟來取代乳化蠟和硬脂酸。

如何使用

洗完臉後用毛巾拍乾，擦完化妝水後，利用指尖，將一小珠乳霜點抹在額頭和雙頰，輕輕按摩肌膚。

絲滑玫瑰強效保濕霜

　　此款經典的保濕霜仰賴玫瑰精油的舒緩、抗老特性。玫瑰果油和杏桃核仁油能以均衡的 omega-3、6、9 必需脂肪酸來保濕、滋潤肌膚。

肌膚類型
各膚質皆適合，特別是乾性肌和老化肌膚

使用時機
夜晚

可製作的分量
18 盎司（525ml）

Tips
1. 此配方做好的分量相當大，日常使用時可以分裝到小的罐子（2 盎司／50ml），然後把剩下的乳霜放入冰箱，要用時再拿出來。或者也可以將配方減半。

2. 啟動攪拌器時一定要用低速，有耐心的攪打，不要停，才能確保蠟和油不會在乳化之前就冷卻，避免油水分離。

工具
- 2 個小型燒杯
- 玻璃攪拌棒
- 鍋子
- 電動攪拌器
- 已噴灑 70% 乙醇酒精的玻璃罐（18 盎司／550ml）（請見左方的「Tips」）

材料
1 杯（250ml）	濾過的溫水（86 °F／30℃）
20 滴（1ml）	泥土香抗微生物配方（請見第 38 頁）
5 滴（0.25ml）	奧圖玫瑰精油
5 滴（0.25ml）	快樂鼠尾草精油
1 大匙（15ml）	乳化蠟 NF
1 大匙（15ml）	硬脂酸
半杯（125ml）	杏桃核仁油
¼ 杯（60ml）	月見草油
¼ 杯（60ml）	玫瑰果油

作法
1. 將溫水和抗微生物配方放入燒杯裡混合，接著用鋁箔紙或保鮮膜包好靜置一旁。

2. 在第二個燒杯中，混合奧圖玫瑰和快樂鼠尾草精油，也用鋁箔紙或保鮮膜包好靜置備用。

3. 把耐熱玻璃碗放入有熱水（86 °F／30℃，不需沸騰）的深鍋裡加熱，讓碗溫熱。加入乳化蠟和硬脂酸，使它們完全融化。

4. 同時在一只小碗中放入杏桃核仁油、月見草油與玫瑰

杏桃核仁油有抗炎和抗氧化特性。玫瑰果油富含生物活性胡蘿蔔素,可減少因日曬產生的老化和色素沈澱(膚色暗沈處)徵兆。月見草油含有大量的 γ 次亞麻仁油酸,經證實是賦活、修復肌膚的關鍵。奧圖玫瑰和鼠尾草複方精油可以調理肌膚,撫平、預防老化肌膚上的細紋。

果油,再倒入融化的乳化蠟攪拌直到完全融合,之後離開熱源。

5. 用電動攪拌器以低溫攪打,慢慢倒入準備好的抗微生物配方。持續攪拌直到乳化(濃稠滑順貌),時間約 5 至 10 分鐘。

6. 加入備好的玫瑰與鼠尾草精油複方,攪拌到完全融合在一起。

7. 把成品移至準備好的罐子裡密封。適當存放的話(請見第 219 頁),乳霜最多可以放置 3 個月。

變化

想要做出更滋潤的基底,可以用 1 杯(250ml)的甜杏仁油來取代杏桃核仁油、月見草油和玫瑰果油的混合品。

如何使用

洗完臉後用毛巾拍乾,擦完化妝水後,利用指尖,將一小珠乳霜點抹在額頭和雙頰,輕輕按摩肌膚。

木槿收斂保濕霜

　　年輕時的肌膚會因荷爾蒙變化、環境和情緒壓力而有所變動。此款以收斂為主的配方含有榛果和琉璃苣油，能調理油性肌和減少泛紅。除此之外木槿還含有槲皮素（強大的抗氧化成分），可以協助改善肌膚彈性和膚色，以及疤痕外貌。佛手柑和萊姆精油不只能防腐和抗菌，它們也有令人愉悅的香氣。

肌膚類型
各膚質皆適合，特別是油性肌或混合肌

使用時機
夜晚

可製作的分量
17 盎司（505ml）

Tips
1. 如要避免光毒，就要使用無光敏佛手柑和蒸餾萊姆精油（請見第 156 頁）。
2. 此配方做好的分量相當大，你可以做一半或甚至四分之三的產量。
3. 啟動攪拌器時一定要用低速，有耐心的攪打，不要停，才能確保蠟和油不會在乳化之前就冷卻，避免油水分離。

工具
- 2 個小型燒杯
- 玻璃攪拌棒
- 鍋子
- 電動攪拌器
- 已噴灑70%乙醇酒精的玻璃罐（17 盎司／510ml）（請見左方的「Tips」）

材料
5 滴（0.25ml）	萊姆（蒸餾）精油
5 滴（0.25ml）	無光敏佛手柑精油（請見第 102 頁）
10 滴（0.5ml）	玫瑰香氣抗微生物配方（第 36 頁）
2 大匙（30ml）	木槿甘油浸泡液
1 杯（250ml）	濾過的溫水（86 ℉／30℃）
1 大匙（15ml）	乳化蠟 NF
2 大匙（30ml）	硬脂酸
¼ 杯（60ml）	榛果油
¼ 杯（60ml）	胡蘿蔔根浸泡油
¼ 杯（60ml）	琉璃苣油

作法
1. 將萊姆精油和無光敏佛手柑精油放入燒杯裡混合，接著用鋁箔紙或保鮮膜包好靜置一旁。
2. 在第二個燒杯中，混合抗微生物配方、木槿浸泡液和溫水，也用鋁箔紙或保鮮膜包好靜置備用。
3. 把耐熱玻璃碗放入有熱水（86 ℉／30℃，不需沸騰）

4. 這個配方我比較喜歡用胡蘿蔔根浸泡油搭配芝麻油，但其他基底油如特級初榨橄欖油也可以。本配方裡不論基底油為何，都是用胡蘿蔔根浸泡油而非胡蘿蔔籽精油。

優點

榛果油是收斂為主的油品，對油性肌或混合肌有用。它也富含油酸，能提升配方裡其他營養物的吸收。琉璃苣油內的 GLA 和胡蘿蔔根浸泡油內的 β 胡蘿蔔素可以修復和賦活肌膚。萊姆和佛手柑精油也有防腐和抗菌特性，而木槿浸泡液則是抗氧化劑。

的深鍋裡加熱，讓碗溫熱。加入乳化蠟和硬脂酸，使它們完全融化。

4. 在小碗中放入榛果油、胡蘿蔔根浸泡油與琉璃苣油，再倒入融化的乳化蠟攪拌直到完全融合，之後離開熱源。

5. 用電動攪拌器以低溫攪打，慢慢倒入準備好的抗微生物配方。持續攪拌直到乳化（濃稠滑順貌），時間約 5 至 10 分鐘。

6. 此時再加入備好的萊姆與佛手柑精油複方，攪拌到完全結合在一起。

7. 把成品移至準備好的罐子裡密封。適當存放的話（請見第 219 頁），乳霜最多可以放置 3 個月。

變化

1. 用等量的桔抗微生物配方（第 36 頁）來取代玫瑰香氣抗微生物配方。

2. 如果你是敏感肌，可用等量的月見草油來替換琉璃苣油；月見草油也含有大量的 γ 次亞麻仁油酸（GLA）。

如何使用

洗完臉後用毛巾拍乾，擦完化妝水後，利用指尖，將一小珠乳霜點抹在額頭和雙頰，輕輕按摩肌膚。

堅果
過敏警告

若你對堅果過敏，可以改用其他基底油。以等量的葡萄籽油、分餾椰子油或杏桃核仁油來取代榛果油，這些油品也能製作出輕質的基底。

橙花保濕霜

此款乳霜對於容易發炎的肌膚特別有效。輕質的杏桃核仁油可以當作橙花精油的基底油。此款保濕品有輕柔但鮮明的香氣，早晚使用的話，能提供完整的保濕和滋養效果。

肌膚類型
敏感肌、油性肌、混合肌

使用時機
早晚

可製作的分量
11½ 盎司（345ml）

Tips

1. 啟動攪拌器時一定要用低速，有耐心的攪打，不要停，才能確保蠟和油不會在乳化之前就冷卻，避免油水分離。

2. 此配方做好的分量相當大，你可以分裝，也可以將配方減半製作。

工具

- 小型燒杯
- 玻璃攪拌棒
- 鍋子
- 電動攪拌器
- 已噴灑 70%乙醇酒精的玻璃罐（12 盎司／ 350ml）

材料

20 滴（1ml）	玫瑰香氣抗微生物配方（第 37 頁）
5 滴（0.25ml）	竹子萃取
1 大匙（15ml）	甘油
¾ 杯（175ml）	濾過的溫水（86 ℉／ 30℃）
1 大匙（15ml）	乳化蠟 NF
1 大匙（15ml）	硬脂酸
半杯（125ml）	杏桃核仁油
5 滴（0.25ml）	橙花精油

作法

1. 將抗微生物配方、竹子萃取、甘油和溫水放入燒杯裡混合，接著用鋁箔紙或保鮮膜包好靜置一旁。

2. 把耐熱玻璃碗放入裝有熱水（86℉／ 30℃，不需沸騰）的深鍋裡加熱，讓碗溫熱。加入乳化蠟和硬脂酸，使它們完全融化。加進杏桃核仁油，攪拌到全部整合在一起後，離開熱源。

3. 用電動攪拌器以低溫攪打，慢慢倒入準備好的抗微生物配方。持續攪拌直到乳化（濃稠滑順貌），時間約 5 至 10 分鐘。

優點

杏桃核仁油有抗炎和抗氧化特性且富含維生素 E 的油品，可以修復受損肌膚。橙花有安定和舒緩的香氣，除此之外，橙花裡的天然成分金合歡醇有助於維持肌膚彈性，它也有抗菌和抗黴菌特性。

4. 加入橙花精油，攪拌均勻。

5. 把成品移至準備好的罐子裡密封。適當存放的話（請見第 219 頁），乳霜最多可以放置 3 個月。

變化

1. 你可以用等量的泥土香抗微生物配方（第 38 頁）來取代花香抗微生物配方。

2. 如果想要做更經濟的調配，可以用等量的苦橙葉精油來取代橙花。

如何使用

洗完臉後用毛巾拍乾，擦完化妝水後，利用指尖，將一小珠乳霜點抹在額頭和雙頰，輕輕按摩肌膚。

抗老保濕日霜

　　每個女人都能成為女神，若她能接受優雅地自然老化過程更是一種美麗。利用保養品來延緩老化的方式，能讓女性對於自己的外表和心情更為自在。讓肌膚避免過度曝曬在陽光之中，是保護皮膚最重要的一環。此款日霜中的基底油含有脂肪酸和抗氧化成分，可以保濕、修復因為過度接觸環境汙染和日光而受損的肌膚。

肌膚類型
一般、乾性肌、老化肌膚

使用時機
晨間

可製作的分量
9 盎司（270ml）

Tips

1. 若使用高濃度的葡萄柚精油與薑精油，可能會有光敏性。雖然這種調和品不會超出建議的最大用量，但還是建議在使用此乳霜時，不要直接日曬。

2. 啟動攪拌器時一定要用低速，有耐心的攪打，不要停，才能確保蠟和油不會在乳化之前就冷卻，避免油水分離。

3. 這配方我比較喜歡

工具

* 小型燒杯
* 玻璃攪拌棒
* 鍋子
* 電動攪拌器
* 已噴灑 70%乙醇酒精的玻璃罐（10 盎司／ 300ml）

材料

20 滴（1ml）	花香抗微生物配方（第 37 頁）
5 滴（0.25ml）	竹子萃取
1 大匙（15ml）	甘油
¾ 杯（175 毫升）	濾過的溫水（86 ℉／ 30℃）
1 大匙（15ml）	乳化蠟 NF
1 大匙（15ml）	硬脂酸
¼ 杯（60ml）	荷荷芭油
¼ 杯（60ml）	玫瑰果油
¼ 杯（60ml）	胡蘿蔔根浸泡油（請見右方的「Tips」）
¼ 杯（60ml）	月見草油
5 滴（0.25ml）	石榴萃取物
10 滴（0.5ml）	葡萄柚精油
5 滴（0.25ml）	依蘭精油
2 滴	迷迭香精油
2 滴	薑精油

作法

1. 將抗微生物配方、竹子萃取物、甘油和溫水放入燒杯

用胡蘿葡根浸泡油調和芝麻油，但若是調和了其他基底油如特級初榨橄欖油也可以。本配方裡不論基底油為何，都是用胡蘿葡根浸泡油而非胡蘿葡籽精油。

優點

荷荷芭油是一種均衡的潤滑劑，適用所有肌膚類型。多虧它的 omega-3、6、9 脂肪酸，還有玫瑰果、月見草和胡蘿葡根浸泡油內的 β 胡蘿葡素，此乳霜才有抗氧化成分，可以修復受損肌膚，並減緩因日曬產生的細紋和色素沈澱狀態。此精油和成品有提神、刺激的香氣，它也能改善循環，使肌膚有彈性、年輕的容貌。

裡混合，接著用鋁箔紙或保鮮膜包好靜置一旁。

2. 把耐熱玻璃碗放入裝有熱水（86℉／30℃，不需沸騰）的深鍋裡加熱，讓碗溫熱。加入乳化蠟和硬脂酸，使它們完全融化。加進荷荷芭油、玫瑰果油、胡蘿葡根浸泡油和月見草油，持續溫熱攪拌直到混合物變清澈約 1 至 2 分鐘。攪拌時要緩慢，確保所有原料都融解、均勻結合。之後離開熱源。

3. 用電動攪拌器以低溫攪打，慢慢倒入準備好的抗微生物配方。持續攪拌直到乳化（濃稠滑順貌），時間約 5 至 10 分鐘。

4. 加入石榴萃取物和葡萄柚、依蘭、迷迭香和薑精油，攪拌直到所有成分均勻分散。

5. 把成品移至準備好的罐子裡密封。適當存放的話（請見第 219 頁），乳霜最多可以放置 3 個月。

變化

1. 你可以用等量的無光敏佛手柑精油來取代葡萄柚，用永久花精油取代薑。

2. 過敏肌的人，可以用等量的羅馬洋甘菊精油取代依蘭精油。

3. 要以此保濕品做出更滋潤的晚霜，可以把荷荷芭油減量成 2 大匙（30ml），增加玫瑰果油到 6 大匙（90ml），製作成抗老保濕晚霜。

如何使用

洗完臉後用毛巾拍乾，擦完化妝水後，利用指尖，將一小珠乳霜點抹在額頭和雙頰，輕輕按摩肌膚。

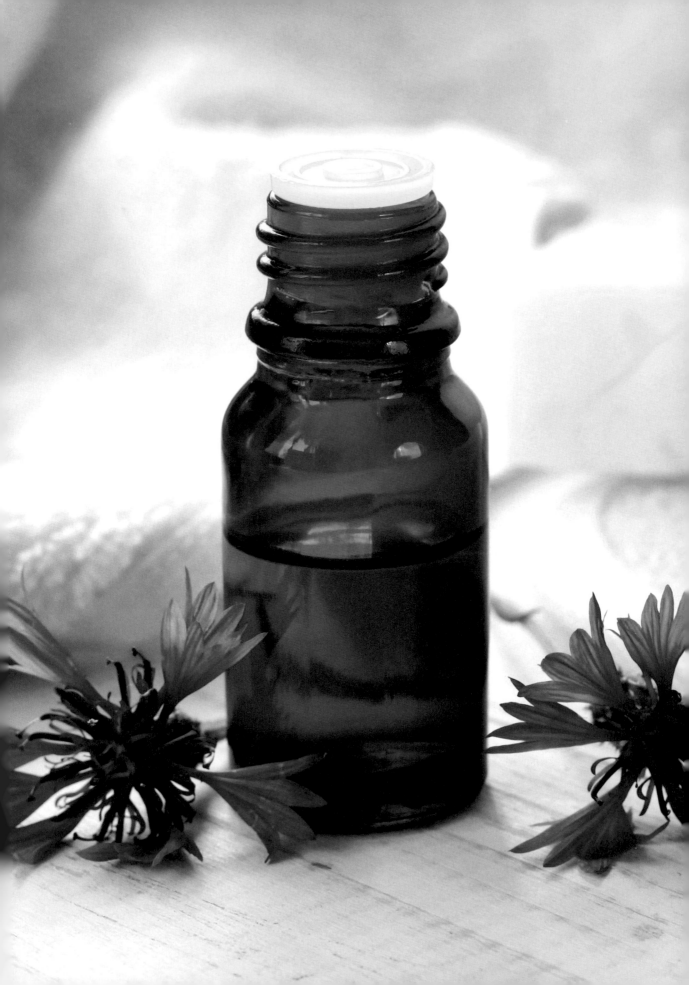

精華液

　　精華液是用來修復特殊的肌膚狀況，它們有高濃度的活性成分，會針對肌膚當下需要改善的部分調理。比如說，精華液可以為乾性肌提供水分，為下垂的肌膚提供緊實成分，並為油性肌和容易長粉刺的肌膚提供收斂和抗菌特效。

　　精華液也能用來加強肌膚內部失調，在需要時重新均衡膚況。大部分的精華液能根據個人的膚況提供改善效果，直到肌膚或整個系統重新找回均衡為止。有些溫和的精華液比如敏感肌精華（第276頁），和抗氧精華（第277頁），則是可以日常使用，加強保濕。

臉部精華

鞏固身體系統精華

橙花活力精華

有時候肌膚不會如你所願容光煥發。在臉上按摩有豐富營養成分的精華液，就有助於重新恢復肌膚活力。

肌膚類型
各膚質皆適合

使用時機
早晚

可製作的分量
6 盎司（180ml）

Tip
此配方做好的分量相當大。若是日常使用，你可以分裝到小的壓瓶（2 盎司／50ml），把剩下的精華液放在冰箱，要用時再拿出來。

優點
山茶花籽油、大麻籽油和杏桃核仁油不僅是適合所有肌膚類型的迷人保濕品，對於混合肌更是有效。調和橙花、葡萄柚和茉莉精油，能帶來溫暖與清新效果，使用時輕輕按摩可以促進血液流到肌膚表層。

工具
- 2 個小型燒杯
- 已噴灑 70％乙醇酒精的附壓頭玻璃瓶（6 盎司／200ml）（請見左方的「Tips」）

材料

精油複方	5 滴（0.25ml）	橙花精油
	5 滴（0.25ml）	葡萄柚精油
	5 滴（0.25ml）	茉莉原精
基底	¼ 杯（60ml）	大麻籽油
	¼ 杯（60ml）	山茶花籽油
	¼ 杯（60ml）	杏桃核仁油

作法
1. 調和精油：將橙花、葡萄柚和茉莉精油放入燒杯裡混合，用鋁箔紙或保鮮膜包好靜置一旁。
2. 製作基底：在第二個燒杯中，混合大麻籽油、山茶花籽油和杏桃核仁油，攪拌均勻。
3. 將步驟 1、2 材料進行混合，使所有材料完全融合。把成品移至準備好的瓶子裡密封。適當存放的話，精華液最多可以放置 6 個月。

變化
1. 可以用等量的葡萄籽油來取代杏桃核仁油。
2. 要做出更經濟實惠的成品，你可以用等量的薰衣草或無光敏佛手柑精油來取代橙花精油。這兩種精油都和橙花一樣，有安定、防腐和抗菌效果。

如何使用

用溫水浸濕洗臉巾擦拭臉部。壓 5 至 10 滴精華液在指尖上，塗抹在微濕的臉上。按摩約 30 秒，再接續使用化妝水和保濕品。

玫瑰緊實精華

此款能緊實又抗老的精華液富含必需脂肪酸，可以讓肌膚感到濕潤，看起來有活力。

肌膚類型
各膚質皆適合

使用時機
晚上

可製作的分量
4 盎司（125ml）

Tip
作為去角質（如橘子醬磨砂膏，請見第 295 頁）後使用。

優點
可可脂、玫瑰果油和甜杏仁油有豐富的飽和式脂肪，能提供防護罩，有助於修復、保濕受損肌膚。可可脂和杏仁油是有效的潤滑劑，可以保護肌膚水分不流失，也能改善肌膚彈性。杏仁油有大量的維生素 E，也是抗氧化劑；滋潤的玫瑰果油含有 omega-3、6、9 脂肪酸。此配方中的複方精油可以平衡膚質。

工具
- 2 個小型燒杯　　• 玻璃攪拌棒
- 已噴灑 70％乙醇酒精的附壓頭玻璃瓶（6 盎司／200ml）（請見第 219 頁）

材料

精油複方	各 5 滴（0.25ml）	奧圖玫瑰、苦橙葉和無光敏佛手柑精油
基底	1 茶匙（5ml）	可可脂
	¼ 杯（60ml）	玫瑰果油和甜杏仁油（請見第 263 頁）
	5 滴（0.25ml）	竹子萃取

作法
1. 調和精油：在燒杯中混合所有的精油後，包覆杯口靜置一旁。
2. 製作基底：把耐熱玻璃碗放入裝有熱水（86 ℉／30℃，不需沸騰）的深鍋裡加熱，讓碗溫熱。加入可可脂使其完全融化，之後離開熱源。
3. 在第二個燒杯中，混合玫瑰果籽和甜杏仁油，再加入融化的可可脂，攪拌均勻，直到所有材料完全整合且開始變稠為止。
4. 加入備好的複方精油，混合均勻。
5. 把成品移至準備好的瓶子裡密封。適當存放的話，精華液最多可以放置 6 個月。

變化
可以用等量的乳油木果脂或椰子油來取代可可脂，並用杏桃核仁油或葡萄籽油取代甜杏仁油。

如何使用

壓 5 至 10 滴精華液在指尖上，輕拍在乾淨、收斂過的肌膚上，再用指尖輕輕按摩。如果需要的話，可以接續用抗老保濕晚霜（請見第 267 頁的「變化」）。因為此配方裡有可可脂，可以不需用另外擦其他保濕品了。

抗老精華

此款精華液有富含脂肪酸的油，可以每天使用，喚醒缺水或老化的肌膚。早上使用時，可以再接著使用保濕品，給肌膚多一層防護，抵抗環境汙染源；晚上使用時，就不太需要額外保濕。可以實驗看看，找出最適合自己的用法。

肌膚類型
各膚質皆適合，特別是乾性肌或老化肌膚

使用時機
早晚

可製作的分量
7 盎司（220ml）

Tips
1. 這配方我比較喜歡用胡蘿蔔根浸泡油調和芝麻油，但若是調和了其他基底油如特級初榨橄欖油也可以。本配方裡不論基底油為何，都一定要用胡蘿蔔根浸泡油，而非胡蘿蔔籽精油。

2. 此配方做好的分量相當大。若是日常使用，你可以分裝到小的壓瓶（2 盎司／50ml），然後把剩下的精華液

工具
- 2 個小型燒杯
- 玻璃攪拌棒
- 已噴灑 70％乙醇酒精的附壓頭玻璃瓶（8 盎司／250ml）（請見右方的「Tips」）

材料
精油複方
10 滴（0.5ml）	葡萄柚精油
5 滴（0.25ml）	依蘭精油
2 滴	迷迭香精油
2 滴	薑精油

基底
¼ 杯（60ml）	荷荷巴油
¼ 杯（60ml）	玫瑰果油
¼ 杯（60ml）	胡蘿蔔根浸泡油
¼ 杯（60ml）	月見草油
5 滴（0.25ml）	竹子萃取物
5 滴（0.25ml）	石榴萃取物

作法
1. 調和精油：在燒杯中混合葡萄柚、依蘭、迷迭香和薑精油後，用鋁箔紙或保鮮膜包好靜置一旁。

2. 製作基底：在第二個燒杯中，混合荷荷芭油、玫瑰果油、胡蘿蔔跟浸泡油與月見草油，攪拌均勻。再加入竹子和石榴萃取物攪拌均勻。

3. 加入備好的精油複方攪拌，直到所有材料結合在一起。

放在冰箱，要用時再拿出來。

3. 清洗器具和設備時，一定要用乾紙巾擦拭後再洗。這樣可以避免油類殘留在水管而堵住，以防渣垢積累在水槽中。

優點

此配方有大量脂肪酸，因此可以滋養肌膚，讓肌膚保住水分、年輕活化。石榴萃取物有抗氧化特性，可幫助肌膚自我修復。這裡的精油複方可讓肌膚提神，促進循環，使肌膚看起來健康、年輕。

把成品移至準備好的瓶子裡密封。適當存放的話（請見第 219 頁），精華液最多可以放置 6 個月。

變化

1. 可以用等量的琉璃苣油來取代月見草油，它有大量的 γ 次亞麻仁油酸（GLA），為必需脂肪酸。

2. 敏感肌的人可以用等量的羅馬洋甘菊精油來取代依蘭精油。

3. 你可以用等量的萊姆（蒸餾）或無光敏佛手柑精油來取代葡萄油精油。

如何使用

在仔細清洗和收斂後的肌膚上使用。壓 5 至 10 滴精華液在指尖上，輕拍在額頭、雙頰和下巴。用指尖輕輕按摩、點壓全臉。之後可以使用抗老保濕日霜（第 266 頁）。

過敏警告

葡萄柚精油雖然尚未經過敏感驗證，但葡萄柚果汁內的成分可能會破壞特定處方用藥的藥效。如果你有服藥且醫生提醒過不要吃葡萄柚，我建議可以用等量的無光敏佛手柑精油或萊姆（蒸餾）精油替代。

維生素 C 精華

生病、壓力大或身體失調時，免疫系統就會淪陷，反應在肌膚上。維生素 C 能預防讓肌膚有彈性的膠原蛋白流失。攝取大量水果和蔬菜是補充膠原蛋白的一種方法；局部塗抹維生素 C 則是另一種，它可以使肌膚表層年輕化，呈現出濕潤的膚況。

肌膚類型

各膚質皆適合

使用時機

晚上（請見第 275 頁的「如何使用」）

可製作的分量

10 盎司半（315ml）

Tips

1. 這配方我比較喜歡用胡蘿蔔根浸泡油調和芝麻油，但若是調和其他基底油如特級初榨橄欖油也可以。本配方裡不論基底油為何，都一定要用胡蘿蔔根浸泡油，而非胡蘿蔔籽精油。

2. 市面上有許多類型的維生素 C 產品。最好是使用取自莓果和水果的無合成維生素 C 粉，此種產品可能是膠囊（得把膠囊打開）

工具

- 小型燒杯
- 玻璃攪拌棒
- 已噴灑 70％乙醇酒精的附壓頭玻璃瓶（12 盎司／350ml）（請見第 219 頁）

材料

精油複方

5 滴（0.25ml）	桔精油
5 滴（0.25ml）	橙精油
5 滴（0.25ml）	葡萄柚精油

基底

1 茶匙（5ml）	乳化蠟 NF
¼ 杯（60ml）	胡蘿蔔根浸泡油
半杯（125ml）	濾過的溫水（86 ℉／30℃）
半杯（125ml）	甘油
半茶匙（2.5ml）	抗壞血酸（即維生素 C；請見左方「Tips2」）
5 滴（0.25ml）	桔抗微生物配方（第 36 頁）
10 滴（0.25ml）	維生素 E 油

作法

1. 調和精油：在燒杯中混合桔、橙和葡萄柚精油後，用鋁箔紙或保鮮膜包好靜置一旁。

2. 製作基底：把耐熱玻璃碗放入有熱水（86 ℉／30℃，不需沸騰）的深鍋裡加熱，讓碗溫熱。加入乳化蠟使其完全融化，之後加進胡蘿蔔根浸泡油，混合攪拌直到材料都結合在一起。

或粉狀的形式。

3. 清洗器具和設備時，一定要用乾的紙巾擦拭後再洗。這樣可以避免油類殘留在水管而堵住，以防渣垢積累在水槽中。

此配方有大量的維生素 C 和 E、β 胡蘿蔔素，這些抗氧化成分能預防會加速老化的自由基。維生素 C 還有助於肌膚裡的膠原蛋白生成，促進肌膚緊實，看起來更顯年輕。桔複方精油精細則能讓肌膚乾淨、清爽。

3. 在小碗中，混合溫水、甘油、抗壞血酸、抗微生物配方和維生素 E 油，加入融化的乳化蠟攪拌，直到所有材料結合在一起。把碗離開熱源，攪拌好直到混合物開始變稠。

4. 攪拌時，慢慢加進備好的精油混合品，繼續攪拌均勻。

5. 把成品移至準備好的瓶子裡密封。適當存放的話（請見第 219 頁），精華液最多可以放置 3 個月。

變化

1. 用等量的 Emulsimulse（經過環保認證的蠟）來取代美國國家處方集認證的蠟。

2. 可用 2 大匙（30ml）芝麻油和 2 大匙（30ml）玫瑰果油來取代胡蘿蔔根浸泡油。

如何使用

在仔細清洗和收斂後的肌膚上使用。壓 5 至 10 滴精華液在指尖上，輕拍在額頭、雙頰和下巴。用指尖輕輕按摩、點壓全臉。之後可以使用番紅花夜間保濕霜（第 254 頁）。

因為此款精華液中有抗壞血酸，所以建議使用 21 天（需避免過度曝曬，因為這會引發敏感），接著停用 2 至 3 個月。當你覺得肌膚又開始需要特別支持時，再開始使用。

過敏警告

葡萄柚精油雖然尚未經過敏感驗證，但葡萄柚果汁內的成分可能會破壞特定處方用藥的成效。如果你有服藥且醫生提醒過不要吃葡萄柚，我建議可以用等量的無光敏佛手柑精油或萊姆（蒸餾）精油替代。

敏感肌精華

此款精華液是由世界上三個不同地區的油所製成：摩洛哥的堅果油、中國的山茶花籽油，還有南非的瑪乳拉果油。這三種都是強效的抗氧化成分，能保護所有類型的肌膚不受自由基這種會加速老化成分的干擾。

肌膚類型
敏感肌

使用時機
早晚

可製作的分量
6½ 盎司（180ml）

Tip
清洗器具和設備時，一定要用乾的紙巾擦拭後再洗。這樣可以避免油類殘留在水管而堵住，以防渣垢積累在水槽中。

優點
此配方有大量的油酸，因此可以滋養肌膚，保濕且保護肌膚。矢車菊萃取物稍微能收斂，有涼爽的效果。橙花精油能讓配方幫助肌膚自我修復。這款精油複方可讓肌膚提神，促進循環，使肌膚看起來健康、年輕。

工具
- 小型燒杯
- 已噴灑 70％乙醇酒精的附壓頭玻璃瓶（6 盎司／180ml）（第 219 頁）

材料

¼ 杯（60ml）	摩洛哥堅果油
¼ 杯（60ml）	山茶花籽油
¼ 杯（60ml）	瑪乳拉果油
10 滴（0.5ml）	維生素 E 油
10 滴（0.5ml）	矢車菊萃取物
5 滴（0.25ml）	橙花精油

作法

1. 在燒杯中混合摩洛哥堅果油、山茶花籽油和瑪乳拉果油。加入維生素 E 油和矢車菊萃取物，攪拌均勻。再倒入橙花精油後混合。
2. 把成品移至準備好的瓶子裡密封。適當存放的話（請見第 219 頁），精華液最多可以放置 6 個月。

變化

1. 此配方中的三種基底油（摩洛哥堅果油、山茶花籽油和瑪乳拉果油）價格都不便宜，也很難找到。可以用等量的荷荷芭油來取代它們任何一種，是適合敏感肌的全方位油品。
2. 要做出更經濟的調配，可以用 3 滴薰衣草或苦橙葉精油來取代橙花。這兩種都與橙花一樣有安定、防腐和抗菌效果。

如何使用

在仔細清洗和收斂後的肌膚上使用。壓 5 至 10 滴精華液在指尖上，輕拍在額頭、雙頰和下巴。用指尖輕輕按摩、點壓全臉。之後可以使用橙花保濕霜（第 264 頁）。

抗氧化修復精華

因為過度日曬或因為受傷、藥物而導致肌膚受損需要修復時，就使用此款精華液。

肌膚類型
各膚質皆適合，特別是敏感肌

使用時機
早晚

可製作的分量
4 盎司（125ml）

Tip
橙花保濕霜（第264頁）適合在此精華液後使用。

優點
摩洛哥堅果油除了是強大保濕品之外，它也有抗老和修復傷口的特性，還可以減少皮脂生成，所以對於因荷爾蒙長痘痘的人來說很有益處。杏桃核仁油能讓肌膚感覺絲滑。矢車菊萃取物是輕效的收斂劑，能讓肌膚感覺涼爽。

工具
- 2 個小型燒杯　　• 玻璃攪拌棒
- 已噴灑 70％乙醇酒精的附壓頭玻璃瓶（5 盎司／125ml）（請見第 219 頁）

材料

精油複方	5 滴（0.25ml）	奧圖玫瑰精油
	5 滴（0.25ml）	橙花精油
	1 滴	依蘭精油
基底	¼ 杯（60ml）	摩洛哥堅果油
	¼ 杯（60ml）	杏桃核仁油
	20 滴（1ml）	維生素 E 油
	10 滴（0.5ml）	矢車菊萃取物

作法
1. 調和精油：在燒杯中混合奧圖玫瑰、橙花和依蘭精油後，用鋁箔紙或保鮮膜包好靜置一旁。
2. 在第二個燒杯中，混合摩洛哥堅果油和杏桃核仁油後，再加入維生素 E 油和矢車菊萃取物，攪拌均勻。
3. 倒入備好的精油調和物。把成品移至準備好的瓶子裡密封。適當存放的話（請見第 219 頁），此精華液最多可以放置 6 個月。

變化
1. 要做更滋潤的基底，可以用等量的甜杏仁油、芝麻油或葵花油來取代杏桃核仁油。
2. 要做出更經濟的調配，可以將橙花和奧圖玫瑰精油的量減半，換成薰衣草和天竺葵精油。
3. 敏感肌的人，可以用等量的羅馬洋甘菊精油來取代依蘭。

如何使用

在仔細清洗和收斂後的肌膚上使用。壓 5 至 10 滴精華液在指尖上，輕拍在額頭、雙頰和下巴上。

利用面部診斷來選擇精油

傳統中醫和阿育吠陀醫療中,臉是診斷用的工具,我們的臉可以反映出個人整體身心健康狀況。臉的每個區域都與內臟器官息息相關,若任何器官出現失調,就會反映在個人膚況和面部線條上。特定精油可以加強並幫助治療失調的系統。

身體系統	對應的精油
心血管系統	薰衣草、奧圖玫瑰、橙花
大腸	豆蔻、羅勒、胡蘿蔔籽
消化系統	奧圖玫瑰、杜松果、佛手柑、柳橙、檸檬、桔、豆蔻、甜羅勒、橙花、薑、萊姆
免疫系統	乳香、薰衣草、松針、甜馬鬱蘭、香茅
肝臟和胰臟	葡萄柚、薑、薄荷、佛手柑、柳橙、檸檬、桔、橙花、薑、萊姆
腎臟與生殖系統	天竺葵、奧圖玫瑰、杜松果、檀香、快樂鼠尾草
呼吸系統	茶樹、白千層、迷迭香、乳香、松針

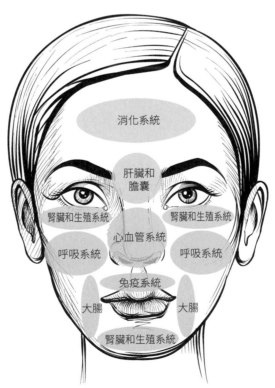

消化排毒精華

　　額頭部位長痘痘或泛紅以及暗沈、看起來充血的肌膚可能是消化淤塞的徵兆。這可能伴隨便祕、頭痛和噁心的狀況。需減少咖啡因、酒精、香菸、豐富脂肪酸和乳製品的攝取。建議使用此精華液或搭配保濕霜一起用，並搭配淨化的飲食和運動，持續 3 至 6 週。

肌膚類型
各膚質皆適合

使用時機
早晚

可製作的分量
1 盎司（30ml）

Tip
敏感肌的人可以將精油分量減少成每種只用 2 滴。

優點
奧圖玫瑰、杜松果和佛手柑精油混合就帶有賦活和平衡作用。輕輕按摩臉部時，其香味還能放鬆心情，消除全身緊繃，包括消化腸道，也讓腸液能順暢流動。此調配還能幫助消化，預防脹氣和胃氣。

工具

- 2 個小型燒杯　　　• 玻璃攪拌棒
- 已噴灑 70%乙醇酒精的附壓頭玻璃瓶或滴管瓶（1 盎司／ 30ml）

材料

精油複方	各 5 滴（0.25ml）	奧圖玫瑰精油、杜松果精油和佛手柑精油
基底	4 茶匙（20ml）	芝麻油
	2 茶匙（10ml）	胡蘿蔔根浸泡油

作法

1. 調和精油：在燒杯中混合所有精油，用鋁箔紙或保鮮膜包好靜置一旁。
2. 製作基底：在第二個燒杯中，混合芝麻油和胡蘿蔔根浸泡油後，攪拌均勻。
3. 倒入備好的精油調和物，搖晃均勻讓所有材料結合。把成品移至準備好的瓶子裡密封。適當存放的話（請見第 219 頁），此精華液最多可以放置 6 個月。

變化

消化排毒面膜：在碗中倒入 6 滴精華液、2 大匙（30ml）白礦土（高嶺土）和 3 大匙（45ml）水。攪拌均勻變成滑順的膏狀。敷在乾淨的臉上，等 10 至 15 分鐘讓面膜變乾後，用溫水洗淨。此配方分量為一份。

如何使用

在乾淨的水槽中放溫水。加入 6 滴精華液攪拌。把洗臉巾浸泡在溶液中後，將浸濕的毛巾覆蓋在臉上約 30 秒，接著緩緩擦拭。重複 3 至 6 次後，於臉上抹上 3 或 4 滴的精華液按摩吸收。

肝膽養護精華

雙眉中間
（肝臟和膽囊）

　　雙眉中間長痘痘或有明顯皺紋，可能是肝臟出現問題；細紋則是膽囊有問題。這可能會伴隨噁心、頭痛和感到挫折的狀況。將油膩食物、酒精和香菸減量。使用此精華液持續3至6週，並搭配淨化飲食和運動課程。請見第279頁了解如何使用。

肌膚類型
各膚質皆適合

使用時機
早晚

可製作的分量
1 盎司（30ml）

Tip
此精華液可以單用，也可以搭配保濕霜使用。每天早晚各一次。

優點
葡萄柚、薑和薄荷都是使人精神充沛的精油。在臉上輕輕按摩，可以促進血液循環，打開阻塞的毛孔。

工具

- 2 個小型燒杯
- 玻璃攪拌棒
- 已噴灑 70%乙醇酒精的附壓頭玻璃瓶或滴管瓶（1 盎司／30ml）

材料

精油複方	10 滴（0.5ml）	葡萄柚精油（請見第 275 頁的「敏感警告」）
	2 滴	薑精油
	2 滴	薄荷精油
基底	4 茶匙（20ml）	芝麻油
	2 茶匙（10ml）	胡蘿蔔根浸泡油（請見第 272 頁的「Tip」）

作法

1. 調和精油：在燒杯中混合所有精油，用鋁箔紙或保鮮膜包好靜置一旁。
2. 製作基底：在第二個燒杯中，混合芝麻油和胡蘿蔔根浸泡油後，攪拌均勻。
3. 倒入備好的精油調和物，搖晃均勻讓所有材料結合。把成品移至準備好的瓶子裡密封。適當存放的話（請見第 219 頁），此精華液最多可以放置 6 個月。

變化

1. 敏感肌的人，可將每種精油分量減半。
2. 製作肝膽調理面膜：在碗中倒入 6 滴精華液、2 大匙（30ml）白礦土（高嶺土）和 3 大匙（45ml）水。攪拌均勻變成滑順的膏狀。敷在乾淨的臉上，等 10 至 15 分鐘讓面膜變乾後，用溫水洗淨。此配方分量為一份。

肺部養護精華

雙頰長痘痘、氣色蒼白冰冷，代表呼吸系統可能失調。減少攝取乳製品，利用擴香釋出負離子來淨化環境。花粉症猖獗的季節或覺得胸悶時，可使用此精華。

肌膚類型
各膚質皆適合

使用時機
早晚

可製作的分量
1 盎司（30ml）

Tip
此精華液可以單用，也可以搭配保濕霜使用。每天早晚各一次。

優點
茶樹、乳香和豆蔻精油能幫助通暢鼻咽通道。在臉上輕輕按摩，可以幫助呼吸，打開阻塞的毛孔。

工具

- 2 個小型燒杯
- 玻璃攪拌棒
- 已噴灑 70%乙醇酒精的附壓頭玻璃瓶或滴管瓶（1 盎司／ 30ml）

材料

精油複方	3 滴	茶樹精油
	5 滴（0.25ml）	乳香精油
	3 滴	豆蔻精油
基底	2 茶匙（10ml）	大麻籽油
	4 茶匙（20ml）	葵花油

作法

1. 調和精油：在燒杯中混合茶樹、乳香和豆蔻精油，用鋁箔紙或保鮮膜包好靜置一旁。
2. 製作基底：在第二個燒杯中，混合大麻籽油和葵花油後，攪拌均勻。
3. 倒入備好的精油調和物，搖晃均勻讓所有材料結合。把成品移至準備好的瓶子裡密封。適當存放的話（請見第 219 頁），此最多精華液可以放置 6 個月。

變化

1. 敏感肌的人，可將每種精油分量減半。
2. 製作肺部調理面膜：以此精華液配方根據第 280 頁的面膜製作方法操作。

如何使用

在乾淨的水槽中放溫水。加入 6 滴精華液攪拌。把洗臉巾浸泡在溶液中後，將浸濕的毛巾覆蓋在臉上約 30 秒，接著緩緩擦拭。重複 3 至 6 次後，於臉上抹上 3 或 4 滴的精華液按摩吸收。

腎臟養護精華

　　黑眼圈和眼周浮腫代表腎臟可能失調。減少糖、咖啡因和酒精的攝取量，用新鮮蔬果來補充飲食。增加運動，平時就要養足睡眠。在你覺得心神疲乏時使用此精華液。

肌膚類型

各膚質皆適合

使用時機

早晚

可製作的分量

1 盎司（30ml）

Tip

此精華液可以單用，也可以搭配保濕霜使用。每天早晚各一次。

優點

身心俱疲時，天竺葵、杜松果和奧圖玫瑰精油可帶來修整、均衡。在臉上輕輕按摩，可以舒緩發炎，鎮定神經系統。

工具

- 2 個小型燒杯
- 玻璃攪拌棒
- 已噴灑 70%乙醇酒精的附壓頭玻璃瓶或滴管瓶（1 盎司／30ml）

材料

精油複方	3 滴	天竺葵精油
	5 滴（0.25ml）	杜松果精油
	3 滴	奧圖玫瑰精油
基底	4 茶匙（20ml）	杏桃核仁油
	2 茶匙（10ml）	玫瑰果油

作法

1. 調和精油：在燒杯中混合所有的精油，用鋁箔紙或保鮮膜包好靜置一旁。
2. 製作基底：在第二個燒杯中，混合杏桃核仁油和玫瑰果油後，攪拌均勻。
3. 倒入備好的精油調和物，搖晃均勻讓所有材料結合。把成品移至準備好的瓶子裡密封。適當存放的話（請見第 219 頁），此精華液最多可以放置 6 個月。

變化

1. 敏感肌的人，可將每種精油分量減半。
2. 製作腎臟調理面膜：以此精華液配方根據第 283 頁的面膜製作方法操作。

如何使用

在乾淨的水槽中放溫水。加入 6 滴精華液攪拌。把洗臉巾浸泡在溶液中後，將浸濕的毛巾覆蓋在臉上約 30 秒，接著緩緩擦拭。重複 3 至 6 次後，於臉上抹上 3 或 4 滴的精華液按摩吸收。

心臟養護精華

鼻子周遭長痘痘和泛紅可能是心血管系統失調。需減少油膩的食物、酒精和香菸，放下悲傷和擔憂。

肌膚類型
各膚質皆適合

使用時機
早晚

可製作的分量
1 盎司（30ml）

Tip
此精華液可以單用，也可以搭配保濕霜使用。每天早晚各一次。

優點
橙花、薰衣草和奧圖玫瑰精油都是幫助心臟的油品，可以打造出被擁抱、保護的感覺。在臉上輕輕按摩，可以舒緩發炎，鎮定神經系統。

工具
- 2 個小型燒杯
- 玻璃攪拌棒
- 已噴灑 70%乙醇酒精的附壓頭玻璃瓶或滴管瓶（1 盎司／30ml）

材料

精油複方	5 滴（0.25ml）	薰衣草精油
	3 滴	橙花精油
	3 滴	奧圖玫瑰精油
基底	4 茶匙（20ml）	杏桃核仁油
	2 茶匙（10ml）	玫瑰果油

作法
1. 調和精油：在燒杯中混合薰衣草、橙花和奧圖玫瑰精油，用鋁箔紙或保鮮膜包好靜置一旁。
2. 製作基底：在第二個燒杯中，混合杏桃核仁油和玫瑰果油後，攪拌均勻。
3. 倒入備好的合成調和物，搖晃均勻讓所有材料結合。把成品移至準備好的瓶子裡密封。適當存放的話（請見第 219 頁），此精華液最多可以放置 6 個月。

變化
製作心臟調理面膜：在碗中倒入 6 滴精華液、2 大匙（30ml）白礦土（高嶺土）和 3 大匙（45ml）水。攪拌均勻變成滑順的膏狀。敷在乾淨的臉上，等 10 至 15 分鐘讓面膜變乾後，用溫水洗淨。此配方分量為一份。

如何使用

在乾淨的水槽中放溫水。加入 6 滴精華液攪拌。把洗臉巾浸泡在溶液中後，將浸濕的毛巾覆蓋在臉上約 30 秒，接著緩緩擦拭。重複 3 至 6 次後，於臉上抹上 3 或 4 滴的精華液按摩吸收。

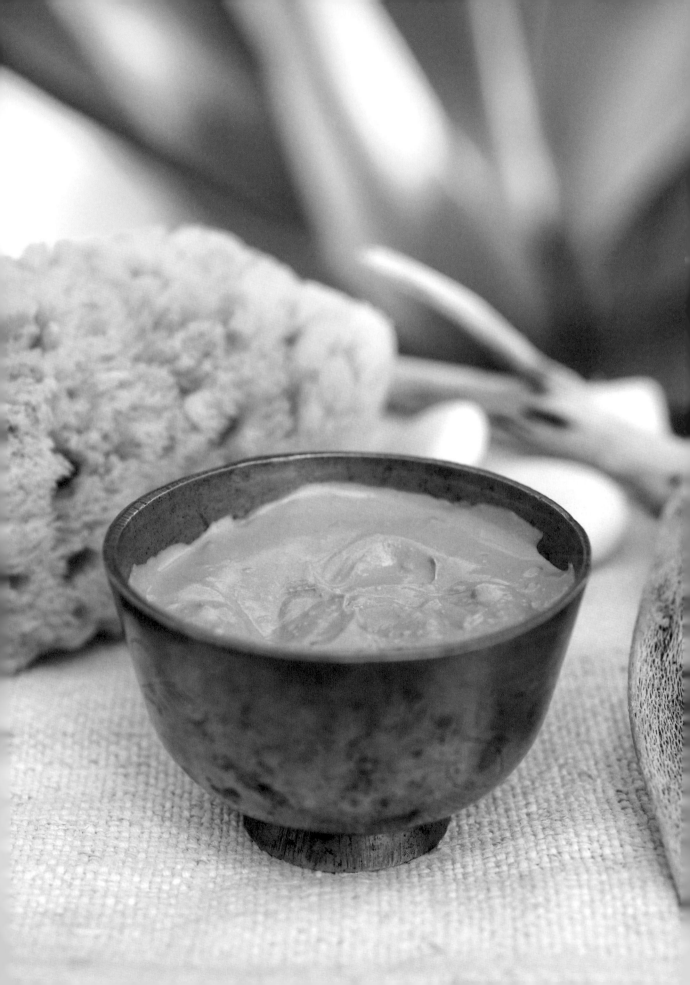

面膜

　　面膜可以舒緩、滋養肌膚，也是臉部清潔過程當中的重要環節，每週應該要進行兩三次。面膜就功能性來看，可以移除髒汙，幫助營養成分滲透、改善肌膚外貌。選擇適合自己肌膚類型的面膜，可以讓肌膚提振、活化、預防老化和有助於避免泛紅和長痘痘。敷面膜也能讓自己有機會放鬆，心情平和。

　　面膜放在臉上時應該要能帶來安定、放鬆，它們不該引起任何灼熱感。如果你在使用面膜時覺得感到刺癢，那就代表肌膚對產品起了反應造成敏感不感。如果罐子裡的面膜開始變乾，可以加一點點水，在使用前攪拌均勻。

乾性肌與老化肌適用的修復面膜

秋冬時節，空氣裡濕氣變少，肌膚會因此乾燥、容易脫皮，常見的膚況如玫瑰斑、濕疹和牛皮癬也會惡化。此款保濕面膜可以愛護肌膚，使肌膚柔嫩。

肌膚類型
各膚質皆適合，特別是乾燥、會脫皮的肌膚

使用時機
夜晚

可製作的分量
12 盎司（360ml）

Tips
1. 在混合物中慢慢（不是一次倒入）加進抗微生物配方和精油，可以預防結塊。

2. 敷面膜時，可能會有些許刺刺的感覺，這是因為面膜有強大的收斂效果，且面膜變乾時會收緊，所以這是完全正常的反應。不過若你感到灼熱感，那請立刻洗掉面膜，再以荷荷芭油舒緩肌膚。

工具
- 2 個小型燒杯
- 玻璃攪拌棒
- 鍋子
- 電動攪拌器
- 已噴灑 70％乙醇酒精的玻璃罐或 PET 寬口罐（1 盎司／ 30ml）

材料

精油複方
5 滴（0.25ml）	天竺葵精油
10 滴（0.5ml）	廣藿香精油

基底
¼ 杯（60ml）	玫瑰果油
¼ 杯（60ml）	甜杏仁油
2 大匙（30ml）	乳化蠟 NF
1 杯（250ml）	濾過的溫水（86 ℉／ 30℃）
20 滴（1ml）	玫瑰香抗微生物配方（請見第 36 頁）
1 大匙（15ml）	高嶺土

作法
1. 精油複方：在燒杯中混合天竺葵和廣藿香精油，用鋁箔紙或保鮮膜包好靜置一旁。

2. 在第二個燒杯中，混合玫瑰果油和甜杏仁油後，攪拌均勻後靜置備用。

3. 製作基底：把耐熱玻璃碗放入有熱水（86 ℉／ 30℃，不需沸騰）的深鍋裡加熱，讓碗溫熱。加入乳化蠟使其完全融化，之後加進玫瑰果油和甜杏仁油，混合攪拌直到材料都結合在一起。接著離開熱源。

此款修復性面膜的甜杏仁油和玫瑰果油能提供 omega-3、6、9 脂肪酸的保濕效果,而面膜泥中的礦物質有助解毒、調理肌膚。廣藿香則可以抗菌,也能幫助修復疤痕組織,其香氣也可以安定、放鬆心情。天竺葵精油可以使疲勞、脫皮的肌膚活化。

4. 在碗裡混合溫水、抗微生物配方和高嶺土。用電動攪拌器以低速攪打,慢慢倒入步驟 3 的油蠟混合物,攪拌至混合物呈白色蓬鬆狀。

5. 慢慢加入步驟 1 的精油調和物,搖晃均勻讓所有材料結合。把成品移至準備好的瓶子裡密封。適當存放的話(請見第 219 頁),此面膜最多可以放置 3 個月。

變化

1. 可以用等量的大麻籽油替換玫瑰果油,它也含有大量的 omega-3、6、9 脂肪酸。

2. 製作修復精華:你也可以把此面膜當中的某些成分改成整復精華,滋養所有類型的肌膚。在燒杯中混合甜杏仁油、玫瑰果油和備好的精油複方,攪拌均勻。把成品倒在準備好的 5 盎司(125ml)的附壓頭瓶。需要時,可以在晚上按照基本程序使用橙花活力後再用此精華液。如要加強保濕,可以在洗掉面膜後塗抹,停留整晚即可。

如何使用

把臉洗乾淨(如果可以就進行去角質)。使用指尖挖出 1 至 2 大匙(15 至 30ml)的面膜,均勻塗抹在臉上。等 15 至 20 分鐘,直到面膜完全乾掉,然後再輕輕用溫水洗掉。最好用玫瑰純露噴濕臉部,接著用絲滑玫瑰強效保濕霜(第 260 頁)保濕。一星期可在晚上進行二至三次。

堅果過敏警告

若你對堅果過敏,可以改用別種基底油。像是葡萄籽油、分餾椰子油或杏桃核仁油來取代甜杏仁油。這些油品也能做出輕質的基底。

即刻拉提面膜

自然老化是指肌膚開始失去彈性，氣色不再如年輕時容光煥發。可以促進循環，撫平細紋的面膜就是很好的加強品。

肌膚類型
老化

使用時機
夜晚

可製作的分量
3 盎司（100ml）

Tip
如果你是敏感肌或肌膚龜裂，請勿使用此面膜。

優點
一旦在阿拉伯樹膠粉內加入液體，就會形成凝膠狀。敷在臉上時，可以讓臉部涼爽、緊實。可可和咖啡因都是抗氧化成分，它們可以減緩泛紅、緊實肌膚、撫平細紋。佛手柑能均衡過多的油脂和調理肌膚，同時也能安定神經系統。

工具
- 2 個小型燒杯
- 鍋子
- 玻璃攪拌棒
- 電動攪拌器
- 已噴灑 70％乙醇酒精的玻璃罐或 PET 罐（4 盎司／100ml）

材料
10 滴（0.5ml）	佛手柑精油
¼ 茶匙（1ml）	甜杏仁油
1 大匙（15ml）	阿拉伯樹膠粉
1 大匙（15ml）	可可粉
¼ 杯（60ml）	溫的濾煮咖啡

作法
1. 在燒杯中混合佛手柑精油和甜杏仁油，用鋁箔紙或保鮮膜包好靜置一旁。
2. 在碗裡混合阿拉伯樹膠粉和可可粉，再加入精油複方攪拌均勻，慢慢加入咖啡並攪拌，直到形成凝膠。
3. 把成品移至準備好的罐子裡密封。適當存放的話（請見第 219 頁），此面膜最多可以放置 2 週。

變化
1. 可以用等量的廣藿香精油替換佛手柑精油。
2. 如果你對堅果敏感，可以用別的基底油（請見第 287 頁的「堅果過敏警告」）。

如何使用
把臉洗乾淨（如果可以就進行去角質）。使用指尖挖出 1 至 2 大匙（15 至 30ml）的面膜，均勻塗抹在臉上。等 15 至 20 分鐘，直到面膜完全乾掉，然後再輕輕用溫水洗掉（可能需要用濕的洗臉巾才能全擦掉）。最好用橙花純露化妝水（第 247 頁）噴濕臉部，接著用綠色美顏保濕霜（第 258 頁）保濕。一星期可在晚上進行二至三次。

粉刺痘痘調理面膜

長痘痘的原因有很多，出現痘痘時，睡前可以使用此調理面膜。

肌膚類型

油性肌、容易長粉刺的肌膚

使用時機

夜晚

可製作的分量

12 盎司（375ml）

Tip

在混合物中慢慢加入金縷梅（而非一次倒入）可以預防結塊。

優點

法國綠礦泥含有能幫肌膚解毒的礦物質；金縷梅是收斂劑，可以協助緊縮毛孔；茶樹和荳蔻精油是非常有效的抗菌和收斂劑，有助於預防感染；葡萄柚精油有清新的桔香氣，使心情愉悅。

工具

- 小型燒杯
- 玻璃攪拌棒
- 已噴灑 70%乙醇酒精的玻璃罐或 PET 寬口罐（14 盎司／ 400ml）

材料

精油複方	5 滴（0.25ml）	茶樹精油
	5 滴（0.25ml）	荳蔻精油
	5 滴（0.25ml）	葡萄柚精油（請見第 275 頁的「敏感警告」）
	半茶匙（2ml）	荷荷芭油
基底	1 杯（250ml）	法國綠礦泥
	半杯（125ml）	金縷梅純露

作法

1. 精油複方：在燒杯中混合茶樹、荳蔻和葡萄柚精油，還有荷荷芭油，靜置一旁備用。
2. 製作基底：把碗內混合綠礦泥和備好的精油複方，接著慢慢倒入金縷梅純露，攪拌至膏狀。
3. 把成品移至準備好的罐子裡密封。適當存放的話（請見第 219 頁），此面膜最多可以放置 3 週。

變化

敏感肌的人可以用等量濾過的溫水（86 °F ／ 30℃）來取代金縷梅純露。

如何使用

用溫水打濕洗臉巾擦臉，用指尖挖出 ¼ 茶匙（1ml）的面膜泥，塗抹在泛紅的部位上，停留一整晚。早上再用溫水輕輕洗掉，再用金縷梅純露噴濕臉部後抹上蘆薈凝膠，接著再擦上敏感肌精華（第 276 頁）保濕。如想要讓架儲期拉長至 6 至 8 個月，除了金縷梅純露之外，把所有材料調合在一起，放入罐內。要用時，挖出 2 大匙（30ml）的面膜泥，再以 1 至 2 大匙的（15 至 30ml）的金縷梅純露活化。

亮白肌顏面膜

　　此配方的製作靈感是來自北非和東印度古時候用來提亮肌膚的療法。可以一星期於晚上進行一次。

肌膚類型

各膚質皆適合，特別是乾性且有色素暗沈的肌膚

使用時機

夜晚

可製作的分量

6 盎司（200ml）

優點

鷹嘴豆粉有豐富的胺基酸，例如離胺酸就能舒緩粉刺和皰疹；精胺酸若局部使用時可以促進肌膚生成；麩胺酸能讓濕潤、提亮肌膚。檀香精油有提亮效果，幫助修復因為日曬造成的損傷。奧圖玫瑰精油可以安定和調理肌膚和神經系統。

工具

- 小型燒杯
- 玻璃攪拌棒
- 已噴灑 70%乙醇酒精的玻璃罐或 PET 寬口罐（14 盎司／ 400ml）

材料

精油複方	5 滴（0.25ml）	檀香精油
	5 滴（0.25ml）	奧圖玫瑰精油
基底	1 茶匙（5ml）	有機蔗糖
	半杯（125ml）	濾過的溫水（86 °F／ 30℃）
	¼ 杯（60ml）	鷹嘴豆粉

作法

1. 精油複方：在燒杯中混合檀香、奧圖玫瑰精油，包好後靜置一旁備用。
2. 在碗內混合糖和溫水，攪拌均勻讓糖溶解。
3. 把鷹嘴豆粉放在另一個碗，加入糖水混合攪拌。再倒入精油複方，攪拌到呈現膏狀。如果混合物看起來太稠，就再加水，一次 1 茶匙（5ml），直到達到理想的膏狀為止。
4. 把成品移至準備好的罐子裡密封。適當存放的話（請見第 219 頁），此面膜最多可以放置 2 天。

變化

製作提亮美顏油：在燒杯內把精油複方 6 大匙＋ 2 茶匙（100ml）的瑪乳拉果油。將成品放在 125ml 容量的瓶子並密封。晚上在清潔後滴幾滴在臉上按摩。

如何使用

把臉洗乾淨（如果可以就進行去角質）。使用指尖挖出 1 至 2 大匙（15 至 30ml）的面膜，均勻塗抹在臉上。等 15 至 20 分鐘，直到面膜完全乾掉，然後再輕輕用溫水洗掉（可能需要用濕的洗臉巾才能全部擦掉）。可以再用花香純露噴濕臉部，再以絲滑玫瑰強效保濕霜或番紅花夜間修復保濕霜保濕。

困擾肌顏面膜

此面膜中的礦物質可以舒緩油性肌或容易長粉刺的肌膚。

肌膚類型
油性肌和容易長粉刺的肌膚

使用時機
夜晚

可製作的分量
4 盎司（120ml）

Tip
在混合礦泥和其他原料時，若要有更滑順的質地，一定要到最後才加基底油。

優點
荷荷芭油能幫助肌膚維持本身的水分，平衡金縷梅純露的收斂效果。茶樹、田馬鬱蘭和荳蔻精油能抵禦細菌。綠礦泥可以去除肌膚上的髒汙，而高嶺土則含有大量能舒緩發炎的礦物質。

工具
- 小型燒杯
- 玻璃攪拌棒
- 已噴灑 70％乙醇酒精的玻璃罐或 PET 寬口罐（4 盎司／120ml）

材料

精油複方	5 滴（0.25ml）	茶樹精油
	5 滴（0.25ml）	甜馬鬱蘭精油
	5 滴（0.25ml）	豆蔻精油
基底	¼ 杯（60ml）	法國綠礦泥
	¼ 杯（60ml）	高嶺土
	¼ 杯（60ml）	金縷梅純露
	1 大匙（15ml）	荷荷芭油

作法

1. 精油複方：在燒杯中混合茶樹、甜馬鬱蘭和豆蔻精油，用鋁箔紙或保鮮膜靜置一旁備用。

2. 製作基底：在碗內混合綠礦泥和高嶺土，倒入備好的精油複方後攪拌均勻。攪拌時，慢慢加入金縷梅純露，混合至出現滑順的膏狀為止。之後再慢慢的添入荷荷芭油，直到所有原料都完整結合。

3. 把成品移至準備好的罐子裡密封。適當存放的話（請見第 219 頁），此面膜最多可以放置 4 週。

如何使用

把臉洗乾淨（如果可以就進行去角質）。使用指尖挖出 1 至 2 大匙（15 至 30ml）的面膜，均勻塗抹在臉上。等 15 至 20 分鐘，直到面膜完全乾掉，然後再輕輕用溫水洗掉（可能需要用濕的洗臉巾才能全部擦掉）。最好用橙花純露化妝水（第 247 頁）噴濕臉部，接著用綠色美顏保濕霜（第 258 頁）保濕。一星期可在晚上進行二至三次。

如要讓架儲期拉長至 6 到 8 個月，除了金縷梅純露和荷荷芭油之外，把所有材料一起放入罐內。要使用時就挖出 2 大匙（30ml）的面膜泥，再以 15ml 金縷梅純露和 3ml 的荷荷芭油予以活化。

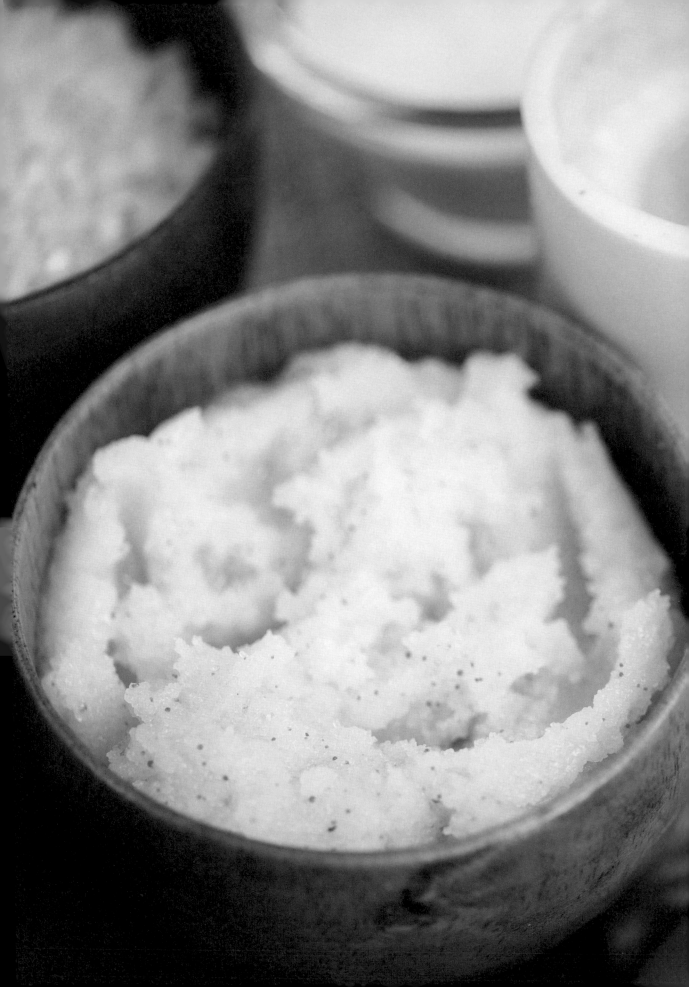

磨砂膏

磨砂膏是清潔過程中不可或缺的一部分，可以讓肌膚健康、容光煥發。磨砂膏會去除死掉的肌膚細胞，呈現全新肌膚，同時還能打開毛孔，讓肌膚能吸收天然產品提拱的營養成分。很重要的是，去角質並非越頻繁越好，每週只需要在晚上輕輕做臉部去角質 1 或 2 次即可。

身體去角質的過程與臉部去角質類似，可以去除身體上死掉的肌膚細胞。按摩的動作能促進循環，增加血液流到肌膚表層，藉此疏通淋巴結。去角質的額外好處是能使乳液或護膚油等保濕品得以滲透到肌膚深層。

刺激警告

使用磨砂膏前後至少 48 小時不可使用除毛產品，才能避免肌膚因為過度去角質而受損。

蜂蜜磨砂膏

此款磨砂膏能快速生效,自然洗淨肌膚,移除死細胞,調理整體膚況。

肌膚類型
各膚質皆適合

使用時機
晚上使用,每週一、
兩次

可製作的分量
2 盎司(60ml)

Tips

1. 如果磨砂膏變硬,
可以把產品放在裝
有溫水的碗中隔水
回溫。
2. 可以考慮添加乾燥
的桔果皮絲在本
款或本書的任何
磨砂膏配方。加 1
至 2 大 匙(15 至
30ml)到任何臉部
磨砂膏;2 至 4 大匙
(30 至 60ml) 到
任何身體磨砂膏。

優點

蜂蜜有抗氧化和抗
菌特性,能鞏固肌
膚的免疫力,有助
於減少老化跡象;
石榴萃取物可以亮
白、緊實肌膚;安
息香能幫助肌膚均
衡酸鹼值,舒緩乾
燥和脫皮的狀況。

工具

- 鍋子
- 玻璃攪拌棒
- 小型燒杯
- 已噴灑 70%乙醇酒精的玻璃瓶（2
盎司／ 60ml）（請見第 219 頁）

材料

2 大匙（30ml）	有機生蜂蜜
10 滴（0.5ml）	石榴萃取物
5 滴（0.25ml）	安息香精油
2 大匙（30ml）	有機原蔗糖

作法

1. 把耐熱玻璃碗放入裝有熱水（86℉／ 30℃ ,不需沸騰）
的深鍋裡加熱,讓碗溫熱。加入蜂蜜使其完全融化後,
離開熱源。

2. 倒入石榴萃取物和安息香精油攪拌均勻,再慢慢加入
蔗糖。

3. 把成品移至準備好的瓶子裡密封。適當存放的話（請
見第 219 頁）,此磨砂膏最多可以放置 2 週。

變化

要加強抗炎效果,可用等量的廣藿香精油取代安息香
精油。

如何使用

以溫水打濕洗臉巾擦臉,用指尖輕輕按摩臉上的磨砂膏後,
停留 1 分鐘,再用溫水打濕的洗臉巾洗掉。接著敷上化妝
水和保濕品。可以每週在晚上進行 1 或 2 次。

突尼西亞橘子醬磨砂膏

色素沉澱是老化肌膚很常見的問題，也是我們轉向化學換膚的原因之一。此款迷人的磨砂膏會帶來活力，是我從母親自製的天然除毛膏延伸變化而來。鮮榨的檸檬汁含有檸檬酸，可以打亮肌膚，使肌膚有自然光澤。

肌膚類型
各膚質皆適合，特別是油性肌或乾性肌

使用時機
晚上

可製作的分量
4½ 盎司（135ml）

Tip
要讓檸檬皮脫水，可以用細齒刨刀刮 1 顆有機（無蠟）檸檬的皮。將果皮均勻鋪在不沾或放有烘焙紙的烤盤上，在烤箱中以 150 °F ／ 70°C 烘烤一小時，直到果皮完全乾燥為止。如果檸檬皮沒有完全烘乾，可能會使完成的磨砂膏孳生黴菌或細菌。

優點
檸檬和糖都有提亮肌膚和磨砂去角質的功效。

工具
- 已噴灑 70%乙醇酒精的玻璃瓶（5 盎司／ 135ml）（請見第 219 頁）

材料

半杯（125ml）	有機原蔗糖
半杯（125ml）	新鮮現榨有機檸檬汁
1 大匙（15ml）	脫水有機檸檬皮絲（請見左方的「Tip」）
10 滴（0.5ml）	檸檬精油

作法

1. 在深鍋放入糖和檸檬汁，以小火慢煮到接近沸騰。加熱時要持續攪拌，直到混合物呈現焦糖色後關火，離開熱源。

2. 攪拌時，慢慢加入檸檬皮，再加入檸檬精油攪拌均勻。

3. 把成品移至準備好的瓶子裡密封。適當存放的話（請見第 219 頁），此磨砂膏最多可以置放 2 週。

變化

可用等量的萊姆（蒸餾）或桔精油取代檸檬精油。

如何使用

以溫水打濕洗臉巾擦臉，用指尖拿取 ¼ 杯（60ml）的磨砂膏，輕輕在臉上按摩，停留 1 分鐘，再用溫水打濕的洗臉巾洗掉。最好是接續用番紅花夜間亮顏化妝水（第 237 頁）和番紅花夜間修護保濕霜（第 254 頁）。可以每週在晚上進行 1 或 2 次。

敏感肌磨砂膏

此款磨砂膏是專門為敏感肌的人設計溫和去角質，因為他們的肌膚用一丁點產品按摩就會感到不適。

肌膚類型
敏感肌

使用時機
晚上

可製作的分量
4½ 盎司（135ml）

Tips

1. 以等量的環保認證蠟 Emulsimulse 來替換美國國家處方級的蠟。

2. 做出更細緻、含有更多水分的磨砂膏，可以另外加 3 大匙（45ml）濾過的溫水（86 ℉／30℃）。

工具

- 小型燒杯
- 玻璃攪拌棒
- 鍋子
- 已噴灑 70%乙醇酒精的玻璃罐（5 盎司／135ml）

材料

精油複方

| 5 滴（0.25ml） | 松針精油 |
| 5 滴（0.25ml） | 薰衣草精油 |

基底

1 大匙（15ml）	乳化蠟 NF
2 大匙（30ml）	荷荷芭油
6 大匙（90ml）	濾過的溫水（86 ℉／30℃）
10 滴（0.5ml）	花香抗微生物配方（第 37 頁）
1 大匙（15ml）	高嶺土

作法

1. 精油調和：在燒杯中混合松針、薰衣草精油，包覆杯口後靜置一旁備用。

2. 製作基底：把耐熱玻璃碗放入裝有熱水（86 ℉／30℃，不需沸騰）的深鍋裡加熱，讓碗溫熱。加入乳化蠟使其完全融化後，再添入荷荷芭油均勻攪拌，離開熱源。

3. 在碗內混合溫水和抗微生物配方，攪拌到冷卻，混合物變得濃稠滑順。倒入高嶺土攪拌，直到完全融合呈現膏狀。

4. 倒入備好的精油複方，持續攪拌結合。把成品移至準備好的罐子裡密封。適當存放的話（請見第 219 頁），

高嶺土富含可以緩和發炎、鎮定肌膚的礦物質。溫和的荷荷芭油含有花生酸，有助於調理像是酒糟的症狀。松針精油含有松烯，為溫和的清潔成分。薰衣草精油除了舒服的香氣之外，還有抗炎、抗菌和放鬆的效果。

此磨砂膏最多可以放置 3 個月。

變化

可用等量的法國綠礦泥來取代高嶺土。

如何使用

以溫水打濕洗臉巾擦臉，用指尖拿取 1 茶匙（5ml）的磨砂膏，輕輕在臉上按摩，停留 3 至 5 分鐘，再用溫水打濕的洗臉巾洗掉。可以接續在臉上噴清爽的薰衣草純露，再敷橙花保濕霜（第 264 頁）。每週使用一次。

平衡身體磨砂膏

　　高溫、乾熱的溫度會使肌膚乾燥、脫皮和發癢。可以在淋浴時使用此磨砂膏，使肌膚重新保有水分。

肌膚類型

各膚質皆適合

使用時機

每週 2 至 3 次

可製作的分量

半杯（105ml）

Tip

如果你覺得可可脂味道太濃，可以用無香味的分餾可可脂。

優點

可可脂非常保濕，它也是抗氧化成分。椰子油也有抗菌和抗黴菌特性。酪梨油含有脂溶性維生素 E、D 和 K，而且還富含礦物質。小蘇打不僅能提供磨砂需要的顆粒，還是鹼性並能除臭。

工具

- 燒杯
- 玻璃攪拌棒
- 鍋子
- 已噴灑 70 % 乙醇酒精的玻璃或 PET 罐（4 盎司／125ml）（請見第 219 頁）

材料

精油複方	20 滴（1ml）	萊姆（蒸餾）精油
	20 滴（1ml）	松針精油
基底	2 大匙（30ml）	可可脂
	2 大匙（30ml）	特級初榨椰子油
	2 大匙（30ml）	酪梨油（未精製）
	1 大匙（15ml）	小蘇打

作法

1. 精油複方：在燒杯中混合萊姆、松針精油，用鋁箔紙或保鮮膜包覆後靜置一旁備用。
2. 製作基底：把耐熱玻璃碗放入裝有熱水（86 ℉／30℃，不需沸騰）的深鍋裡加熱，讓碗溫熱。加入可可脂和椰子油使其完全融化。
3. 加入酪梨油和溫水攪拌至非常清澈，約 1 至 2 分鐘。輕輕攪拌，確認所有材料都融解，並均勻結合。加入小蘇打，攪拌直到完全結合後，把碗拿離熱源並冷卻。
4. 包覆好混合物，放進冰箱冷藏約 30 分鐘。
5. 從冰箱拿出混合物，攪拌直到軟化。倒入備好的精油複方，攪拌均勻。
6. 把成品移至準備好的罐子裡密封。適當存放的話（請見第 219 頁），此磨砂膏最多可以放置 3 週。

如何使用

用水打濕身體，然後挖一匙磨砂膏在腿和臀部的肌膚上按摩。再以溫水洗淨，以毛巾擦乾。接著在身上噴玫瑰純露，再擦上身體用油或乳液。

番紅花身體磨砂鹽

此身體磨砂膏有異國香氣，還能讓肌膚有光澤。

工具
- 燒杯
- 玻璃攪拌棒
- 已噴灑70%乙醇酒精的玻璃罐（10盎司／300ml）（請見第219頁）

材料

精油複方	5 滴（0.25ml）	澳洲檀香精油
	5 滴（0.25ml）	茉莉原精
	10 滴（0.5ml）	桔精油
基底	1 大匙（15ml）	金縷梅純露
	10 絲	番紅花
	2 大匙（30ml）	融化的椰子油
	1 杯（250ml）	細磨喜馬拉雅鹽（請見左方「Tip」）

作法

1. 在一個小碗內，用金縷梅純露浸泡番紅花，靜置 15 分鐘，直到溶液變成橙黃色。
2. 精油複方：同時，在燒杯中混合檀香、茉莉和桔精油，用鋁箔紙或保鮮膜包覆後靜置一旁備用。
3. 製作基底： 在碗內把番紅花與金縷梅調和液、融化的椰子油和喜瑪拉亞鹽混合在一起，攪拌直到出現顆粒膏狀。接著加入備好的精油複方，攪拌均勻。
4. 把成品移至準備好的罐子裡密封。適當存放的話（請見第219頁），此磨砂膏最多可以放置 3 週。

變化
可用等量的死海鹽取代喜馬拉雅鹽。

如何使用

在洗澡時使用。用水打濕身體，然後挖一匙磨砂膏在腿和臀部的肌膚上按摩。接著以溫水洗淨，以毛巾擦乾。接著在身上噴玫瑰純露，再擦上身體用油或乳液。

身體活絡磨砂膏

身體循環不好可能會讓肌膚看起來不平滑。用此款結合椰子油與山茶花籽油的磨砂膏，可以活化肌膚、改善循環，調理膚況。它能消緩橘皮組織外貌，讓肌膚看起來柔滑。

肌膚類型

各膚質皆適合

使用時機

每週 2 至 3 次

可製作的分量

3 杯（735ml）

Tip

若你是敏感肌，那就省略甜羅勒精油，因為它可能會造成某些人不適。

優點

可可萃取物會有調理和刺激肌膚效果，還有助於減緩橘皮組織。安息香精油有香草般的香味，也可以調理肌膚。桔和甜羅勒精油能改善循環。山茶花籽油富含油酸，可以保濕。

工具

- 鍋子
- 燒杯
- 玻璃攪拌棒
- 已噴灑70%乙醇酒精的玻璃罐（26盎司／750ml）（請見第 219 頁）

材料

基底

1 杯（250ml）	特級初榨椰子油
¼ 杯（60ml）	山茶花籽油
10 滴	可可萃取物
1 杯（250ml）	無糖乾椰絲
¾ 杯（175ml）	無十二烷基硫酸鈉（SLS）皂

精油複方

10 滴（0.5ml）	安息香精油
20 滴（1ml）	桔精油
5 滴（0.25ml）	甜羅勒精油

作法

1. 製作基底：把耐熱玻璃碗放入裝有熱水（86 ℉／30℃，不需沸騰）的深鍋裡加熱，讓碗溫熱。加入椰子油使其完全融化。倒入山茶花籽油，加熱直到油完全融解。離開熱源讓其冷卻，冷卻後把混合物包好放入冰箱，冷藏 30 分鐘直到呈半硬化。

2. 精油複方：同時，在燒杯中混合安息香、桔和甜羅勒精油，包好後靜置一旁備用。

3. 當基底油混合物半硬化時，加入可可萃取物。利用電

動攪拌器低速攪打，直到混合物變白、蓬鬆狀（請見第 314 頁的「Tip」）。倒入乾椰絲拌勻。再加入皂液，混合均勻。

4. 添入備好的精油複方，繼續攪拌直到全部材料結合在一起。

5. 把成品移至準備好的罐子裡密封。適當存放的話（請見第 219 頁），此磨砂膏最多可以放置 3 週。

變化

1. 可用等量的杏仁粉取代乾椰絲。

2. 用等量的杏桃核仁油取代山茶花籽油。

如何使用

在洗澡時使用。用水打濕身體，然後挖一匙磨砂膏在腿和臀部的肌膚上按摩。接著以溫水洗淨，以毛巾擦乾，可以接續在身上噴玫瑰純露。若想要再加強，可以用白茶纖體乳液（第 322 頁）加強保濕。

身體沐浴品
護膚油 · 乳液

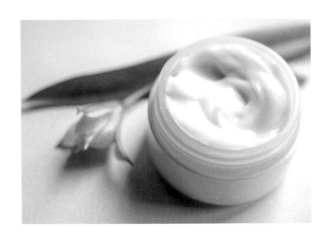

　　要讓身體保持年輕、柔嫩，最好是把傳統沐浴品換成精油為主的產品。油基底的身體沐浴品就跟傳統產品一樣可以去除髒汙和塵垢，但它們還有額外的優點，在不流失身體本身油脂之下還能滋潤身體。

　　身體護膚油是滋養、保濕肌膚最道地、最有效的方法。使用護膚油的最佳時機就是淋浴或泡澡和去角質後，此時的肌膚最乾淨，毛孔舒張，這樣的條件下，護膚油比較容易滲透，滋潤肌膚。

　　乳液可以保濕、保護肌膚；它們也能輸送精油和其他有療效的原料，例如香藥草成分和萃取物。乳液的液體對油脂比例較高，比起乳霜狀的保濕品質地不那麼黏稠，因此才適合來滋潤身體肌膚。

使用
安全警告

為了安全，你最好選用 PET 包裝的產品，才能預防在浴室裡摔破。

全身溫和沐浴乳

在淋浴時按摩全身一、兩分鐘，可以有助於促進身體循環，提亮整身肌膚。此款溫和但很有效的沐浴品可以作為日常使用，且臉和身體皆適用。

肌膚類型
各膚質皆適合

使用時機
清晨

可製作的分量
8 盎司（240ml）

優點
芝麻油有抗菌特性，對於乾燥、會脫皮的肌膚很有用。大麻籽油含有大量的 omega-3、6 和 9 脂肪酸，能滋養和修復受損的肌膚。杜松果精油經常用來調理油性肌、毛孔堵塞和靜脈曲張。此成分能適度抗菌和抗黴菌，在管理壓力、焦慮和神經緊張上的成果也不錯。苦橙葉精油對許多微生物活動有效果，它也有防腐和安定整體的特性。

工具
- 2 個燒杯
- 玻璃攪拌棒
- 已噴灑 70%乙醇酒精的玻璃或 PET 噴霧瓶（8 盎司／250ml）（請見第 309 頁的「Tip」）

材料
精油複方
5 滴（0.25ml）　杜松果精油
10 滴（0.5ml）　苦橙葉精油

基底
¾ 杯（175ml）　芝麻油
¼ 杯（60ml）　大麻籽油

作法
1. 精油複方：在燒杯中混合杜松果和苦橙葉精油，用鋁箔紙或保鮮膜包好後靜置一旁備用
2. 製作基底：在第二個燒杯中，混合芝麻油和大麻籽油，再加入備好的合成品，攪拌直到全部結合。
3. 把成品移至準備好的瓶子裡密封。適當存放的話（請見第 219 頁），此沐浴乳最多可以放置 6 個月。

變化
可用等量的山茶花籽油取代大麻籽油。

如何使用

淋浴前，用天然豬鬃毛刷或毛巾以畫圈方式，從小腿往上乾拭全身。接著在全身抹上收斂沐浴乳，接著再用雙手以沐浴乳按摩全身約 2 至 3 分鐘。用溫水淋浴洗淨後再以毛巾擦乾。之後可以再用保養噴霧或橙花花香純露化妝水（請見第 247 頁）來加強。

檀香可可皂

天氣可能會使肌膚乾燥、脫皮。用可可脂作為基底的手工皂，就能舒緩這些症狀，特別是照護雙臂和雙腿的肌膚。

肌膚類型

各膚質皆適合，特別是乾性肌

使用時機

任何時候

可製作的分量

12 塊香皂

Tips

1. 攪拌時慢慢加入蘋果醋有助於防止結塊，攪拌之後整個混合物會有點類似濃稠乳品。

2. 此配方在腿部除毛後使用會有很好的功效，可以讓雙腿柔嫩有光澤。

優點

可可脂、乳油木果脂和椰子油都有豐富的飽和脂肪，也有深層保濕特性。金盞花有助於舒緩脫皮和發炎的肌膚。高嶺土能作為磨砂膏和凝固劑。檀香精油則讓此香皂有異國芳香，也能舒緩肌膚發炎症狀。

工具

- 鍋子　　　　· 玻璃攪拌棒
- 12 杯馬芬烤盤，鋪上增厚烘焙紙

材料

1 杯（250ml）	可可脂
¼ 杯（60ml）	椰子油
¼ 杯（60ml）	乳油木果脂
¼ 杯（60ml）	金盞花甘油浸泡液
¼ 杯（60ml）	高嶺土或法國綠礦泥
2 茶匙（10ml）	蘋果醋
10 滴（0.5ml）	澳洲檀香精油

作法

1. 把耐熱玻璃碗放入裝有熱水（86℉／30℃，不需沸騰）的深鍋裡加熱，讓碗溫熱。加入可可脂、椰子油和乳油木果脂，讓它們完全融化。倒入金盞花浸泡液，攪拌均勻後離開熱源。

2. 在大碗中倒入礦泥，慢慢加入蘋果醋攪拌，直到成為乾性膏狀。此時加入融化的油脂和檀香精油，讓所有材料結合在一起。

3. 把成品均勻分裝到備好的馬芬杯裡，用保鮮膜密封，放入冰箱冷藏約 24 小時，直到皂體變硬。

4. 把做好的香皂裝在可密封的容器中。適當存放的話（請見第 219 頁），最多可以放置在冰箱裡 3 個月。

變化

可以用廣藿香取代檀香精油。

如何使用

每天淋浴時使用。肌膚以水打濕，用香皂塗抹全身。讓乳化的部分在身上停留 1 至 2 分鐘。以溫水洗淨全身，用毛巾擦乾。接續可用玫瑰護膚油保養（第 308 頁）。

身體潔淨按摩油

從事一些身體活動之後，自然都會有發炎症狀，這是因為身體產生壓力的反應。泡澡或輕輕按摩有助於去除積累的乳酸。此油品含有溫熱、抗炎的精油，有助於預防運動後的痠疼。

肌膚類型
各膚質皆適合

使用時機
運動過後

可製作的分量
8 盎司（250ml）

優點
薑精油有豐富的薑萜，可以生熱。豆蔻精油有桉油醇，是很有效的防腐劑和解充血劑。甜羅勒精油因為有刺激特性，對肌膚有類似收斂的效果，它也經證實是有效的抗氧化成分。此外它的丁香酚和甲基蔞葉酚成分也使之成為非常厲害的抗菌精油。檸檬香茅精油是非常有效的護膚品，可以控制細菌和黴菌感染。

工具
- 2 個燒杯
- 玻璃攪拌棒
- 已噴灑 70％乙醇酒精的玻璃或 PET 噴霧瓶（9 盎司／ 250ml）（請見第 309 頁「Tip」）

材料
15 滴（0.75ml）	薑精油
5 滴（0.25ml）	檸檬香茅精油
5 滴（0.25ml）	豆蔻精油
5 滴（0.25ml）	甜羅勒精油
1 杯（250ml）	芝麻油

作法
1. 在燒杯內混合所有精油，包覆杯口後靜置一旁。
2. 將芝麻油倒入第二個燒杯，再加入步驟 1 的混合精油，攪拌直到全部結合。
3. 把成品裝在備好的瓶子中密封。適當存放的話（請見第 219 頁），此油最多可以放置 3 個月。請見第 307 頁了解如何使用，理想上可以接著噴薰衣草純露（第 246 頁），會有涼爽的感覺與放鬆的香味。

變化
若你的膚況是一般或敏感肌，可以把精油分量減半。

溫熱精油

在按摩到肌膚上之前先讓精油變熱，不只能感覺更好，還能提升精油吸收。你可以將少量（2 至 3 茶匙／ 30 至 45ml）的備用油放在小碗，再擺入裝有熱水的大碗中隔水加溫，靜置直到精油溫度比室溫高一點。

廣藿香護膚油

芝麻基底的身體護膚油不僅保濕，也是護膚程序中很棒的補充，尤其是在冬季時節，嚴峻的天氣和家裡的暖氣系統，很容易讓肌膚乾燥，需要給予特別的呵護。

肌膚類型
乾性肌

使用時機
淋浴或泡澡後

可製作的分量
6 盎司（190ml）

優點
芝麻油富含亞麻仁油酸，可以保護肌膚不缺水，它也有抗菌特性，能提供一般防曬用途（SPF 為 2 至 3）。辛酸與癸酸（椰子油或棕櫚油本來就有的自然脂肪酸）可以提供穩定、絲滑的基底。竹子萃取物可以提供滑順、不油膩的質地。廣藿香深層、溫暖的香氣可以安定、舒緩；此精油也被認為是抗氧化成分，有助於預防肌膚受到紫外線的傷害。薄荷精油除了會令人感到涼爽之外，也能抗菌和鎮痛，可以舒緩疼痛。

工具

- 小型燒杯
- 玻璃攪拌棒
- 大型燒杯
- 已噴灑 70％乙醇酒精的玻璃或 PET 翻蓋式或附壓頭瓶子（7 盎司／200ml）（請見第 309 頁「Tip」）

材料

精油複方	10 滴（0.5ml）	廣藿香精油
	5 滴（0.25ml）	薄荷精油
基底	¾ 杯（175ml）	芝麻油
	1 大匙（15ml）	辛酸或癸酸
	10 滴（0.5ml）	竹子萃取物

作法

1. 精油複方：在小型燒杯中混合廣藿香和薄荷精油，以鋁箔紙或保鮮膜包好後靜置一旁備用。
2. 製作基底：在大型燒杯中混合芝麻油和辛酸，加進竹子萃取物，攪拌均勻。
3. 添入備好的精油複方，攪拌到所有材料結合在一起。
4. 把成品移至準備好的瓶子裡密封。適當存放的話（請見第 219 頁），此護膚油最多可以放置 6 個月。

變化

製作廣藿香身體凝膠：在小碗中混合 1 大匙（15ml）廣藿香身體護膚油，和 2 大匙（30ml）的蘆薈凝膠。把護膚油倒入蘆薈凝膠，攪拌成奢華的保濕凝膠，可以作為旅行用的護手霜（約能製成 1 盎司／ 30ml）。

如何使用

在淋浴結束後使用在濕潤或乾燥的肌膚上。利用雙手把 1 至 1 大匙半（15 至 22ml）的油塗抹全身，直到肌膚完全吸收為止。

玫瑰護膚油

此款護膚油可以讓肌膚感覺清爽、涼感，也有迷人的花香。

肌膚類型
乾性肌

使用時機
淋浴或泡澡後

可製作的分量
6 盎司（190ml）

優點
葵花油富含亞麻仁油酸，經發現可以幫助乾燥、龜裂的肌膚。辛酸與癸酸（椰子油或棕櫚油本來就有的自然脂肪酸）可以提供穩定、絲滑的基底。竹子萃取物可以提供滑順、不油膩的質地。大力推薦的玫瑰精油不僅有美麗的香氣，也可以維持肌膚緊實有光澤。苦橙葉則提供綠色草本香調，也能除臭和抗菌。

工具
- 小型燒杯
- 玻璃攪拌棒
- 大型燒杯
- 已噴灑 70％乙醇酒精的玻璃或 PET 翻蓋式或附壓頭瓶子（7 盎司／200ml）（請見第 309 頁「Tip」）

材料

| 精油複方 | 10 滴（0.5ml） | 奧圖玫瑰精油 |
| | 5 滴（0.25ml） | 苦橙葉精油 |

基底	¾ 杯（175ml）	葵花油
	1 大匙（15ml）	辛酸或癸酸
	10 滴（0.5ml）	竹子萃取物

作法
1. 精油調和：在小型燒杯中混合奧圖玫瑰和苦橙葉精油，以鋁箔紙或保鮮膜包好後靜置一旁備用。
2. 製作基底：在大型燒杯中混合葵花油和辛酸，加進竹子萃取物，攪拌均勻。
3. 添入備好的精油複方，攪拌到所有材料結合在一起。
4. 把成品移至準備好的瓶子裡密封。適當存放的話（請見第 219 頁），此護膚油最多可以放置 6 個月。

變化
製作玫瑰身體凝膠：在小碗中混合 1 大匙（15ml）玫瑰身體護膚油，和 2 大匙（30ml）的蘆薈凝膠。把護膚油倒入蘆薈凝膠，攪拌成奢華的保濕凝膠，可以作為旅行用的護手霜（約能製成 1 盎司／30ml）。

如何使用

在淋浴結束後使用在濕潤或乾燥的肌膚上。利用雙手把 1 至 1 大匙半（15 至 22ml）的油塗抹全身，直到肌膚完全吸收為止。

杏桃核仁護膚油

此款護膚油非常保濕，讓肌膚感覺絲滑，也有安定、清新的香氣。

肌膚類型
各膚質皆適合

使用時機
淋浴或泡澡後

可製作的分量
6 盎司（190ml）

Tip
此章節大部分配方製成的分量都很多，如果需要，可以將成品分裝在 2 個 4 盎司（100ml）、噴過70％乙醇酒精的玻璃或 PET 翻蓋式或附壓頭瓶子中。剩餘的部分可以放在冰箱，需要時再取出使用。

優點
杏桃核仁油屬於輕質油，也有抗氧化成分，非常適合使用在敏感肌和混合肌上。橙花、苦橙葉與橙精油有很棒的柑橙香氣，也有防腐和抗菌特性。

工具
- 小型燒杯
- 玻璃攪拌棒
- 大型燒杯
- 已噴灑 70％乙醇酒精的玻璃或 PET 翻蓋式或附壓頭瓶子（7 盎司／200ml）（請見第 309 頁「Tip」）

材料

精油複方	5 滴（0.25ml）	橙花精油
	5 滴（0.25ml）	苦橙葉精油
	5 滴（0.25ml）	橙精油

基底	¾ 杯（175ml）	杏桃核仁油
	1 大匙（15ml）	辛酸或癸酸
	10 滴（0.5ml）	竹子萃取物

作法
1. 精油複方：在小型燒杯中混合橙花、苦橙葉和橘子精油，以鋁箔紙或保鮮膜包好後靜置一旁備用。
2. 基底：在大型燒杯中混合杏桃核仁油和辛酸，加進竹子萃取物，攪拌均勻。
3. 添入備好的精油複方，攪拌到所有材料結合在一起。
4. 把成品移至準備好的瓶子裡密封。適當存放的話（請見第 219 頁），此護膚油最多可以放置 6 個月。

變化
製作杏桃核仁身體凝膠：在小碗中混合 1 大匙（15ml）杏桃核仁身體護膚油，和 2 大匙（30ml）的蘆薈凝膠。把護膚油倒入蘆薈凝膠，攪拌成奢華的保濕凝膠，可以作為旅行用的護手霜。

如何使用

淋浴結束後使用在濕潤或乾燥的肌膚上。利用雙手把 1 至 1 大匙半（15 至 22ml）的油塗抹全身，直到肌膚完全吸收為止。

荷荷芭護膚油

此款護膚油可以深層保濕，修復肌膚。

肌膚類型
各膚質皆適合

使用時機
淋浴或泡澡後

可製作的分量
6 盎司（190ml）

優點
荷荷芭油適用所有肌膚類型，是非常好的潤滑劑，敏感肌尤其適合。荷荷芭油與月見草油都能抗炎、滋潤乾性、脫皮的肌膚。竹子萃取物可以提供滑順、不油膩的質地。德國洋甘菊和永久花精油對於敏感、乾燥、龜裂肌膚也非常有效。

工具
- 小型燒杯
- 玻璃攪拌棒
- 大型燒杯
- 已噴灑 70％乙醇酒精的玻璃或 PET 翻蓋式或附壓頭瓶子（7 盎司／200ml）（請見第 309 頁「Tip」）

材料

精油複方	5 滴（0.25ml）	德國洋甘菊精油
	5 滴（0.25ml）	永久花精油
基底	¾ 杯（175ml）	荷荷芭油
	1 大匙（15ml）	月見草油
	10 滴（0.5ml）	竹子萃取物

作法
1. 精油調和：在小型燒杯中混合德國洋甘菊和永久花精油，以鋁箔紙或保鮮膜包好後靜置一旁備用。
2. 製作基底：在大型燒杯中混合荷荷芭油和月見草油，加進竹子萃取物，攪拌均勻。
3. 加入備好的精油複方，攪拌到所有材料結合在一起。
4. 把成品移至準備好的瓶子裡密封。適當存放的話（請見第 219 頁），此護膚油最多可以放置 6 個月。

變化
製作荷荷芭身體凝膠：在小碗中混合 1 大匙（15ml）荷荷芭身體護膚油，和 2 大匙（30ml）的蘆薈凝膠。把護膚油倒入蘆薈凝膠，攪拌成奢華的保濕凝膠，可以作為旅行用的護手霜。可以用等量的琉璃苣油來替換月見草油，這兩種油都含有大量的 GLA。

如何使用

淋浴結束後使用在濕潤或乾燥的肌膚上。利用雙手把 1 至 1 大匙半（15 至 22ml）的油塗抹全身，直到肌膚完全吸收為止。

曬後修復護膚油

此款護膚油含有加強保濕成分，有助於修復因缺水和日曬而受損的肌膚。

肌膚類型
各膚質皆適合

使用時機
淋浴或泡澡後

可製作的分量
6 盎司（190ml）

Tip
敏感肌的人可以將每種精油分量減至1滴。

優點
此款淺綠色精油配方含有大量脂肪酸和 γ 次亞麻仁油酸（GLA），可以幫助肌膚自行修復，特別是曬後調理。大麻籽油和琉璃苣油能賦活乾燥、龜裂的肌膚。

竹子萃取物可以提供滑順、不油膩的質地。而薰衣草和薄荷精油為此配方提供涼爽、消炎的特性。

工具
- 小型燒杯
- 大型燒杯
- 玻璃攪拌棒
- 已噴灑 70%乙醇酒精的玻璃或 PET 翻蓋式或附壓頭瓶子（7 盎司／ 200ml）（請見第 309 頁的「Tip」）

材料

精油複方
5 滴（0.25ml）	薰衣草精油
5 滴（0.25ml）	薄荷精油

基底
¾ 杯（175ml）	大麻籽油
1 大匙（15ml）	琉璃苣或月見草油
10 滴（0.5ml）	竹子萃取物

作法
1. 精油調和：在小型燒杯中混合薰衣草和薄荷精油，以鋁箔紙或保鮮膜包好後靜置一旁備用。
2. 製作基底：在大型燒杯中混合大麻籽油和琉璃苣油，加進竹子萃取物，攪拌均勻。
3. 添入備好的精油複方，攪拌到所有材料結合在一起。
4. 把成品移至準備好的瓶子裡密封。適當存放的話（請見第 219 頁），此護膚油最多可以放置 6 個月。

變化
製作曬後身體凝膠：在小碗中混合 1 大匙（15ml）備好的曬後修復護膚油，和 2 大匙（30ml）的蘆薈凝膠。把護膚油倒入蘆薈凝膠，攪拌成奢華的保濕凝膠，對肌膚有涼爽的效果。

清綠皇家護膚油

此款深層保濕護膚油不僅能拉提，還有令人放鬆的香氣。它含有大量能促進健康的脂肪酸，可以滋養肌膚，使肌膚有絲滑觸感。

肌膚類型
各膚質皆適合

使用時機
淋浴或泡澡後

可製作的分量
5 盎司（155ml）

Tip
敏感肌的人可以將每種精油分量減至1滴，之後再根據第 313 頁的說明使用。

優點
大麻籽和山茶花籽油含有大量油酸，可以深層保濕肌膚。杏桃核仁油因為有大量的維生素E，因此有豐富的抗氧化成分。竹子萃取物可以提供滑順、不油膩的質地。而茉莉和葡萄油精油為此配方提供提神、清新的香氣。

工具
- 2 個燒杯
- 玻璃攪拌棒
- 已噴灑 70%乙醇酒精的玻璃或 PET 翻蓋式或附壓頭瓶子（6 盎司／ 200ml）（請見第 219 頁「Tip」）

材料

精油複方

5 滴（0.25ml）	橙花精油
5 滴（0.25ml）	葡萄油精油（請見第 275 頁的「敏感警告」）
5 滴（0.25ml）	茉莉精油

基底

1 大匙（15ml）	大麻籽油
1 大匙（15ml）	山茶花籽油
半杯（125ml）	杏桃核仁油
10 滴（0.5ml）	竹子萃取物

作法
1. 精油調和：在一個燒杯中混合橙花、葡萄柚和茉莉精油，以鋁箔紙或保鮮膜包好後靜置一旁備用。
2. 製作基底：在另一個燒杯中混合大麻籽油、山茶花籽油和杏桃核仁油，加進竹子萃取物，攪拌均勻。
3. 添入備好的精油複方，攪拌到所有材料結合在一起。
4. 把成品移至準備好的瓶子裡密封。適當存放的話（請見第 219 頁），此護膚油最多可以放置 6 個月。

變化
1. 可用等量的萊姆（蒸餾）精油來替換葡萄柚精油。
2. 製作清綠皇家身體凝膠：在小碗中混合 1 大匙（15ml）備好的清綠皇家護膚油，和 2 大匙（30ml）的蘆薈凝膠。把護膚油倒入蘆薈凝膠，攪拌成奢華的保濕凝膠，可以作為護手霜使用。

異國香氛護膚油

香氛的效力是保養品上很重要的一部分。茉莉原精有深層、異國的花香，結合了檀香的木質調性，結合成安定、放鬆的香氣。

肌膚類型
各膚質皆適合

使用時機
淋浴或泡澡後

可製作的分量
4½ 盎司（140ml）

Tip
敏感肌的人可以將茉莉原精分量減至 5 滴，檀香精油分量改成 2 滴。

優點
荷荷芭油能讓肌膚柔嫩和滋潤，不會有油膩感。辛酸與癸酸（椰子油或棕櫚油本來就有的自然脂肪酸）可以提供穩定、絲滑的基底。而檀香和茉莉的結合則是常用在香水裡的經典女性香氛。

工具
- 2 個燒杯
- 玻璃攪拌棒
- 已噴灑 70%乙醇酒精的玻璃或 PET 翻蓋式或附壓頭瓶子（5 盎司／ 150ml）（請見第 219 頁的「Tips」）

材料

精油複方	10 滴（0.5ml）	茉莉原精
	5 滴（0.25ml）	檀香精油
基底	半杯（125ml）	荷荷芭油
	1 大匙（15ml）	辛酸或癸酸

作法
1. 精油調和：在一燒杯中混合茉莉和檀香精油，以鋁箔紙或保鮮膜包好後靜置一旁備用。
2. 製作基底：在第二個燒杯中混合荷荷芭油和辛酸，攪拌均勻。
3. 添入備好的精油複方，攪拌到所有材料結合在一起。
4. 把成品移至準備好的瓶子裡密封。適當存放的話（請見第 219 頁），此護膚油最多可以放置 6 個月。

變化
製作異國香氛身體凝膠：在小碗中混合 1 大匙（15ml）備好的異國香氛護膚油，和 2 大匙（30ml）的蘆薈凝膠。把護膚油倒入蘆薈凝膠，攪拌成奢華的保濕凝膠，可以作為護手霜使用。

如何使用

淋浴結束後使用在濕潤或乾燥的肌膚上。利用雙手把 1 至 1 大匙半（15 至 22ml）的油塗抹全身，直到肌膚完全吸收為止。

滋潤霜質乳液

　　此款不含酒精的全方位乳液可以任意調製，加入任何你喜歡的精油（請見「變化」）。它能讓所有類型肌膚都有很好的防護性保濕屏障，對於敏感肌或發炎的肌膚來說特別有益。

肌膚類型

各膚質皆適合

使用時機

早晚

可製作的分量

2 ⅔ 杯（635ml）

Tip

使用電動攪拌器時一定要從低速開始，慢慢有耐心地攪動，不要停下來，這樣蠟和油才不會在乳化之前就冷卻下來，造成油水分離。

優點

常用的乳化蠟含有鯨蠟硬脂醇或鯨蠟醇，可能會使某些人引發敏感症狀。此配方中主要的乳化劑是蜂蠟，是中性的基底，也為肌膚提供防護屏障。椰子油是另一種富含油酸的中性材料，可以抗炎。辛

工具

- 玻璃燒杯／量杯
- 玻璃攪拌棒
- 鍋子
- 電動攪拌器
- 已噴灑 70％乙醇酒精的玻璃或 PET 罐（22 盎司／ 650ml）

材料

1 杯半（375ml）	濾過的溫水（86℉／30℃）
20 滴（1ml）	任何你喜歡的抗微生物配方（請見第 35 頁）
4 茶匙（20ml）	白色或黃色蜂蠟（化妝品等級）
¾ 杯（175ml）	特級初榨椰子油
¼ 杯（60ml）	辛酸或癸酸三酸甘油酯
20 滴（1ml）	維生素 E 油
5 滴（0.25ml）	自行選擇精油（請見第 94 至 203 頁和右頁「變化」）

作法

1. 在一燒杯中混合溫水和抗微生物配方，以鋁箔紙或保鮮膜包好後靜置一旁備用（要保溫）。

2. 把耐熱玻璃碗放入有熱水（86℉／30℃，不需沸騰）的深鍋裡加熱，讓碗溫熱。加入蜂蠟使其完全融化。倒入椰子油，攪拌均勻直到所有材料完全結合。

3. 添入癸酸三酸甘油酯混合均勻，直到完全整合後，離開熱源。

4. 用電動攪拌器以低速攪打，慢慢倒入備好的抗微生物

酸和癸酸三酸甘油酯為此乳霜狀的乳液提供絲綢般的質地。

配方。持續攪拌 5 至 10 分鐘直至乳化（濃稠滑順狀）。加入維生素 E 油混合直到完全結合。

5. 加入精油，攪拌到所有材料結合在一起。

6. 把成品移至準備好的罐子裡密封。適當存放的話（請見第 219 頁），此乳液最多可以放置 3 個月。

變化

日常乳液建議使用下列的精油調和：

安定平衡：5 滴廣藿香精油＋3 滴天竺葵精油

安定放鬆：5 滴檀香精油＋3 滴桔精油

提神清新：5 滴薰衣草精油＋3 滴松針精油

女性提神：5 滴奧圖玫瑰精油＋3 滴苦橙葉精油

女性平衡：5 滴橙花精油＋3 滴奧圖玫瑰精油

陽剛、清新和平衡：5 滴杜松果精油＋3 滴薰衣草精油

肌膚發炎時，建議使用下列精油調和：

抗炎：5 滴永久花精油＋5 滴薰衣草精油

抗炎抗黴菌：5 滴德國洋甘菊精油＋5 滴茶樹精油

抗炎安撫：5 滴乳香精油＋5 滴橙花精油

如何使用

淋浴或泡澡完使用。利用指尖將 2 茶匙（10ml）油按摩全身。必要時，此乳液也可以用來調理嚴重乾燥的臉部肌膚。

重整修復身體乳液

　　此款乳液也可以當作全方位型急救療方，可以治療如昆蟲叮咬、瘀青和燙傷的小處傷口。

肌膚類型
各膚質皆適合

使用時機
需要時即可使用

可製作的分量
28 盎司（830ml）

Tips

1. 此配方製成的分量相當多，可以將多餘成品放在冰箱冷藏，最多可放置 3 個月，需要時再取出使用。

2. 使用電動攪拌器時一定要從低速開始，慢慢有耐心地攪動，不要停下來，這樣蠟和油才不會在乳化之前就冷卻下來，避免造成油水分離。

優點
結合山金車、聖約翰草和金盞花浸泡油的調和品，是公認最有效的切割

工具

- 小型燒杯
- 玻璃攪拌棒
- 鍋子
- 電動攪拌器
- 已噴灑 70% 乙醇酒精的玻璃或 PET 掀蓋式或附壓頭罐（7 盎司／ 200ml）4 個（請見左方的「Tips」）

材料

精油複方	5 滴（0.25ml）	永久花精油
	5 滴（0.25ml）	沒藥精油
	5 滴（0.25ml）	安息香精油
基底	2 杯（500ml）	濾過的溫水（86 °F／ 30℃）
	20 滴（1ml）	泥土香抗微生物配方（第 38 頁）
	2 大匙（30ml）	甘油
	¼ 杯（60ml）	乳化蠟 NF
	2 大匙（30ml）	乳油木果脂
	¼ 杯（60ml）	金盞花浸泡油
	¼ 杯（60ml）	山金車浸泡油
	¼ 杯（60ml）	聖約翰草浸泡油
	2 大匙（30ml）	蘆薈凝膠

作法

1. 精油調和：在一燒杯中混合永久花、沒藥和安息香精油，以鋁箔紙或保鮮膜包好後靜置一旁備用。

2. 製作基底：在碗中混合溫水、抗微生物配方和甘油。

3. 把耐熱玻璃碗放入裝有熱水（86°F／ 30℃，不需沸騰）的深鍋裡加熱，讓碗溫熱。加入乳化蠟使其完全融化。倒入乳油木果脂，攪拌均勻直到所有材料完全結合。

4. 在碗中把金盞花、山金車和聖約翰草浸泡油混合均勻，

傷急救療方。這些精油加進乳液基底時，它們在治療日曬過量上非常有效。而永久花、沒藥和安息香精油的結合，則是以能治癒傷口的特性聞名。

再加入融化的蠟混合物，攪拌直到完全結合後，把碗拿離熱源。

5. 用電動攪拌器以低速攪打，慢慢倒入甘油混合品。持續攪拌 5 至 10 分鐘直至乳化（濃稠滑順狀）。

6. 加入備好的精油複方混合直至所有材料結合在一起。接著加進蘆薈凝膠，攪拌到結合。

7. 把成品移至準備好的瓶子裡密封。適當存放的話（請見第 219 頁），此乳液可以放最多 3 個月。

變化
可用等量的胡蘿蔔根浸泡油來替換金盞花浸泡油。

如何使用

淋浴或泡澡完後，在乾淨、擦乾的肌膚上使用。利用指尖將 2 茶匙（10ml）油按摩全身，或是沾一點在像是昆蟲叮咬、瘀青和燙傷的小傷口上。

乳液和乳霜常見的疑難雜症

自己製作乳液其實不難，但你得按部就班才能達到一致的成果。

• 使用電動攪拌器時動作要快，才能讓融化的蠟液與其他的材料結合。如果蠟冷卻地太快，會造成油水分離。

• 電動攪拌器使用時一定低速，才能避免熱的蠟和油噴出來。這樣可以避免濃稠的原料黏在碗緣，使量測不精準。慢慢混合也有助於避免產生氣泡，也就是說乳液或乳霜的成品會更穩定。

• 將濾過的水加進配方時，要確保是溫水（86 °F／30℃），這樣才不會使混合品太快冷卻。

• 水倒入混合品時一定要慢慢添加攪拌。不然混合品可能會太快冷卻、緊縮，也就會使油和水分離。

• 攪打混合品時可能會得花到最多 10 分鐘才能打到滑順，因此請保持耐心！

• 要去除氣泡，就要在分裝到瓶罐之前，用乾淨的抹刀攪拌已經完成的混合物。

• 乳液和乳霜需要約 24 小時靜置在室溫環境下，才能確實定型。

深層保濕身體乳液

　　氣候和環境，特別是冷天或日曬過度，都會導致肌膚乾燥、龜裂且脫皮。在適量日曬的前後塗抹保濕乳液，有助肌膚維持健康。

肌膚類型
乾性、龜裂的肌膚

使用時機
需要時即可使用

可製作的分量
27 盎司（800ml）

Tips

1. 此配方製成的分量相當多，可以將多餘的成品放在冰箱冷藏，最多可置放3個月，需要時再取出使用。

2. 必要時你可以將此配方或其他配方的調配分量減半，製成較少量的成品。

3. 使用電動攪拌器時一定要從低速開始，慢慢有耐心地攪動，不要停下來，這樣蠟和油才不會在乳化之前就冷卻，避免油水分離。

優點
山茶花籽油含有大

工具

- 小型燒杯
- 鍋子
- 玻璃攪拌棒
- 電動攪拌器
- 已噴灑 70％乙醇酒精的玻璃或 PET 掀蓋式或附壓頭罐（7 盎司／ 200ml）4 個（請見左方的「Tips」）

材料

精油複方
5 滴（0.25ml）　　茉莉原精
5 滴（0.25ml）　　苦橙葉精油

基底
2 杯（500ml）　　濾過的溫水（86 ℉／ 30℃）
2 大匙（30ml）　　甘油
20 滴（1ml）　　桔抗微生物配方（第 36 頁）
3 大匙（45ml）　　乳化蠟 NF
¼ 杯（60ml）　　特級初榨椰子油
¼ 杯（60ml）　　山茶花籽油
¼ 杯（60ml）　　酪梨油

作法

1. 精油調和：在一燒杯中混合茉莉和苦橙葉精油，以鋁箔紙或保鮮膜包好後靜置一旁備用。

2. 製作基底：在碗中混合溫水、甘油和抗微生物配方，靜置備用。

3. 把耐熱玻璃碗放入有熱水（86 ℉／ 30℃，不需沸騰）的深鍋裡加熱，讓碗溫熱。加入乳化蠟使其完全融化。倒入椰子油，攪拌均勻直到所有材料完全結合。

4. 同時，在另一個碗中把山茶花籽油和酪梨油混合均勻，再加入融化的蠟混合物，攪拌直到完全結合後，把碗拿離熱源。

量油酸，其抗氧化特性相當出名，還有舒緩發炎、加速傷口和疤痕癒合的能力。酪梨油也是很好的治療用油，因為它有豐富的維生素 E 和 β 胡蘿蔔素。椰子油可以保濕也能抗菌，經證實還能抵禦 20% 的紫外線（其 SPF 為 8）。

5. 用電動攪拌器以低速攪打，慢慢倒入甘油混合品。持續攪拌 5 至 10 分鐘直至乳化（濃稠滑順狀）。

6. 加入備好的精油複方混合直至所有材料結合在一起。

7. 把成品移至準備好的瓶子裡密封。適當存放的話（請見第 219 頁），此乳液最多可以放置 3 個月。

變化

可用等量的乳油木果脂來替換椰子油。

如何使用

淋浴或泡澡完後，在乾淨、擦乾的肌膚上使用。利用指尖將 2 茶匙（10ml）油按摩全身，直到完全吸收。

敏感肌專用身體乳液

有些人天生就是敏感肌，而有的人則是後天原因造成敏感肌。健全的神經系統有助於肌膚因應周遭的情況變化，包含發炎在內。此款乳液就是為了舒緩神經系統，同時安撫肌膚而設計。

肌膚類型

各膚質皆適合，特別是敏感肌

使用時機

需要時即可使用

可製作的分量

27 盎司（795ml）

Tips

1. 製作茶飲：把 1 大匙（15ml）有機洋甘菊散茶放入濾茶器，或是 1 個茶包。泡在 2 杯（500ml）熱水（170 ℉／80℃）中 10 分鐘（不要煮滾，因為沸騰會破壞香草，降低療效）。

2. 使用電動攪拌器時一定要從低速開始，慢慢有耐心地攪動，不要停下來，這樣蠟和油才不會在乳化之前就冷卻下來，避免造成油水分離。

工具

- 鍋子
- 玻璃攪拌棒
- 電動攪拌器
- 已噴灑 70％乙醇酒精的玻璃或 PET 掀蓋式或附壓頭罐（7 盎司／ 200ml）4 個（請見右方的「Tips」）

材料

3 滴（45ml）	乳化蠟 NF
1 大匙（15ml）	蜂蠟
2 杯（500ml）	煮過的有機洋甘菊茶（請見左方的「Tips」）
20 滴（1ml）	泥土香抗微生物配方（第 38 頁）
¾ 杯（175ml）	荷荷芭油
¼ 杯（60ml）	琉璃苣油
5 滴（0.25ml）	羅馬洋甘菊精油

作法

1. 把耐熱玻璃碗放入有熱水（86 ℉／ 30℃，不需沸騰）的深鍋裡加熱，讓碗溫熱。加入乳化蠟使其完全融化。倒入蜂蠟，攪拌均勻直到所有材料完全結合。

2. 在碗中混合洋甘菊茶和抗微生物配方，靜置備用。

3. 在另一個碗中把荷荷芭油和琉璃苣油混合均勻，再加入融化的蠟混合物，攪拌直到完全結合後，把碗拿離熱源。

4. 用電動攪拌器以低速攪打，慢慢倒入茶混合品。持續攪拌 5 至 10 分鐘直至乳化（濃稠滑順狀）。

5. 添入備好的羅馬洋甘菊精油，混合攪拌直至所有材料結合在一起。

3. 此配方製成的分量相當多，可以將多餘的成品放在冰箱冷藏最多 3 個月，需要時再取出。

優點

洋甘菊是能安定和舒緩收斂的香草，作為精油是可以安定神經系統。荷荷芭油是適合所有類型肌膚的強大保濕品，特別是容易敏感或因酒糟受苦的肌膚。琉璃苣油有強大的治癒效用，還能降低因為肌膚出狀況而產生的炎症。

6. 把成品移至準備好的瓶子裡密封。適當存放的話（請見第 219 頁），此乳液最多可以放置 3 個月。

變化

1. 敏感肌護膚油：在燒杯裡，混合荷荷芭油、琉璃苣油和羅馬洋甘菊精油，攪拌均勻。接著把成品分裝在噴好 70%乙醇酒精的玻璃或 PET 掀蓋式或附壓頭瓶（8 盎司／ 250ml）中。
2. 可用等量的月見草油來替換琉璃苣油。這兩種都有大量的 γ 次亞麻仁油酸（GLA）。

如何使用

淋浴或泡澡完後，在乾淨、擦乾的肌膚上使用。利用指尖將 2 茶匙（10ml）油按摩全身，直到完全吸收。

白茶纖體身體乳液

造成橘皮組織的原因有很多，包括缺乏運動、不健康的飲食和基因影響。局部調理只有搭配運動和健康飲食的生活方式才有效。塗抹在患部時，此乳液能讓血液流動到肌膚表層，使肌膚容光煥發。

肌膚類型

各膚質皆適合

使用時機

淋浴之後，特別是早上

可製作的分量

27 盎司（795ml）

Tips

1. 製作茶飲：把 1 大匙（15ml）散裝的有機白茶放入濾茶器，或是 1 個茶包。泡在 2 杯（500ml）熱水（170 °F／80 °C）中 10 分鐘（不要煮滾，因為沸騰會破壞香草，降低療效）。

2. 使用電動攪拌器時一定要從低速開始，慢慢有耐心地攪動，不要停下來，這樣蠟和油才不會在乳化之前就冷卻，避免油水分離。

3. 此配方製成的分量

工具

- 小型燒杯
- 玻璃攪拌棒
- 鍋子
- 電動攪拌器
- 已噴灑 70%乙醇酒精的玻璃或 PET 掀蓋式或附壓頭罐（7 盎司／200ml）4 個（請見右方的「Tips」）

材料

精油複方

10 滴（0.5ml）	萊姆（蒸餾）精油
5 滴（0.25ml）	松針精油
5 滴（0.25ml）	薑精油

基底

2 大匙（30ml）	乳化蠟 NF
2 大匙（30ml）	硬脂酸
2 大匙（30ml）	乳油木果脂
¾ 杯（175ml）	葡萄籽油
¼ 杯（60ml）	山茶花籽油
2 杯（500ml）	煮好的有機白茶（請見左方的「Tips」
2 大匙（30ml）	甘油
10 滴（0.5ml）	迷迭香萃取物

作法

1. 精油調和：在一燒杯中混合萊姆、松針和薑精油，以鋁箔紙或保鮮膜包好後靜置一旁備用。

2. 製作基底：把耐熱玻璃碗放入裝有熱水（86 °F／30°C，不需沸騰）的深鍋裡加熱，讓碗溫熱。加入乳化蠟和硬脂酸使其完全融化。倒入乳油木果脂，攪拌

相當多，可以將多餘的成品放在冰箱冷藏，最多 3 個月，需要時再取出。

4. 有時候會很難找與所需分量剛好的容器，可以放個小罐子（10 至 30ml）在手邊，來盛裝容器裝不下的部分。這些罐子也是很好的試用品包裝。

優點

白茶是效力很強的抗氧化素，就如葡萄籽和山茶花籽油一樣。萊姆、松針和薑精油都有刺激的效果，可以促進循環、調理有不整、疲憊的肌膚。

均勻直到所有材料完全結合。

3. 同時，在碗中把葡萄籽油和山茶花籽油混合均勻，再加入融化的蠟混合物，攪拌直到完全結合後，把碗拿離熱源。

4. 在另一個碗中，混合煮過的茶、甘油和迷迭香萃取物。

5. 用電動攪拌器以低速攪打，慢慢倒入茶混合物。持續攪拌 5 至 10 分鐘直至乳化（濃稠滑順狀）。

6. 加入備好的精油複方混合直至所有材料結合在一起。

7. 把成品移至準備好的瓶子裡密封。適當存放的話（請見第 219 頁），此乳液最多可以放置 3 個月。

變化

如果你喜歡的是凝膠狀的乳液，可以在步驟 5 最後再加入 2 大匙（30ml）蘆薈凝膠。

如何使用

淋浴前，用天然豬鬃毛刷或毛巾以畫圈方式，從小腿往上乾拭全身。以冷熱水交替淋浴，最後以冷水沖洗。用毛巾擦乾後，以大力劃圈的動作用 2 大匙（60ml）乳液按摩整個腿部和臀部，直到肌膚完全吸收。最後可以用賦活收斂水（請見第 240 頁）噴全身。

曬後身體乳液

什麼比防曬更重要？答案是曬後護理。肌膚接觸到過多的日曬時，自由基就會開始累積。此款乳液裡的抗氧化成分提供了滋潤分子，能幫助修復肌膚，預防退化。

肌膚類型

各膚質皆適合

使用時機

需要時就可以用，特別是日曬後

可製作的分量

30 盎司（895ml）

Tips

1. 使用電動攪拌器時一定要從低速開始，慢慢有耐心地攪動，不要停下來，這樣蠟和油才不會在乳化之前就冷卻下來，避免造成油水分離。

2. 此配方製成的分量相當多，可以將多餘的成品放在冰箱冷藏，最多3個月，需要時再取出。

3. 有時會很難找到所需分量剛剛好的容器，可以放個小罐子（10 至 30ml）在手邊，來裝容器裝不下的部分。這

工具

- 小型燒杯
- 玻璃攪拌棒
- 鍋子
- 電動攪拌器
- 已噴灑 70%乙醇酒精的玻璃或 PET 掀蓋式或附壓頭罐（5 盎司／ 150ml）6 個（請見左方的「Tips」）

材料

精油複方

5 滴（0.25ml）	薄荷精油
5 滴（0.25ml）	薰衣草精油
5 滴（0.25ml）	永久花精油

基底

2 杯（500ml）	濾過的溫水（86 °F ／ 30℃ ）
2 大匙（30ml）	甘油
20 滴（1ml）	薄荷樟腦抗微生物配方（第 37 頁）
¼ 杯（60ml）	乳化蠟 NF
2 大匙（30ml）	特級初榨椰子油
¼ 杯（60ml）	玫瑰果油
半杯（125ml）	甜杏仁油
¼ 杯（60ml）	月見草油
20 滴（1ml）	維生素 E 油
2 大匙（30ml）	蘆薈凝膠

作法

1. 精油複方：在一燒杯中混合薄荷、薰衣草和永久花精油，以鋁箔紙或保鮮膜包好後靜置一旁備用。

2. 在一個碗中混合溫水、甘油和抗微生物配方，靜置備用。

3. 製作基底：把耐熱玻璃碗放入裝有熱水（86 °F ／

些罐子也是很好的試用品包裝。

優點

玫瑰果籽和月見草油因為含有脂肪酸，它們都是護膚上的強效發力廠。甜杏仁油含有大量的維生素 E，不僅是強大的抗氧化成分，也能滋潤肌膚。薄荷、薰衣草和永久花精油的合成品有涼爽的效果，能舒緩曬後的肌膚。

30℃，不需沸騰）的深鍋裡加熱，讓碗溫熱。加入乳化蠟和椰子油使其完全融化。

4. 同時拿另一個碗，把玫瑰果油、甜杏仁油、月見草油和維生素 E 油混合均勻，再加入融化的蠟混合物，攪拌直到完全結合後，把碗拿離熱源。

5. 用電動攪拌器以低速攪打，慢慢倒入甘油混合物。持續攪拌 5 至 10 分鐘直至乳化（濃稠滑順狀）。

6. 加入備好的精油複方混合直至所有材料結合在一起。加進蘆薈凝膠，混合均勻。

7. 把成品移至準備好的瓶子裡密封。適當存放的話（請見第 219 頁），此乳液最多可以放置 1 個月。

變化

製作曬後護膚噴霧：在燒杯裡，把精油複方和玫瑰果籽、甜杏仁油、月見草油和維生素 E 油混合均勻後，將成品裝入 8 盎司（250ml）的噴霧瓶。噴在乾淨的肌膚上做曬後護理。

如何使用

淋浴或泡澡完後，在乾淨、擦乾的肌膚上使用。利用指尖將 2 茶匙（10ml）油按摩全身，直到完全吸收。

堅果過敏警告

若你對堅果過敏，可以改用別種基底油。像是葡萄籽油、分餾椰子油或杏桃核仁油來取代甜杏仁油。這些油品也能做出輕質的基底。

身體滋潤乳液

　　此款乳液有豐富的潤滑劑，因此非常適合超級乾燥的肌膚，使用後讓肌膚感覺和看起來都緊實、年輕。

肌膚類型
超級乾燥

使用時機
需要時就可以用

可製作的分量
27 盎司（795ml）

Tips

1. 使用電動攪拌器時一定要從低速開始，慢慢有耐心地攪動，不要停下來，這樣蠟和油才不會在乳化之前就冷卻下來，避免造成油水分離。

2. 此配方製成的分量相當多，可以將多餘的成品放在冰箱冷藏，最多可放置3個月，需要時再取出使用。

優點
可可脂是抗氧化成分豐富的保濕品。芝麻油和金盞花浸泡油有抗菌和抗炎

工具

- 2 個燒杯
- 玻璃攪拌棒
- 鍋子
- 電動攪拌器
- 已噴灑 70%乙醇酒精的玻璃或 PET 掀蓋式或附壓頭罐（7 盎司／200ml）4 個（請見左方的「Tips」）

材料

精油複方

10 滴（0.5ml）	廣藿香精油
5 滴（0.25ml）	薄荷精油

基底

2 杯（500ml）	濾過的溫水（86 ℉／30℃）
10 滴（0.5ml）	矢車菊萃取物
20 滴（1ml）	泥土香抗微生物配方（第 38 頁）
3 大匙（45ml）	乳化蠟 NF
2 大匙（30ml）	可可脂
¾ 杯（175ml）	芝麻油
¼ 杯（60ml）	金盞花浸泡油

作法

1. 精油調和：在一燒杯中混合廣藿香、薄荷精油，以鋁箔紙或保鮮膜包好後靜置一旁備用。

2. 在一個碗中混合溫水和矢車菊萃取物，再拌入抗微生物配方後靜置備用。

3. 把耐熱玻璃碗放入有熱水（86 ℉／30℃，不需沸騰）的深鍋裡加熱，讓碗溫熱。加入乳化蠟融化後再放入可可脂讓它完全融化。

4. 同時，拿另一個碗，把芝麻油、金盞花浸泡油混合均

特性，有助於修復、保護肌膚。矢車菊萃取物也是很有效的抗氧化物。廣藿香與和精油則為此配方增添異國香氣。

勻，再加入融化的蠟混合物，攪拌直到完全結合後，把碗拿離熱源。

5. 用電動攪拌器以低速攪打，慢慢倒入溫熱的矢車菊混合物。持續攪拌 5 至 10 分鐘直至乳化（濃稠滑順狀）。

6. 加入備好的精油複方混合，直至所有材料結合在一起。把成品移至準備好的瓶子裡密封。適當存放的話（請見第 219 頁），此乳液最多可以放置 3 個月。

變化
可用等量的胡蘿蔔根浸泡油來取代金盞花浸泡油。

如何使用

淋浴或泡澡完後，在乾淨、擦乾的肌膚上使用。利用指尖將 2 茶匙（10ml）油按摩全身，直到完全吸收。

芝麻油的好處

芝麻油在滋養肌膚和排毒上已有數千年的應用歷史。它可以抗菌，也可以提供些許的曬後護理（其 SPF 為 2 至 3）。它有豐富的飽和脂肪，非常濕潤且肌膚也容易吸收（而且也很便宜）。

木槿身體乳液

　　抗老的配方皆需強大的抗氧化成分，才能有效保護肌膚不受傷，同時還能在不使用刺激化學物或其他材料之下，慢慢調理、均衡肌膚。天天使用此款輕柔芳香的乳液，還有調理、保護肌膚，抵禦老化的效果。

肌膚類型
各膚質皆適合，特別是老化

使用時機
早晚

可製作的分量
26 盎司（765ml）

Tips
1. 使用電動攪拌器時一定要從低速開始，慢慢有耐心地攪動，不要停下來，這樣蠟和油才不會在乳化之前就冷卻，造成油水分離。

2. 此配方製成的分量相當多，可以將多餘的成品放在冰箱冷藏，最多3個月，需要時再取出。

3. 因為完成時的分量很多，必要時可以將配方分量減半。

工具
- 2 個燒杯
- 玻璃攪拌棒
- 鍋子
- 電動攪拌器
- 已噴灑 70%乙醇酒精的玻璃或 PET 掀蓋式或附壓頭罐（7 盎司／200ml）4 個（請見左方的「Tips」）

材料

精油複方
5 滴（0.25ml）	橙花精油
5 滴（0.25ml）	苦橙葉精油
5 滴（0.25ml）	橙精油

基底
2 杯（500ml）	濾過的溫水（86 °F／30℃）
2 大匙（30ml）	甘油
10 滴（0.5ml）	竹子萃取
10 滴（0.5ml）	木槿甘油浸泡液
¼ 杯（60ml）	乳化蠟 NF
2 大匙（30ml）	硬脂酸
¾ 杯（175ml）	杏核核仁油

作法
1. 精油調和：在一燒杯中混合橙花、苦橙葉和橘子精油，以鋁箔紙或保鮮膜包好後靜置一旁備用。

2. 同時在另一個碗中混合溫水、甘油、竹子萃取物和木槿浸泡油。攪拌均勻後靜置備用。

3. 把耐熱玻璃碗放入裝有熱水（86℉／30℃，不需沸騰）的深鍋裡加熱，讓碗溫熱。加入乳化蠟融化後再放入硬脂酸讓它完全融化。接著放入杏桃核仁油後，把碗

優點

木槿含有槲皮素，經證實此成分可以修復曬後肌膚、減緩彈性蛋白質退化，改善肌膚和疤痕外貌。杏桃核仁油是輕質油，適用於所有類型的肌膚。橙花、苦橙葉和橙精油的輕柔香氣，可以放鬆心情，也能舒緩全身。

拿離熱源。

4. 用電動攪拌器以低速攪打，慢慢倒入甘油混合物。持續攪拌 5 至 10 分鐘直至乳化（濃稠滑順狀）。

5. 加入備好的精油複方混合攪拌，直至所有材料結合在一起。

6. 把成品移至準備好的瓶子裡密封。適當存放的話（請見第 219 頁），此乳液最多可以放置 3 個月。

變化

1. 嚴重的乾性肌，可以在步驟 3 再加 2 大匙（30ml）乳油木果脂。待完全融化後，再繼續做剩下的步驟。

2. 要做更經濟的產品，可以用等量的薰衣草和佛手柑精油取代橙花。這兩種油都有安定、防腐和抗菌的特性。

如何使用

淋浴或泡澡完後，在乾淨、擦乾的肌膚上使用。利用指尖將 2 茶匙（10ml）油按摩全身，直到完全吸收。

綠茶皇家身體乳液

肌膚老化，或因為環境造成受損時，本來的脂肪酸含量就會流失。敷上富含油酸的乳霜和乳液，就能有助於治療、整復缺水和龜裂的肌膚。

肌膚類型
各膚質皆適合，特別是混合肌和容易受牛皮癬和濕疹影響的敏感肌

使用時機
需要時就可以用

可製作的分量
24 盎司（725ml）

Tips
1. 使用電動攪拌器時一定要從低速開始，慢慢有耐心地攪動，不要停下來，這樣蠟和油才不會在乳化之前就冷卻，造成油水分離。

2. 此配方製成的分量相當多，可以將多餘的成品放在冰箱冷藏，最多3個月，需要時再取出。

工具
- 2 個燒杯
- 玻璃攪拌棒
- 鍋子
- 電動攪拌器
- 已噴灑 70%乙醇酒精的玻璃或 PET 掀蓋式或附壓頭罐（7 盎司／200ml）4 個（請見左方的「Tips」）

材料
精油複方
5 滴（0.25ml）	橙花精油
5 滴（0.25ml）	葡萄柚精油
5 滴（0.25ml）	永久花精油

基底
2 杯（500ml）	濾過的溫水（86 ℉／30℃）
20 滴（1ml）	柑橘抗微生物配方（第 36 頁）
20 滴（1ml）	綠茶甘油浸泡液
10 滴（1ml）	竹子萃取物
¼ 杯（60ml）	乳化蠟 NF
2 大匙（30ml）	特級初榨椰子油
1 茶匙（5ml）	大麻籽油
1 茶匙（5ml）	山茶花籽油
半杯（125ml）	杏桃核仁油

作法
1. 精油調和：在一燒杯中混合橙花、葡萄柚和永久花精油，以鋁箔紙或保鮮膜包好後靜置一旁備用。

2. 在第二個碗中混合溫水和抗微生物配方、綠茶浸泡液和竹子萃取物，靜置備用。

3. 把耐熱玻璃碗放入有熱水（86 ℉／30℃，不需沸騰）的深鍋裡加熱，讓碗溫熱。加入乳化蠟融化後，再放

結合大麻籽油和山茶花籽油這兩種富含油酸的油品，對肌膚非常滋潤。油酸是表皮層（肌膚最上層）內的脂肪酸，會隨著自然老化而流失。使用對老化和乾燥肌膚有益脂肪酸的油品，和有抗毒和抗黴菌的油來滋潤肌膚。大麻籽油和山茶花籽油也都含有大量葉綠素，可以舒緩像是牛皮癬、濕疹和肌膚非常乾燥的症狀。杏桃核仁油非常滋潤，橙花和永久花精油能幫助修復疤痕組織。葡萄柚精油則有清爽的香氣。

入椰子油讓它完全融化。

4. 同時，拿碗把大麻籽油、山茶花籽油和杏桃核仁油混合均勻，再加入融化的蠟混合物，攪拌直到完全結合。

5. 用電動攪拌器以低速攪打，慢慢倒入溫熱的綠茶混合物。持續攪拌 5 至 10 分鐘直至乳化（濃稠滑順狀）。

6. 加入備好的精油複方混合，直至所有材料結合在一起。把成品移至準備好的瓶子裡密封。適當存放的話（請見第 219 頁），此乳液最多可以放置 3 個月。

變化

1. 可用等量的萊姆（蒸餾）油或無光敏佛手柑精油來取代葡萄柚精油。
2. 可用等量的葡萄籽油來取代杏桃核仁油。
3. 製作綠茶皇家護膚油：在燒杯裡混合大麻籽油、山茶籽和杏桃核仁油，還有備好的精油複方。攪拌均勻後把成品裝入噴過 70% 乙醇酒精的 PET 掀蓋式或附壓頭噴霧瓶（5 盎司／ 150ml）。

如何使用

淋浴或泡澡完後，在乾淨、擦乾的肌膚上使用。利用指尖將 2 茶匙（10ml）油按摩全身，直到完全吸收。

綠茶皇家身體乳液

　　此款身體乳液含有非常厲害的含水基底油，以及能長效保濕的材料。它能滋潤肌膚，一整天都能維持柔嫩。

肌膚類型

全部，特別是混合肌和容易受牛皮癬和濕疹影響的敏感肌

使用時機

需要時就可以用

可製作的分量

26 盎司（775ml）

Tips

1. 使用電動攪拌器時一定要從低速開始，慢慢有耐心地攪動，不要停下來，這樣蠟和油才不會在乳化之前就冷卻，造成油水分離。

2. 清洗器具和設備時，一定要用乾的紙巾擦拭後再洗。這樣可以避免油類殘留在水管而堵住，以防渣垢積累在水槽中。

3. 此配方製成的分量相當多，可以將多餘的成品放在冰箱冷藏，最多3個月，

工具

* 小型燒杯
* 玻璃攪拌棒
* 已噴灑 70％乙醇酒精的玻璃或 PET 掀蓋式或附壓頭罐（7 盎司／ 200ml）4 個（請見左方的「Tips」）

材料

精油複方

5 滴（0.25ml）	萊姆（蒸餾）精油
5 滴（0.25ml）	永久花精油
1 滴	薄荷精油
1 滴	沒藥精油

基底

2 杯（500ml）	濾過的溫水（86 ℉／ 30℃）
20 滴（1ml）	泥土香抗微生物配方（第 38 頁）
20 滴（1ml）	綠茶甘油浸泡液
10 滴（1ml）	竹子萃取
¼ 杯（60ml）	乳化蠟 NF
2 大匙（30ml）	乳油木果脂
¾ 杯（175ml）	山茶花籽油
1 茶匙（5ml）	大麻籽油
1 茶匙（5ml）	酪梨油

作法

1. 精油調和：在一燒杯中混合萊姆、永久花、薄荷和沒藥精油，以鋁箔紙或保鮮膜包好後靜置一旁備用。

2. 在碗中混合溫水和抗微生物配方、綠茶調和物和竹子萃取，靜置備用。

3. 把耐熱玻璃碗放入有熱水（86 ℉／ 30℃，不需沸騰）的深鍋裡加熱，讓碗溫熱。加入乳化蠟融化後再放入乳油木果脂讓它完全融化。

需要時再取出。

優點

山茶花籽油、大麻籽油和酪梨油的結合能為乾性肌膚提供非常的滋潤基底，而永久花和沒藥精油能修復疤痕組織，薄荷和萊姆精油能有清新、清爽的香味。

4. 同時，拿另一個碗把山茶花籽油、大麻籽油和酪梨油混合均勻，再加入融化的蠟混合物，攪拌直到完全結合。接著把碗拿離熱源。

5. 用電動攪拌器以低速攪打，慢慢倒入備好的抗微生物配方。持續攪拌 5 至 10 分鐘直至乳化（濃稠滑順狀）。

6. 加入備好的精油複方混合，直至所有材料結合在一起。

7. 把成品移至準備好的瓶子裡密封。適當存放的話（請見第 219 頁），此乳液最多可以放置 3 個月。

變化

製作皇家護膚油：在燒杯裡混合山茶花籽油、大麻籽油和酪梨油，還有備好的精油複方。攪拌均勻後把成品裝入噴過 70% 乙醇酒精的 PET 掀蓋式或附壓頭噴霧瓶（7 盎司／ 200ml）。

如何使用

淋浴或泡澡完後，在乾淨、擦乾的肌膚上使用。利用指尖將 2 茶匙（10ml）精油按摩全身，直到完全吸收。

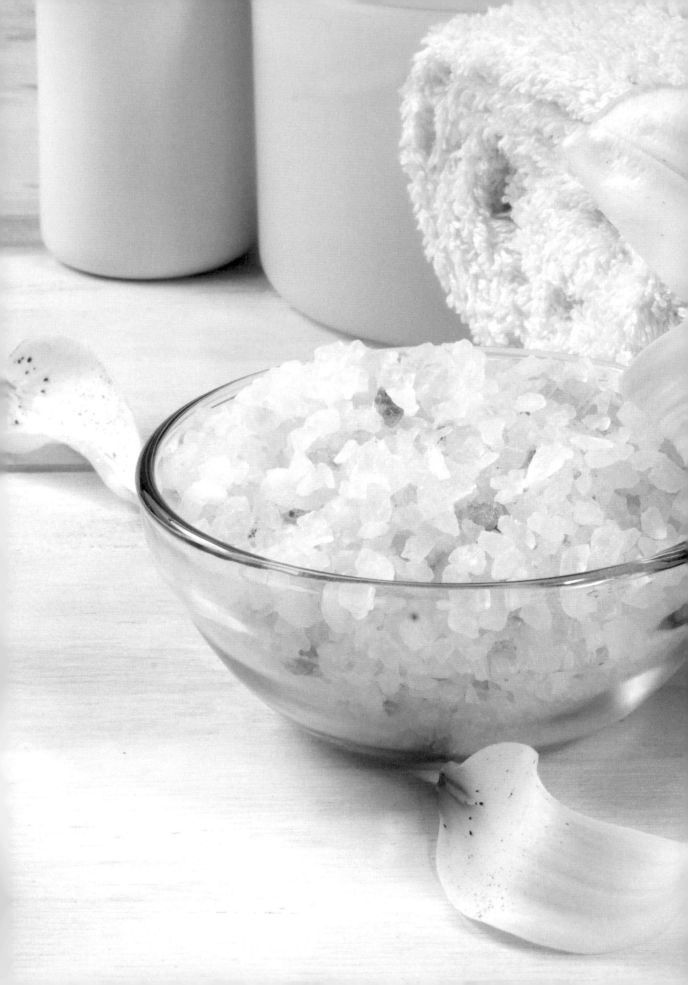

泡澡產品和體香劑

　　泡澡讓人有機會在自家也能享受簡單的休息。泡澡可不只是奢華的調理，它提供的優點不只適用肌膚，也能用在心情和全身上。泡澡時使用精油、沐浴鹽和醋，可以促進放鬆、治療、賦活身心。

　　大部分市售的止汗劑和體香劑都有不好的化學成分，製作天然的體香劑就能預防接觸到有毒成分。

喜馬拉雅沐浴鹽

泡澡是豪華的沐浴，身體會發熱，肌膚變得潔淨，並在洗浴的過程中去除臭味。

肌膚類型
各膚質皆適合

使用時機
晚上，或在飲食排
毒療程之後使用

可製作的分量
3 杯（750ml）

Tip
請見第 337 頁的「泡
澡的 Tips」

優點
喜馬拉雅鹽有多元
礦物質，特別是高
含量的鐵，這也是
鹽呈粉色的原因；
其微量的礦物質證
實能助於排毒，為
肌膚提供排毒時的
溫暖、打開毛孔並
舒緩肌肉。小蘇打
能軟化水，為泡澡
打造出偏鹼性的水
質。玫瑰草精油有
抗黴菌和除臭特
性，而廣藿香和杜
松果都可抗炎。

工具
- 小型燒杯
- 玻璃攪拌棒
- 已噴灑 70%乙醇酒精的可重複密封玻璃罐（1 夸脫／
  1 公升）

材料

精油複方	5 滴（0.25ml）	玫瑰草精油
	10 滴（0.5ml）	杜松果精油
	10 滴（0.5ml）	廣藿香精油

基底	1 杯（250ml）	喜馬拉雅粉紅鹽晶
	2 大匙（30ml）	小蘇打
	2 杯（500ml）	濾 過 的 溫 水（86 ℉／ 30℃）

作法
1. 精油調和：在一燒杯中混合玫瑰草、杜松果和廣藿香
   精油，以鋁箔紙或保鮮膜包好後靜置一旁備用。
2. 製作基底：在碗中混合喜馬拉雅鹽和小蘇打。
3. 加入備好的精油複方，攪拌均勻。添入濾過的水再攪
   拌後，包好靜置 24 小時後再使用（鹽會溶解，形成除
   臭液）。適當存放的話（請見第 219 頁），此沐浴鹽
   最多可以放置 3 個月。

變化
敏感肌的人：用 5 滴（0.25ml）的薰衣草精油和 10 滴
（0.5ml）的杜松果精油來替換精油複方。減去添加小蘇
打的步驟，因為它可能會刺激敏感肌膚。其他程序就按
照做法準備。

如何使用

在浴缸裡一邊放溫水，一邊撒上 1 杯（250ml）的沐浴鹽。
攪動水好讓鹽分散。浸泡時至少要泡 20 分鐘。

肌膚修復浴鹽

　　泡澡是一種水療，可以溫熱身體，擴張毛孔。肌膚乾燥、發癢或發炎時，用精油和沐浴鹽泡個熱水澡，可以紓緩全身，幫助調理肌膚。

肌膚類型
各膚質皆適合，特別是容易長粉刺的肌膚

使用時機
晚上，或在飲食排毒療程之後使用

可製作的分量
5 杯（1.2 公升）

Tip
請見第 340 頁的「除臭精油」

優點
薑黃能幫助疏通毛孔，也能治療傷口，在調理粉刺和疤痕上非常有效。永久花精油有抗炎特性，有助於修復疤痕組織。萊姆精油有提神的香氣。茶樹精油則可抗菌，促進循環。

工具
- 小型燒杯　　　　• 玻璃攪拌棒
- 已噴灑 70%乙醇酒精的可重複密封玻璃罐（1 品脫／500ml）2 個

材料

精油複方	5 滴（0.25ml）	永久花精油
	10 滴（0.5ml）	萊姆（蒸餾）精油
	5 滴（0.5ml）	茶樹精油
基底	1 杯（250ml）	喜馬拉雅粉紅鹽晶
	¼ 茶匙（15ml）	薑黃粉
	4 杯（1 公升）	濾過的水

作法
1. 精油調和：在一燒杯中混合永久花、萊姆和茶樹精油，以鋁箔紙或保鮮膜包好後靜置一旁備用。
2. 製作基底：在碗中混合喜馬拉雅鹽和薑黃。
3. 與喜馬拉雅沐浴鹽的第 3 步驟相同（第 336 頁）。

變化
製作舒壓浴：要泡舒緩的澡，可以用各 5 滴（0. 25ml）的羅馬洋甘菊、茉莉和依蘭精油來取代配方裡的精油。

> ## 泡澡 Tips
> - 最佳泡澡時間是休息或睡覺之前。只需要睡前 30 分鐘即可。
> - 浴缸一定要乾淨。
> - 吃飽後不要泡澡。
> - 泡澡前要先大量攝取水分。
> - 提前準備好沐浴配方。
> - 一邊泡澡一邊聽輕柔的音樂。
> - 準備好毛巾和浴袍。

身心排毒浴鹽

死海鹽浴在舒緩不同膚況，如牛皮癬和濕疹上的應用，已有數千年之久。

肌膚類型
敏感肌

使用時機
需要時就可以泡

可製作的分量
6 杯（1.5 公升）

優點
死海鹽含有礦物質，包括鈣、鉀、鎂和天然抗氧化物溴，可以幫助均衡酸鹼值，用來滋潤、排毒、軟化肌膚。

工具
- 玻璃攪拌棒
- 已噴灑 70%乙醇酒精的可重複密封玻璃罐（1 夸脫半／ 1.5 公升）

材料
5 杯（1.2 公升）	濾過的熱水（170℉／ 76℃）
2 大匙（30ml）	乾燥洋甘菊花
1 杯（250ml）	死海鹽
10 滴（0.5ml）	羅馬洋甘菊精油

作法
1. 在碗中混合熱水和乾燥洋甘菊，靜置 10 分鐘。接著用細紗布過濾，把茶倒入備好的罐子後，丟棄泡完的洋甘菊花。
2. 加入死海鹽和羅馬洋甘菊精油，混合均勻，蓋住後靜置 24 小時再使用（鹽會溶解，形成除臭液）。

變化
製作薰衣草身心排毒浴：要泡舒緩的薰衣草浴，可以用 2 大匙（30ml）的乾燥薰衣草取代乾燥洋甘菊，以及 10 滴（0.5ml）的薰衣草精油替換洋甘菊精油。

如何使用

在浴缸裡一邊放溫水，一邊撒上 1 杯（250ml）的沐浴鹽。攪動水好讓鹽分散。浸泡時至少要泡 20 分鐘。

泡澡的益處

- 可以放鬆、整復。溫水能安定、潔淨身體，帶來一夜好眠。
- 可以鎮定肌膚。在水中放入小蘇打、鹽和精油這些原料時，它們可以幫助舒緩特定膚況，例如發癢和乾燥。
- 可以排毒。泡澡能促進循環，幫助身體去除髒汙。
- 有慰藉效果。在放有礦物鹽的水中泡澡，可以幫助舒緩肌肉痠痛，降低發炎情況。

除臭香醋浴

醋浴是消除身體髒汙且能天然除臭的古老療方。

肌膚類型
各膚質皆適合

使用時機
需要時就可以泡

可製作的分量
2 杯（500ml）

優點
蘋果醋有大量的維生素 B 群，還有豐富的鉀、鈣和鎂。它能滋養肌膚，均衡酸鹼值，對於乾性肌、敏感肌特別有益。乾燥薰衣草的香氣是能安撫調節神經系統的成分，局部塗抹薰衣草精油有防腐和抗菌特性。薰衣草精油中的兩大主要成分，沈香醇和乙酸沈香酯，都能安定神經系統，鬆弛肌肉組織。洋甘菊不論是香草和精油，也能令人放鬆。

工具
- 小型燒杯
- 玻璃攪拌棒
- 已噴灑 70%乙醇酒精的可重複密封玻璃罐（1 品脫／500ml）

材料

精油複方	10 滴（0.5ml）	薰衣草精油
	5 滴（0.25ml）	羅馬洋甘菊精油

基底	1 大匙（15ml）	乾燥薰衣草
	1 大匙（15ml）	乾燥洋甘菊
	1 杯（250ml）	濾過的熱水（170℉／76℃）
	1 杯（250ml）	蘋果醋

作法
1. 精油調和：在一燒杯中混合薰衣草和羅馬洋甘菊精油，以鋁箔紙或保鮮膜包好後靜置一旁備用。
2. 製作基底：在碗中混合乾燥的薰衣草和洋甘菊。倒入熱水淹過，靜置 10 分鐘，接著用細紗布過濾，把茶倒入備好的罐子後，丟棄泡完的花。
3. 加入蘋果醋和備好的精油複方。密封、搖晃讓內容物均勻。靜置 24 小時讓材料整合後再使用。適當存放的話（請見第 219 頁），最多可以存放 6 個月。

變化
可以用 5 滴（0.25ml）的永久花精油替換羅馬洋甘菊精油，用 1 大匙（15ml）乾燥玫瑰花瓣來替換乾燥洋甘菊。

如何燜香草茶

燜香草茶時，一定要用沸騰的水，等 15 分鐘後再使用。為避免破壞了香藥草的芳香療效，千萬不可直接用沸騰的水澆在香藥草上。

甜杏仁泡澡油

定期享受泡澡能安定心神又舒服放鬆。

肌膚類型
乾性肌、龜裂的肌膚

使用時機
需要時就可以泡

可製作的分量
1 杯（250ml）

Tip
用高速攪拌精油，會讓精油乳化變稠。要達到恰恰好的質地，一定得用攪拌器才能完成。你可能需要用抹刀刮除刀片兩側，才能確保所有材料完整結合。

工具
- 攪拌器
- 已噴灑 70％乙醇酒精的可重複密封玻璃罐（8 盎司／250ml）

材料

1 杯（250ml）	甜杏仁油
2 大匙（30ml）	室溫下的純蜂蜜
2 滴	奧圖玫瑰精油

作法

1. 在乾淨的攪拌機內，混合甜杏仁油和蜂蜜。用高速攪打 30 秒，直到混合物呈乳白色且滑順（請見左方的「Tips」）。

2. 加入奧圖玫瑰精油，繼續攪打。

3. 把成品裝入備好的罐子。密封、靜置 24 小時讓油品整合後再使用。適當存放的話（請見第 219 頁），此沐浴油最多可以存放 3 個月。

變化
你可以把此沐浴油當作泡澡時用的面膜。先洗臉拍乾，利用指尖輕輕將油塗抹在全臉上。開始泡溫熱的澡，讓油靜置在臉上 20 分鐘。泡澡時的溫熱有助於疏通毛孔，讓蜂蜜和油能滲入臉部肌膚，最後再以溫水洗淨即可。

泡澡兼排毒

泡澡是另一種能幫助身體消除毒素的途徑。接觸溫水可以促進全身的循環，同時還能召集副交感神經系統，鼓勵身體放鬆。這種「休息消化」的狀態可以讓消化道裡的非自主肌肉可以放鬆，酵素能正常運作，支持排毒程序。

肌膚是人體最大的器官。溫水澡中，肌膚能透過非自主神經系統回應，開始打開毛孔，放鬆。肌膚能透過排汗來調節體溫，這也能刺激排毒。添加鹽、蜂蜜、油品和精油就能強化這種效果。這些添加的成分也能用來自天然植物的淡淡香氣，幫助身體除臭。

保濕甘油浴

　　許多人在冬天會深受乾燥、龜裂的肌膚而苦。添加保濕劑如甘油來泡澡，就能維持肌膚濕潤。

肌膚類型
嚴重乾燥的肌膚

使用時機
肌膚乾燥需要就能泡，冬季期間一週1或2次

可製作的分量
9盎司（280ml）

Tip
衛生是自己製作保養品時很重要的一環。一定要用精巧的器具，用肥皂和水洗淨後，以紙巾擦乾。把所有器具噴上70%乙醇酒精，然後晾乾。立刻使用或擺放在真空的塑膠容器內。

優點
甘油是天然的保濕劑，加進泡澡水時可以軟化肌膚。玫瑰和茉莉原精的結合很奢華，還能讓肌膚絲滑。

工具
- 小型燒杯
- 攪拌器
- 玻璃攪拌棒
- 已噴灑70%乙醇酒精的可重複密封玻璃罐（10盎司／300ml）

材料

精油複方	2滴	奧圖玫瑰精油
	2滴	茉莉原精
基底	1杯（250ml）	甘油
	2大匙（30ml）	玫瑰純露

作法
1. 精油複方：在一燒杯中混合奧圖玫瑰精油和茉莉原精，以鋁箔紙或保鮮膜包好後靜置一旁備用。
2. 用乾淨的攪拌機混合甘油和玫瑰純露。用高速攪打30秒，直到混合物變乳白色且滑順狀（請見第340頁的「Tips」）。
3. 加入備好的精油複方繼續攪拌至完全混合。
4. 將成品裝入備好的罐子，密封。適當存放的話（請見第219頁），此沐浴品最多可以存放3個月。

變化
茉莉原精價格不菲，奧圖玫瑰也很昂貴。需要的話，可以用各2滴的薰衣草和永久花精油來替換奧圖玫瑰和茉莉。

如何使用
使用前要均勻搖晃。在浴缸裡一邊放溫水，一邊撒上 ¼ 杯（60ml）的沐浴油。攪動水讓油分散。浸泡時至少要泡20分鐘。

基礎體香劑

這是製作滾珠體香劑的基本方法，你可以換成自己喜愛的精油來做任何香氣的體香劑。

肌膚類型
全部

使用時機
淋浴或泡澡後使用

可製作的分量
2½ 盎司半（75ml）

Tips

1. 使用有斜口的玻璃碗會較容易把混合物倒入體香劑管。

2. 要預防體香劑沾染到衣服上，就一定要用無香味的白色蜂蠟。

3. 清洗器具和設備時，一定要用乾的紙巾擦拭後再洗。這樣可以避免油類殘留在水管而堵住，以防渣垢積累在水槽中。

優點
小蘇打和馬鈴薯澱粉都是天然抗菌的止汗劑。

工具
- 小型燒杯
- 鍋子
- 玻璃攪拌棒
- 已噴灑 70％乙醇酒精的體香劑管（3 盎司／ 90ml）

材料

精油複方	各 10 滴（0.5ml）	薰衣草精油和天竺葵精油
基底	2 大匙（30ml）	無香味白色蜂蠟（請見左方的「Tips」）
	4 大匙（60ml）	荷荷芭油
	各 2 大匙（30ml）	小蘇打、馬鈴薯澱粉

作法

1. 精油調和：在一燒杯中混合所有精油，以鋁箔紙或保鮮膜包好後靜置一旁備用。

2. 製作基底：把耐熱玻璃碗放入有熱水（86 ℉／ 30℃，不需沸騰）的深鍋裡加熱，讓碗溫熱。加入蜂蠟融化後再放入荷荷芭油讓它完全融化，攪拌 1 至 2 分鐘，到混合物變得清澈為止。

3. 同時，在小碗中混合小蘇打和馬鈴薯澱粉，再加入融化的蠟混合物，攪拌均勻。

4. 加入備好的精油複方繼續攪拌至完全混合。

5. 將成品裝入備好的罐子，靜置直到完全冷卻。冷卻後蓋上蓋子，在室溫下靜置 24 小時讓內容物變硬。適當存放的話（請見第 219 頁），最多可以存放 1 個月。

變化
要保護敏感肌，可刪去小蘇打的部分，加入 2 大匙（30ml）額外的馬鈴薯澱粉。

如何使用

沐浴後在乾淨的腋下塗抹，等乾燥後再穿衣服。

體香凝膠

此為製作提神體香凝膠的簡易辦法。可以替換有除臭特性的不同精油（請見下方說明）來做你最喜歡的香氣。

肌膚類型
各膚質皆適合

使用時機
淋浴或泡澡後使用

可製作的分量
3 盎司（90ml）

Tip
需要的話可以把成品分裝在兩個容器。多餘的要放入冰箱冷藏，需要再拿出來用。

優點
蘆薈是天然的除臭劑，在肌膚上會感覺清爽，而金縷梅可以抗菌。小蘇打和馬鈴薯澱粉是天然的抗菌止汗劑，廣藿香和永久花精油也能抗菌。

工具
- 2 個燒杯
- 玻璃攪拌棒
- 已噴灑 70%乙醇酒精的玻璃罐或附壓嘴瓶（4 盎司／100ml）

材料

精油複方	5 滴（0.25ml）	永久花精油
	10 滴（0.5ml）	廣藿香精油
基底	¼ 杯（60ml）	蘆薈凝膠
	1 大匙（15ml）	金縷梅純露
	1 大匙（15ml）	小蘇打

作法
1. 精油調和：在一燒杯中混合永久花和廣藿香精油，以鋁箔紙或保鮮膜包好後靜置一旁備用。
2. 製作基底：在第二個燒杯中混合蘆薈凝膠和金縷梅純露，再加入小蘇打攪拌均勻，直到完全溶解為止。
3. 加入備好的精油複方繼續攪拌至完全混合。
4. 將成品裝入備好的容器，靜置直到定型。蓋上蓋子，在室溫下靜置 24 小時讓內容物變凝膠。適當存放的話（請見第 219 頁），此體香劑最多可以存放 3 個月。

變化
可用等量的薰衣草精油來替換永久花精油

除臭精油

- 天竺葵
- 玫瑰草
- 苦橙葉
- 廣藿香
- 橙花
- 薰衣草
- 奧圖玫瑰

敏感肌體香劑

此為製作溫和體香劑的簡易方法。

肌膚類型

各膚質皆適合

使用時機

淋浴或泡澡後使用

可製作的分量

3 盎司（90ml）

Tip

使用有斜口的玻璃碗
會較容易把混合物倒
入體香劑管。

優點

玉米澱粉和葛根粉
是帶有爽身粉感覺
的天然止汗劑，可
以吸收水分。橙花
精油溫和，可以除
臭和抗菌。

工具

- 鍋子
- 玻璃攪拌棒
- 已噴灑 70%乙醇酒精的體香劑管（4 盎司／100ml）

材料

¼ 杯（60ml）	特級初榨椰子油
1 大匙（15ml）	玉米澱粉
1 大匙（15ml）	葛根粉
10 滴（0.5ml）	橙花精油

作法

1. 把耐熱玻璃碗放入有熱水（86 ℉／ 30℃，不需沸騰）的深鍋裡加熱，讓碗溫熱。加入椰子油，待融化後離開熱源，稍微冷卻備用。

2. 同時在小碗中混合玉米澱粉和葛根粉，加入融化的油，攪拌均勻。

3. 放入橙花精油，攪拌到混合物完全結合為止。

4. 將成品裝入備好的體香瓶，靜置直到完全冷卻。冷卻後蓋上蓋子，在室溫下靜置 24 小時好讓成品定型。適當存放的話（請見第 219 頁），此體香劑最多可以存放 3 個月。

變化

製作體香粉：在碗中混合 1 大匙（15ml）玉米澱粉、1大匙（15ml）葛根粉和 10 滴（0.5ml）橙花精油。最後將成品裝入 1 盎司（30ml）的玻璃或 PET 罐。蓋上蓋子後搖晃均勻，使用時以手輕拍在乾淨的肌膚上即可。

體香劑的包裝

大部分的人都喜歡方便的滾珠式或管狀體香劑。不過，如果你沒有添加如對羥基苯甲酸酯這類一般會用在美妝品的廣泛用途防腐劑，那你的滾珠式體香劑就有汙染的風險，只要重複接觸到肌膚上就會汙染。要替換滾珠式體香劑，我建議把配方倒入玻璃壓嘴瓶或罐子，然後用乾淨的抹刀或木製美妝棒來塗抹。

溫和體香身體噴霧

此款溫和的體香劑可以讓你一整天都有美好的玫瑰香氣。

肌膚類型

敏感肌

使用時機

淋浴或泡澡後使用

可製作的分量

3½ 盎司（105ml）

Tip

需要的話可以把成品分裝在兩個容器。多餘的要放入冰箱冷藏，需要再拿出來。

優點

蘆薈是天然的除臭劑，在肌膚上會感覺清爽，而金縷梅可以抗菌。奧圖玫瑰精油可以除臭，還有令人放鬆、舒服的香味。

工具

- 小型燒杯
- 鍋子
- 玻璃攪拌棒
- 已噴灑 70%乙醇酒精的體香劑管（4 盎司／ 125ml）（請見左方的「Tips」）

材料

1 大匙（15ml）	蘆薈凝膠
¼ 杯（60ml）	玫瑰純露
2 大匙（30ml）	金縷梅純露
5 滴（0.25ml）	奧圖玫瑰精油

作法

1. 在一燒杯中混合蘆薈凝膠、玫瑰純露和金縷梅純露。

2. 加入備好的奧圖玫瑰精油，攪拌至完全混合。

3. 將成品裝入備好的瓶子後密封。適當存放的話（請見第 219 頁），此體香劑可以存放最多 3 個月。

變化

要泡個迷人玫瑰香氣的體香浴，在泡澡水中加入 2 大匙（30ml）的此配方，攪動好讓體香噴霧分散均勻。

如何使用

塗抹在乾淨的腋肢窩上，待乾燥後再穿上衣服。

避免有體味的天然方法

- 每天淋浴或泡澡，並使用含有除臭特性精油的產品（請見第 343 頁）。
- 刮除腋毛。
- 喝大量的水：每天 6 至 8 杯，可以幫助身體自我淨化。

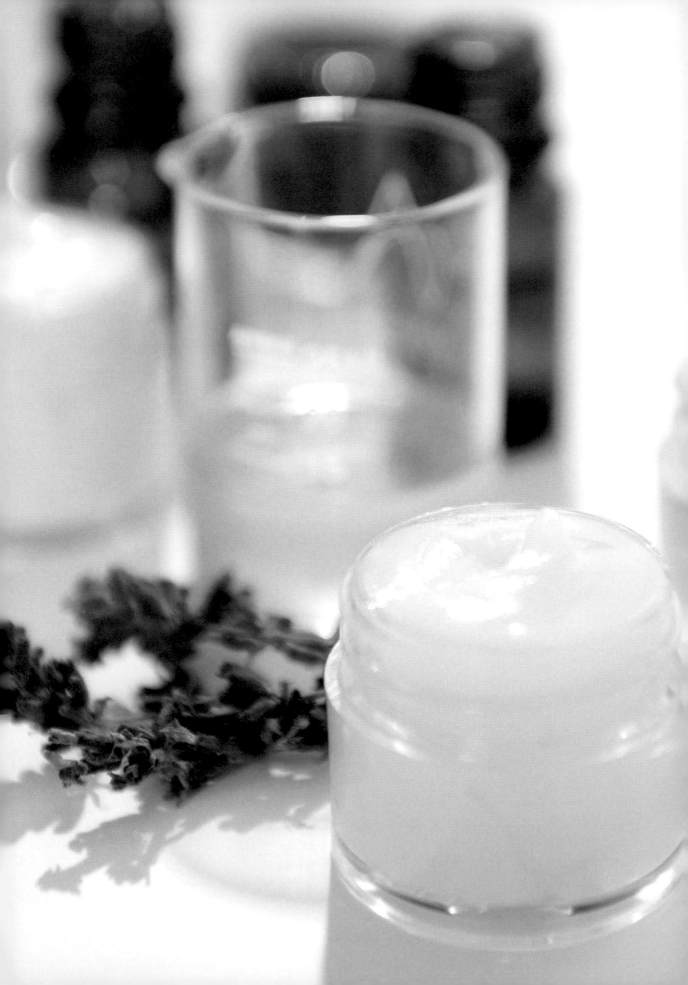

媽媽們的專屬產品

　　孕育小孩真的是大自然的奇蹟之一，在這九個月孕期期間，妳的身體會經歷重大的荷爾蒙和生理變化。有些女人可能會有色素沈澱、妊娠紋或紅疹，這就需要特別護理。

　　因為有些局部使用的材料，特別是精油是透過肌膚吸收，懷孕或正在哺乳的女性就得對護膚品的原料更是謹慎小心。聽取自己的身體，了解什麼對自己才是最好的非常重要。懷孕期間的準媽媽們，最好要記住下列事項：

- 慎選產品。減少使用可能含有有害化學成分和香味的產品。
- 少就是好。別讓身體接觸過多產品，特別是香水，因為懷孕女性通常會對嗅覺特別敏感。
- 順其自然發展。懷孕是自然的過程，大部分懷孕有關的皮膚狀況都是暫時的，分娩之後就會很快消失。

桔體香劑

懷孕和哺乳期間，不只嗅覺會更敏感，身體也會產生強烈的氣味。這是因為荷爾蒙和體重增加（這會造成體溫升高和流汗）。最重要的請務必記得，母親和孩子會靠著觸感和嗅覺連繫在一起，因此體香劑應該要選擇溫和、非侵入性的產品。

肌膚類型
各膚質皆適合

使用時機
淋浴或泡澡後使用

可製作的分量
3 盎司（90ml）

Tip
請見第 344 頁的「體香劑的包裝」。

優點
小蘇打和馬鈴薯澱粉不僅無香味，還能吸收水分，是非常好的體香劑基礎。柑橙類精油也是天然的除臭成分。

工具
- 鍋子
- 玻璃攪拌棒
- 已噴灑 70％乙醇酒精的體香劑瓶或罐（4 盎司／125ml）（請見左方的「Tip」）2 個

材料

¼ 杯（60ml）	特級初榨椰子油
1 大匙（15ml）	玉米澱粉
1 大匙（15ml）	葛根粉
5 滴（0.25ml）	桔精油

作法

1. 把耐熱玻璃碗放入裝有熱水（86℉／30℃，不需沸騰）的深鍋裡加熱，讓碗溫熱。加入椰子油待完全融化。

2. 同時在小碗中混合玉米澱粉和葛根粉，加入融化的椰子油，攪拌均勻直到混合物完全滑順。接著離開熱源，稍待冷卻。

3. 放入桔精油，攪拌到混合物完全結合為止。

4. 將成品裝入備好的體香瓶，靜置直到完全冷卻。冷卻後蓋上蓋子，在室溫下靜置 24 小時好讓成品固化。適當存放的話（請見第 219 頁），此體香劑最多可以存放 1 個月。

變化
製作柑橙體香粉：減去椰子油。在一個 2 盎司（50ml）的玻璃罐中，混合玉米澱粉和葛根粉。添入桔精油，密封後搖晃均勻。利用木製湯匙舀粉放在指尖上（好避免交叉感染），輕拍在乾淨的胳肢窩上。

如何使用

用在乾淨的腋下，待乾燥後再穿上衣服。

荷荷芭身體霜

妊娠紋是孕期期間自然發生的情況，身體快速的變化，導致肌膚拉伸留下紋路。用油品和乳霜來維持肌膚保濕，能有助於預防或減少妊娠紋。

肌膚類型
各膚質皆適合

使用時機
淋浴或泡澡後使用

可製作的分量
7 盎司（200ml）

Tip
可用等量的檸檬或桔精油替換薰衣草精油。

優點
懷孕期間一定要使用無氣味的乳化劑和油脂，因為它們不只能幫助抵銷嗅覺敏感的影響，也能做出比較溫和、清淨的香氣和提神產品。此款很棒的身體護膚霜因為有蜂蠟和荷荷芭油，所以特別滋潤。月見草油、維生素 E 油和薰衣草精油都有抗氧化特性。

工具
- 鍋子
- 玻璃攪拌棒
- 已噴灑 70％乙醇酒精的玻璃或 PET 罐（7 盎司／200ml）（請見左方的「Tip」）

材料

2 大匙（30ml）	無氣味白色蜂蠟
2 大匙（30ml）	特級初榨椰子油
半杯（125ml）	荷荷芭油
1 茶匙（5ml）	月見草油
10 滴（0.5ml）	維生素 E 油
5 滴（0.25ml）	薰衣草精油

作法

1. 把耐熱玻璃碗放入裝有熱水（86℉／30℃，不需沸騰）的深鍋裡加熱，讓碗溫熱。加入蜂蠟待完全融化，再倒入椰子油加熱，不時攪拌直到完全融化。
2. 拌入荷荷芭油、月見草油和維生素 E 油。把碗拿離熱源後，用電動攪拌器攪打 10 分鐘。
3. 加入薰衣草精油，攪拌均勻直到混合物完全結合。
4. 將成品裝入備好的罐子後密封，適當存放的話（請見第 219 頁），此護膚霜最多可以存放 3 個月。

變化
如果需要，可用等量的天然乳油木果脂替換椰子油。

如何使用

在泡澡或淋浴之後，用毛巾擦乾身體。用 1 茶匙（5ml）的護膚霜按摩全身，直到完全吸收為止。

橙花護膚油

懷孕期間要對肌膚好一點，用潤滑產品敷抹在乾燥、脫皮的肌膚上，可以讓你感覺更舒適。

肌膚類型
各膚質皆適合

使用時機
淋浴後使用

可製作的分量
4 盎司（120ml）

Tip
清洗器具和設備時，一定要用乾的紙巾擦拭後再洗。這樣可以避免油類殘留在水管而堵住，以防渣垢積累在水槽中。

優點
此款溫和的精華油含有大量的維生素 E，能讓肌膚感覺柔嫩漂亮。橙花的香氣可以讓媽媽哺乳時安定母體和孩子的神經系統。

工具
- 小型燒杯
- 玻璃攪拌棒
- 已噴灑 70％乙醇酒精的玻璃或 PET 瓶（4 盎司／120ml）

材料

¼ 杯（60ml）	摩洛哥堅果油
¼ 杯（60ml）	杏桃核仁油
10 滴（0.5ml）	維生素 E 油
2 滴	橙花精油

作法

1. 在燒杯中，混合摩洛哥堅果油和杏桃核仁油，再加入維生素 E 油，攪拌均勻。

2. 拌入橙花精油，混合直到結合在一起。

3. 將成品裝入備好的罐子後密封，適當存放的話（請見第 219 頁），此護膚油最多可以存放 8 個月。

變化
可用等量的桔精油替換橙花精油。

如何使用

淋浴或泡澡之後塗抹在濕或乾的肌膚上。用 1 大匙（15ml）的護膚霜按摩全身，直到完全吸收為止。如果在哺乳期間，要避免抹到胸部。

臉部潤澤精華

懷孕或哺乳期間也可以像一般日常美好的生活著。此配方包含兩種溫和但效力強大的油品：荷荷芭油和摩洛哥堅果油，保濕、滋養肌膚。

肌膚類型
各膚質皆適合

使用時機
早晚

可製作的分量
6 盎司（190ml）

Tip
此配方做好的分量相當大，日常使用可以分裝到小的罐子（2盎司／50ml），然後把剩下的乳霜放入冰箱，要用再拿出來。

優點
摩洛哥堅果油和荷荷芭油有豐富的維生素 E，經證實都有能改善肌膚彈性，還能保濕、軟化肌膚。橙花精油有柔和、安定舒服的香氣，還能抗菌。

工具
- 小型燒杯
- 玻璃攪拌棒
- 已噴灑 70%乙醇酒精的玻璃或 PET 掀蓋式或附壓嘴瓶（7 盎司／ 200ml）（請見左方的「Tip」）

材料

¾ 杯（175ml）	荷荷芭油
1 大匙（15ml）	摩洛哥堅果油
1 滴	橙花精油

作法

1. 在燒杯中，混和荷荷芭油和摩洛哥堅果油。
2. 拌入橙花精油，混合直到結合在一起。
3. 將成品裝入備好的罐子後密封，適當存放的話（請見第 219 頁），此精華最多可以存放 8 個月。

如何使用

在仔細清洗肌膚後使用。用指尖將 2 至 3 滴精華液輕拍在額頭、雙頰和下巴。輕輕按摩使肌膚吸收。

新產品要做
皮膚測試

不論你的肌膚是屬於什麼類型，身體都會在孕期期間經歷許多變化，因此你應該在使用任何產品之前做皮膚貼布測試。在前臂內側抹上一丁點產品，停留至少 15 至 20 分鐘。如果出現不適或發紅，就不要使用該產品。

臉部潤澤凝膠

此凝膠有助於均衡肌膚酸鹼值，並預防肌膚乾澀，還能減少肌膚泛紅。

肌膚類型

各膚質皆適合

使用時機

早晚

可製作的分量

1 盎司（40ml）

Tip

孕期期間過度曝曬日光，可能會造成色素沈澱。此階段建議避免不必要的日曬。

優點

摩洛哥堅果油和荷荷芭油有豐富的維生素 E，經證實都有能改善肌膚彈性，還能保濕、軟化肌膚。橙花精油有柔和、安定舒服的香氣，而且多少能抗菌。

工具

- 小型燒杯
- 玻璃攪拌棒
- 已噴灑 70％乙醇酒精的掀蓋式或附壓嘴玻璃瓶（2 盎司／40ml）

材料

2 大匙（30ml）	蘆薈凝膠
1 茶匙（5ml）	荷荷芭油
1 茶匙（5ml）	摩洛哥堅果油
1 滴	橙花精油

作法

1. 蘆薈凝膠倒入小碗中放一旁備用。

2. 在燒杯中，混和荷荷芭油和摩洛哥堅果油，再添入蘆薈凝膠，攪拌均勻直到乳化。

3. 拌入橙花精油，混合直到結合在一起。

4. 將成品裝入備好的罐子後密封，適當存放的話（請見第 219 頁），此凝膠最多可以存放 3 個月。

變化

可用等量的葵花油（第 314 頁）來取代摩洛哥堅果油。

如何使用

仔細清洗肌膚後使用。手沾些許凝膠輕拍在額頭、雙頰和下巴。輕輕按摩使肌膚吸收。

媽咪光采唇膏

懷孕期間嘴唇乾燥是很常見的問題，這可能意味著你攝取的水分不夠多。分娩期間因為有深層呼吸，所以唇部乾燥也是很常見的狀況。待產包內要準備的最重要物品之一就是護唇膏，這樣才能在分娩中維持唇部滋潤。

肌膚類型

各膚質皆適合

使用時機

需要時就能使用

可製作的分量

3½ 盎司（105ml）

Tip

清洗器具和設備時，一定要用乾的紙巾擦拭後再洗。這樣可以避免油類殘留在水管而堵住，以防渣垢積累在水槽中。

優點

蜂蠟和可可脂會形成保護屏障，同時還能軟化、滋潤唇部。

工具

- 鍋子
- 玻璃攪拌棒
- 小型燒杯
- 已噴灑 70％乙醇酒精的 10 個唇膏管

材料

2 大匙（30ml）	無香味白色蜂蠟
2 大匙（30ml）	可可脂
2 大匙（30ml）	金盞花浸泡油
1 大匙（15ml）	荷荷芭油
2 滴	萊姆（蒸餾）精油

作法

1. 把耐熱量杯（有斜口）放入裝有熱水（86 ℉／ 30℃，不需沸騰）的深鍋裡加熱，讓碗溫熱。加入蜂蠟待完全融化，再倒入可可脂加熱 1 至 2 分鐘，直到混合物變得清澈。

2. 同時，在碗中拌入金盞花浸泡油和荷荷芭油。加入融化好的蜂蠟混合物，攪拌均勻直到完全結合後，把碗拿離熱源。

3. 加入萊姆精油，攪拌均勻直到混合物完全結合。

4. 立刻將成品裝入備好的唇膏管，靜置約 20 分鐘讓成品定型。定型之後蓋上蓋子，適當存放的話（請見第 219 頁），此唇膏最多可以存放 6 個月。

變化

可用等量的乳油木果脂（第 314 頁）來取代蜂蠟，桔精油來替代萊姆精油。

> **如何使用**
>
> 每天塗抹唇部 2 至 3 次。

純淨粉刺面膜

粉刺是懷孕期間常見的問題，為荷爾蒙起伏大所引起。此階段更重要的首要事務是避免接觸更刺激的化學成分。白泥可以清潔、洗除髒汙，它還能降低發炎。

肌膚類型

各膚質皆適合

使用時機

夜晚

可製作的分量

3½ 盎司（105ml）

Tip

如果包裝內的面膜乾掉，就加入水攪拌，一次 1 大匙（15ml），直到達到理想的質地為止。

優點

高嶺土富含礦物質，能滋養肌膚，改善整體外貌。荷荷芭油提供滋潤，能調理發炎。德國洋甘菊精油能減緩泛紅和發炎，茶樹精油則能抗菌。

工具

- 小型燒杯
- 玻璃攪拌棒
- 已噴灑 70%乙醇酒精的玻璃罐（4 盎司／125ml）（請見第 219 頁）

材料

¼ 杯（60ml）	高嶺土
¼ 杯（60ml）	濾過的溫水（86℉／30℃）
1 茶匙（5ml）	荷荷芭油
1 滴	德國洋甘菊精油
1 滴	茶樹精油

作法

1. 把高嶺土放在碗裡。攪拌時，慢慢倒入溫水，攪拌直到滑順有光澤，如果混合物看起來太乾，就再加水，一次 5ml，達到理想的質地為止。

2. 在燒杯中拌入荷荷芭油和德國洋甘菊以及茶樹精油。加入濕潤的高嶺土，攪拌均勻直到完全結合。

3. 將成品裝入備好的罐子後密封，適當存放的話（請見第 219 頁），此面膜最多可以存放 2 個月。

變化

可用等量的檀香精油來取代德國洋甘菊精油。

如何使用

臉洗乾淨後擦乾。使用指尖將半茶匙（2ml）的面膜抹在臉上按摩，等 10 至 12 分鐘讓面膜變乾，然後用溫水和洗臉巾或海綿洗淨。可以接著用純淨粉刺凝膠（第 355 頁）。

或者是把面膜當作痘痘調理用品。塗抹在痘痘上，等 30 分鐘讓其乾燥。用溫水和洗臉巾或海綿洗淨後，再接著用純淨粉刺凝膠。

純淨粉刺凝膠

粉刺是懷孕期間常見的問題，為荷爾蒙起伏大所引起。此階段更重要的首要任務是要避免接觸刺激的化學成分。

肌膚類型

各膚質皆適合

使用時機

需要時就可以用

可製作的分量

4 盎司（125ml）

Tip

清洗器具和設備時，一定要用乾的紙巾擦拭後再洗。這樣可以避免油類殘留在水管而堵住，以防渣垢積累在水槽中。

優點

德國洋甘菊和茶樹精油與荷荷芭油結合時可以減緩發炎。蘆薈凝膠能幫助乾燥肌膚重整水分。

工具

- 小型燒杯
- 玻璃攪拌棒
- 已噴灑 70％乙醇酒精的玻璃罐（4 盎司／ 125ml）4 個（請見第 219 頁）

材料

精油複方	1 滴	德國洋甘菊精油
	1 滴	茶樹精油
基底	2 大匙（30ml）	蘆薈凝膠
	1 茶匙（5ml）	荷荷芭油

作法

1. 精油調和：在一燒杯中混合德國洋甘菊和茶樹精油，以鋁箔紙或保鮮膜包好後靜置一旁備用。

2. 製作基底：把蘆薈凝膠倒入碗中，加入荷荷芭油後攪拌直到混合物乳化。

3. 加入備好的精油複方繼續攪拌至完全混合。

4. 將成品裝入備好的罐子後密封。適當存放的話（請見第 219 頁），此凝膠最多可以存放 2 個月。

變化

可用等量的摩洛哥堅果油來取代荷荷芭油。

如何使用

把臉洗乾淨。把凝膠點拍在長粉刺的部位上，讓其乾燥。需要時可以接續使用臉部滋潤精華（第 351 頁）。

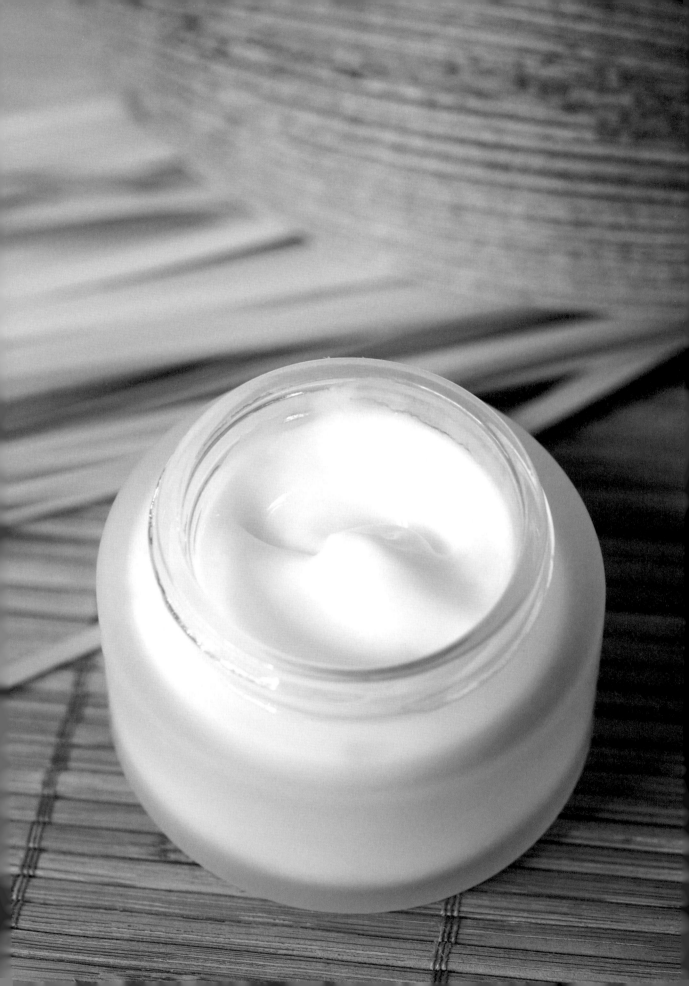

男士專屬的保養品

　　古文明時代，男人與女人都會用帶香味的油品和乳膏，來清潔、軟化、除臭和調理全身。但從某個時候開始，男性梳洗變成了保養品忽略的部分。

　　男性也有不同的護膚需求，比如說，男性的肌膚在青春期後會生成大量油脂；而男性本身就偏高的雄性激素荷爾蒙（睪固酮）會使肌膚增厚，形成粗獷的外貌。男性的肌膚也含有較高的膠原蛋白，這會維持到 50 歲，因此也延遲肌膚長出細紋和皺紋。

　　2013 年，紐約州衛生署和哥倫比亞大學環境健康科學院研究了男性護膚品的效果。他們發現，本來對健康有害的對羥基苯甲酸酯會藉由肌膚吸收。世界衛生組織也有類似的報告指出，空氣與環境中的內分泌干擾素會影響精液品質。針對男性天然保養品的詳細研究，不只能維繫衛生品質，對於身心健康也有益處。

香氛活力浴鹽

東京大學在 2014 年進行的研究指出，運動後沐浴可以幫助身體自我修復，提升耐力，特別是老年人和有受傷的人更是如此。

肌膚類型
各膚質皆適合

使用時機
運動後一小時

可製作的分量
⅔杯（155ml）

Tip

1. 此配方要增量調配很容易，儲放在玻璃罐內可以保存最多 3 個月。

2. 清洗器具和設備時，一定要用乾的紙巾擦拭後再洗。這樣可以避免油類殘留在水管而堵住，以防渣垢積累在水槽中。

優點

潟鹽有豐富的鎂，用溫水溶解時，就能幫助身體排毒，放鬆肌肉。迷迭香和葡萄柚精油能溫熱提神。薰衣草精油有安定作用，幫助舒緩緊張。

工具

- 小型燒杯

材料

3 滴	迷迭香精油
2 滴	葡萄柚精油（請見第 275 頁的「敏感警告」）
10 滴（0.5ml）	薰衣草精油
2 大匙（30ml）	大麻籽油
半杯（125ml）	潟鹽

作法

1. 在燒杯中混合迷迭香、葡萄柚和薰衣草精油，還有大麻籽油。

2. 將潟鹽放在碗內，加入備好的混合品，攪拌均勻。

變化

製作運動按摩油：調配好沐浴油後，裝入小瓶子內密封。運動或其他活動完之後以此油按摩肌肉。適當存放的話（請見第 219 頁），此沐浴油最多可以存放 3 個月。

> ## 如何使用
>
> 在浴缸裡一邊放溫水，一邊撒上潟鹽。攪動水讓鹽分散。浸泡時至少要泡 20 分鐘。

香氛乾刷噴霧

　　乾刷（dry-brushing）可以刺激身體，讓人覺得換然一新。它也能去除死掉的肌膚細胞，藉此排毒。在乾刷之前輕輕在刷子上噴上此款噴霧，可以提升乾刷的感受，還帶來提神的自然香氣。

肌膚類型
各膚質皆適合

使用時機
晨間

可製作的分量
4 盎司（120ml）

Tip
此款噴霧也能當作剃鬚後臉部噴霧，或是沐浴後的提神身體噴霧使用。

優點
松針精油以其防腐和抗菌特性出名。甜羅勒和天竺葵精油也是能抵抗感染的油品，也能支持身體免疫系統的刺激品。薰衣草純露則能安定和舒緩。

工具
- 2 個小型燒杯
- 天然豬鬃身體沐浴刷
- 已噴灑 70 % 乙醇酒精的玻璃噴霧瓶（4 盎司／120ml）（請見第 219 頁）

材料

精油複方	5 滴 （0.25ml）	松針精油
	5 滴 （0.25ml）	甜羅勒精油
	5 滴 （0.25ml）	天竺葵精油

| 基底 | ¼ 杯（60ml） | 薰衣草純露 |
| | ¼ 杯（60ml） | 濾過的溫水（86 ℉／30℃） |

作法

1. 精油調和：在一燒杯中混合松針、甜羅勒和天竺葵精油，以鋁箔紙或保鮮膜包好後靜置一旁備用。

2. 製作基底： 在第二個燒杯中混合薰衣草純露和水，攪拌均勻。

3. 加入備好的精油複方繼續攪拌至完全混合。將成品裝入備好的噴霧瓶，適當存放的話（請見第 219 頁），此噴霧最多可以存放 3 個月。

如何使用

在乾刷刷子上輕輕噴上噴霧，用畫圓的方式，從小腿開始乾刷身體，慢慢往上，持續約 5 分鐘。

香氛沐浴油

此沐浴油富含 omega 的杏仁油和大麻籽油，是非常好的保濕清潔品。結合廣藿香、橙花和薄荷的精油複方可以提振精神。

肌膚類型

各膚質皆適合

使用時機

早或晚

可製作的分量

9 盎司（235ml）

Tip

可以把此沐浴油當成溫和的剃鬚後護膚品，將 4 至 5 滴的油按摩全臉，直到吸收即可。

優點

杏仁油能深層保濕，大麻籽油則含有特別多的 omega 必需脂肪酸，這兩種油的結合，能滋潤乾燥的肌膚。廣藿香精油可以抗炎，並有助於改善脫皮肌膚的外貌。橙花和薄荷精油則能提振精神。

工具

- 小型燒杯
- 大型燒杯
- 已噴灑 70% 乙醇酒精的玻璃瓶（9 盎司／250ml）（請見第 219 頁）

材料

精油複方	10 滴（0.5ml）	廣藿香精油
	5 滴（0.25ml）	橙花精油
	5 滴（0.25ml）	薄荷精油
基底	¾ 杯（175ml）	甜杏仁油
	¼ 杯（60ml）	大麻籽油

作法

1. 精油調和：在小的燒杯中混合廣藿香、橙花和薄荷精油，以鋁箔紙或保鮮膜包好後靜置一旁備用。

2. 製作基底：大燒杯中混合甜杏仁油和大麻籽油，攪拌均勻。

3. 加入備好的精油複方繼續攪拌至完全混合。將成品裝入備好的瓶子後密封，適當存放的話（請見第 219 頁），此沐浴油最多可以存放 6 個月。

變化

需要的話可以用等量的琉璃苣油來替換大麻籽油。

如何使用

淋浴時使用。將 1 至 2 大匙（15 至 30ml）的沐浴油塗抹在打溼的肌膚上，按摩全身。仔細洗淨後用毛巾擦乾。

淋浴後身體噴霧

運動和冷天氣都會使肌膚乾燥、脫皮。此款噴霧能深層滋潤，是專門為男性調配的配方。

肌膚類型

各膚質皆適合

使用時機

早或晚

可製作的分量

4 盎司（125ml）

優點

此款噴霧包含許多有滋潤、舒緩功效的油品。大麻籽、山金車浸泡油與荷荷芭油都能深層保濕，因為它們有大量的獨特脂肪酸。它們也有抗炎特性，能幫助舒緩因為密集運動造成的肌肉緊繃。桔、迷迭香、薑和橙花精油的結合，能締造出迷人的男性香味，還具備防腐和抗菌特性。

工具

* 小型燒杯
* 已噴灑 70％乙醇酒精的迷你香水瓶（4 盎司／125ml）（請見第 219 頁）

材料

精油複方	20 滴 （1ml）	桔精油
	5 滴 （0.25ml）	迷迭香精油
	5 滴 （0.25ml）	薑精油
	5 滴 （0.25ml）	橙花精油

基底	¼ 杯（60ml）	大麻籽油
	¼ 杯（60ml）	荷荷芭油
	¼ 杯（60ml）	辛酸或癸酸
	¼ 杯（60ml）	山金車浸泡油

作法

1. 精油複方：在燒杯中混合桔、迷迭香、薑和橙花精油，以鋁箔紙或保鮮膜包好後靜置一旁備用。

2. 把大麻籽油、荷荷芭油、辛酸與山金車浸泡油倒入備好的瓶子內，再加進備好的複方精油後密封。在手心之間輕輕滾動瓶子，讓油品結合。

3. 製作基底： 大燒杯中混合甜杏仁油和大麻籽油，攪拌均勻。

4. 適當存放的話（請見第 219 頁），此香氛噴霧最多可以存放 6 個月。

變化

沐浴後安定身體噴霧：把精油複方替換成 20 滴（1ml）佛手柑精油、5 滴（0.25ml）澳洲檀香精油、5 滴（0.25ml）甜馬鬱蘭精油和 5 滴（0.25ml）茉莉原精。

如何使用

淋浴或桑拿後使用，噴在身體上，特別是小腿和肩膀。或是在淋浴或桑拿之前按摩使肌膚吸收。

提神液態皂與洗髮精

此款簡單的沐浴皂／洗髮精使用的精油，在熱水澡下能更加活性。與蒸氣結合時，精油複方有助於疏通鼻道，具提神效果。

肌膚類型

各膚質皆適合

使用時機

早或晚

可製作的分量

4 盎司（125ml）

Tip

清洗器具和設備時，一定要用乾的紙巾擦拭後再洗。這樣可以避免油類殘留在水管而堵住，以防渣垢積累在水槽中。

優點

無十二烷基硫酸鈉（SLS）的皂或洗髮精基底，本來就能當成沐浴皂使用，精油複方則為其添加優點，它可以防腐還能抗菌，與蒸氣結合再一起時，就能當作解充血劑，流感季節時適合以此來開始新的一天作息。

工具

- 小型燒杯
- 電動攪拌器
- 已噴灑 70％乙醇酒精的掀蓋式或附壓頭玻璃瓶（125ml）（請見第 219 頁）

材料

20 滴 （1ml）	桔精油
5 滴 （0.25ml）	迷迭香精油
5 滴 （0.25ml）	薑精油
5 滴 （0.25ml）	橙花精油
半杯（125ml）	無十二烷基硫酸鈉（SLS）皂

作法

1. 在燒杯中混合桔、迷迭香、薑和橙花精油，以鋁箔紙或保鮮膜包好後靜置一旁備用。

2. 在碗中倒入無十二烷基硫酸鈉（SLS）皂體，加入備好的精油複方，利用電動攪拌器攪打至全部混合。

3. 把成品裝入備好的瓶子後密封，適當存放的話（請見第 219 頁），此沐浴皂最多可以存放 12 個月。

變化

鎮定肥皂與洗髮精：把精油複方替換成 20 滴（1ml）佛手柑精油、5 滴（0.25ml）澳洲檀香精油、5 滴（0.25ml）甜馬鬱蘭精油和 5 滴（0.25ml）茉莉原精。

如何使用

淋浴時使用。將 1 大匙（15ml）沐浴皂倒在絲瓜巾或沐浴巾上，接著按摩全身。仔細洗淨後毛巾擦乾，接著使用沐浴後護膚噴霧（第 36 頁）。

抗屑頭皮按摩油

頭皮和臉部按摩可以提升能量、舒緩痠痛和釋放緊繃。加上抗菌和提神的精油，就能調理頭皮屑的問題，並滋養頭皮、臉部肌膚和頭髮。

肌膚類型

各膚質皆適合，特別是油性肌和乾性肌

使用時機

洗頭之前

可製作的分量

6 盎司（185ml）

Tip

清洗器具和設備時，一定要用乾的紙巾擦拭後再洗。這樣可以避免油類殘留在水管而堵住，以防渣垢積累在水槽中。

優點

芝麻油結合荷荷芭油，就是有療效的潤滑劑，非常適合用來調理頭皮屑和其他與頭皮乾燥有關的症狀。精油複方可以抗菌，也有非常宜人的男性香氣。

工具

- 小型燒杯
- 已噴灑 70%乙醇酒精的迷你香水瓶（7 盎司／ 200ml）

材料

精油複方	10 滴 （0.5ml）	澳洲檀香精油
	5 滴 （0.25ml）	天竺葵精油
	5 滴 （0.25ml）	廣藿香精油
	5 滴 （0.25ml）	甜羅勒精油
基底	半杯（125ml）	荷荷芭油
	¼ 杯（60ml）	芝麻油

作法

1. 精油調和：在燒杯中混合澳洲檀香、天竺葵、廣藿香和羅勒精油，以鋁箔紙或保鮮膜包好後靜置一旁備用。
2. 把荷荷芭油、芝麻油倒入備好的瓶子內，再加進備好的合成品後密封。在手心之間輕輕滾動瓶子，讓油品結合。使用前至少要靜置 1 小時，讓油品確實混合。
3. 適當存放（請見第 219 頁），最多可以存放 6 個月。

變化

抗屑洗髮精與身體沐浴乳：在燒杯中混合第 1 步裡的精油複方，加上半杯（125ml）的無十二烷基硫酸鈉（SLS）皂或洗髮精。省略剩下的材料，把成品放入已噴撒 70%酒精的掀蓋式或附壓頭玻璃瓶（5 盎司／ 125ml）。

如何使用

上床睡覺前，倒 8 至 9 滴的油在頭皮上，用雙手手指按摩全部頭皮。靜待隔夜後，早上淋浴時可以使用提神沐浴皂與洗髮精（請見 362 頁）。

鬍鬚精華露

此款鬍鬚精華露不只能讓臉上的鬍鬚整齊，還能替鬍子下乾燥或脫皮的肌膚進行保濕，甚至可修護有皮屑的肌膚。

肌膚類型
各膚質皆適合

使用時機
淋浴或泡澡之後

可製作的分量
4 盎司（125ml）

Tip
清洗器具和設備時，一定要用乾的紙巾擦拭後再洗。這樣可以避免油類殘留在水管而堵住，以防渣垢積累在水槽中。

優點
摩洛哥堅果油能調理、軟化臉部肌膚，同時不至於有油膩光澤。山茶花籽油可以特別潤澤。檀香和奧圖玫瑰精油則有經典的香味，可以一整天都讓心情放鬆。

工具
- 小型燒杯
- 已噴灑 70%乙醇酒精的迷你香水瓶（5 盎司／ 125ml）

材料

精油複方	5 滴 （0.25ml）	澳洲檀香精油
	5 滴 （0.25ml）	奧圖玫瑰精油

基底	¼ 杯（60ml）	摩洛哥堅果油
	¼ 杯（60ml）	山茶花籽油
	5 滴 （0.25ml）	竹子萃取

作法

1. 精油複方：在燒杯中混合檀香和奧圖玫瑰精油，以鋁箔紙或保鮮膜包好後靜置一旁備用。

2. 把摩洛哥堅果油、山茶花籽油與竹子萃取倒入備好的瓶子內，再加進備好的精油複方後密封。在手心之間輕輕滾動瓶子，讓油品結合，並靜置 1 小時，待油品確實混合後再使用。

3. 適當存放的話（請見第 219 頁），此精華露最多可以存放 6 個月。

變化
可用等量的天竺葵和廣藿香精油，來取代檀香和玫瑰精油。

如何使用

淋浴或泡澡後，噴在鬍鬚上後再梳齊。

蘆薈剃鬚收斂水

此款收斂水可以當成刮鬍子之後幫助毛孔緊縮的收斂劑。它也能保護肌膚不受刮鬍刀或刮傷感染。

肌膚類型
全部（請見下方的「變化」）

使用時機
刮鬍子之後

可製作的分量
3½ 盎司（105ml）

優點
蘆薈含有非常多的維生素和礦物質，還有提供凝膠潔淨和防腐特性的皂素。金縷梅是收斂劑，也能止痛和抗炎，減少紅斑（肌膚發紅），經證實含有金縷梅的乳液也有抗組織胺的特性。此配方中的精油複方帶來男人香氣，它可以抗菌，也能幫助修復日曬受損的肌膚。

工具
- 小型燒杯
- 已噴灑 70%乙醇酒精的玻璃罐或附壓頭的瓶子（4 盎司／125ml）

材料

精油複方	5 滴（0.25ml）	澳洲檀香精油
	5 滴（0.25ml）	廣藿香精油
	5 滴（0.25ml）	薄荷精油
	5 滴（0.25ml）	安息香精油

基底	¼ 杯（60ml）	綠茶甘油浸泡液
	2 大匙（30ml）	蘆薈凝膠
	1 大匙（15ml）	金縷梅純露

作法

1. 精油複方：在燒杯中混合檀香、廣藿香、薄荷和安息香精油，以鋁箔紙或保鮮膜包好後靜置一旁備用。
2. 製作基底：在碗中混合綠茶浸泡油、蘆薈凝膠和金縷梅純露。再加進備好的複方精油，攪拌直到完全結合。
3. 把成品裝入備好的瓶子後密封，適當存放的話（請見第 219 頁），最多可以存放 3 個月。

變化

敏感肌蘆薈剃鬚收斂水：刪去薄荷和安息香精油，另外加 5 滴（0.25ml）薰衣草精油。

如何使用

在洗臉或刮鬍子後以少量（不超過 ¼ 茶匙／1ml）收斂水按摩全臉。

臉部香氛保養

　　此臉部保養品適用所有類型的肌膚。不過，如果你的肌膚特別敏感，那就要把精油分量減半。使用此保養品的最佳時機是晚上毛孔擴張較大的時候，每週一次。

肌膚類型

全部（請見右頁「變化」）

使用時機

夜晚

可製作的分量

3 杯（750ml）

Tip

開始之前以溫水洗淨臉部。

使用時機

毛巾熱敷之後

可製作的分量

4 茶匙（20ml）

Tip

如果你是敏感肌，可以用等量的純蜂蜜來取代紅糖。

STEP 1：毛巾熱敷調理

工具

- 玻璃或金屬碗
- 小毛巾

材料

3 杯（750ml）	濾過的溫水（86℉／30℃）
2 滴	自選精油（請見右頁的「變化」）
1 茶匙（5ml）	甘油或基底油

作法

1. 在碗中混合水、精油和甘油。
2. 毛巾放入碗中浸濕，接著擰乾後把熱毛巾放在臉上停留 7 秒（慢慢數秒）。重複 3 至 6 次。

STEP 2：臉部磨砂

工具

- 玻璃或金屬碗

材料

1 大匙（15ml）	有機紅糖
半茶匙（5ml）	摩洛哥堅果油
2 滴	自選精油（請見右頁「變化」）

作法

1. 在碗中混合糖和摩洛哥堅果油。
2. 倒入精油後混合均勻。
3. 先以溫水打濕的毛巾擦臉（或是在上述的毛巾熱敷調理之後）。用指尖把半茶匙至 1 茶匙（2 至 5ml）的磨砂膏抹在濕潤的臉上，輕輕以小圓圈的動作按摩 30 秒。接著以溫水洗淨後，毛巾擦乾。可使用滋潤臉部按摩精華（請見右頁）。

肌膚類型

臉部磨砂（左頁）之後

可製作的分量

⅓茶匙（1.6ml）

優點

用熱毛巾敷在臉上是很溫暖舒服的水療法，可以打開毛孔和鼻道，讓你能呼吸順暢、放鬆。

臉部磨砂有助於徹底洗淨臉部，提亮膚色。

此款臉部按摩精華可以鎮定和舒緩肌膚，預防可能引發粉刺和泛紅的毛孔阻塞，讓肌膚保持健康均衡，它也能當作刮鬍後的護膚油使用。

工具

- 小型燒杯

材料

20 滴（1ml）	摩洛哥堅果油
10 滴（0.5ml）	玫瑰果油
3 滴	自選精油（請見下方的「變化」）

作法

1. 在燒杯中混合摩洛哥堅果油和玫瑰果油。再加入精油後混合均勻。

2. 先以溫水打濕的毛巾擦臉（或是在左頁的毛巾熱敷調理之後）。用指尖把 5 至 8 滴精華抹在臉上，輕輕以小圓圈的動作按摩 30 秒。接著以溫水洗淨後，用毛巾擦乾。

變化

可以從下列建議來選擇適合自己肌膚類型的精油：
敏感肌：薰衣草、橙花、乳香。
油性肌：白千層、迷迭香、葡萄柚、苦橙葉。
乾性肌：依蘭、快樂鼠尾草、羅馬洋甘菊。

松香乳膏

有很多男性會因為手部或腳部乾燥脫皮而苦，特別是如果他們經常在戶外工作。此款舒服的乳膏應該要天天使用。

肌膚類型
乾燥、脫皮的肌膚

使用時機
需要時就可以用

可製作的分量
8 盎司（235ml）

Tip

要治療特別乾燥或脫皮的手或腳時，先把手腳浸泡在含有各 2 至 3 滴松針和薰衣草精油的溫水，直到水冷卻為止。之後完全擦乾，再用 1 茶匙半（2ml）乳膏按摩 3 至 5 分鐘，直到肌膚完全吸收為止。

優點

乳油木果脂除了能保濕和抗炎，還有治癒傷口的特性。金盞花浸泡油可以舒緩乾燥、脫皮的肌膚。琉璃苣油富含 γ 次亞麻仁油酸，也有很強的治癒效果。此處的精油複方可以防腐和抗菌。

工具

- 小型燒杯
- 電動攪拌器
- 鍋子
- 已噴灑 70％乙醇酒精的玻璃罐（8 盎司／ 250ml）（請見 219 頁）

材料

| 精油複方 | 5 滴 （0.25ml） | 薰衣草精油 |
| | 5 滴 （0.25ml） | 松針精油 |

基底	1 大匙（15ml）	乳化蠟
	2 大匙（30ml）	乳油木果脂
	¾ 杯（175ml）	金盞花浸泡油
	1 大匙（15ml）	琉璃苣油
	10 滴 （0.5ml）	竹子萃取

作法

1. 精油調和：在燒杯中混合薰衣草和松針精油，以鋁箔紙或保鮮膜包好後靜置一旁備用。
2. 製作基底：把耐熱的玻璃碗放入裝有熱水（86℉／ 30℃，不需沸騰）的深鍋裡加熱，讓碗溫熱。加入乳化蠟，讓油完全融化。加進乳油木果脂，維持溫熱約 1 至 2 分鐘，直至混合物變得澄澈。
3. 同時，把金盞花浸泡油和琉璃苣油倒入碗內。
4. 把融化的蠟混合物拿離熱源，用電動攪拌器以低速攪打，直至混合物冷卻且呈白色蓬鬆狀。
5. 攪拌時，慢慢倒入竹子萃取，混合直至變得濃稠後，添入備好的精油複方，攪拌均勻。
6. 把成品裝入備好的罐子後密封，適當存放的話（請見第 219 頁），此乳膏最多可以存放 6 個月。

變化

要有抗黴菌的效果，可用等量的茶樹和玫瑰草精油取代薰衣草和松針精油。

如何使用

用半茶匙（2ml）的乳膏按摩乾淨的手或腳，持續 3 至 5 分鐘，直到完全吸收。

男士專用體香劑

天然的體香劑搭配抗菌精油和基本產品時，就能長效抵禦臭味。

肌膚類型
全部（請見右下方的「變化」）

使用時機
淋浴或泡澡之後

可製作的分量
3½ 盎司（105ml）

Tip
可以喝大量的水，吃含有大量蔬果的飲食來預防體味。

優點
此配方中，精油複方使用的精油都是天然的除臭和抗菌品。馬鈴薯澱粉、葛根粉盒小蘇打是天然止汗劑，還能吸收水分。

工具
- 小型燒杯
- 鍋子
- 已噴灑 70 % 乙醇酒精的體香瓶或罐（8 盎司／250ml）2 個

材料

精油複方	5 滴 （0.25ml）	苦橙葉精油
	10 滴（0.5ml）	廣藿香精油
	5 滴 （0.25ml）	甜羅勒精油

基底	¼ 杯（60ml）	特級初榨椰子油
	1 大匙（15ml）	蜂蠟
	1 大匙（15ml）	馬鈴薯澱粉
	1 大匙（15ml）	葛根粉
	1 大匙（15ml）	小蘇打

作法
1. 精油調和：在燒杯中混合所有精油，以鋁箔紙或保鮮膜包好後靜置一旁備用。
2. 製作基底：把耐熱的玻璃碗放入裝有熱水（86℉／30℃，不需沸騰）的深鍋裡加熱，讓碗溫熱。加入椰子油和蜂蠟，讓油完全融化。之後拿離熱源後，稍待冷卻。
3. 同時，在小碗中混合馬鈴薯澱粉、葛根粉和小蘇打。加入融化的油後混合均勻，直到全部結合為止。接著再倒入備好的複方精油，混合均勻。
4. 把成品裝入備好的體香瓶，蓋上蓋子後靜置 24 小時讓成品定型。適當存放的話（請見第 219 頁），此體香劑最多可以存放 3 個月。

變化
如果你是敏感肌，就省略小蘇打，把葛根粉的分量加到 2 大匙（30ml）。

如何使用

塗抹在乾淨的腋下，待乾燥後再穿上衣服。

刮鬍護膚霜

刮鬍子可能會損傷到肌膚，使用刮鬍霜能讓刮鬍刀刀片在貼合肌膚時比較滑順，減少割傷和刮傷的可能性。

肌膚類型
全部（請見右下方的「變化」）

使用時機
刮鬍子之前

可製作的分量
3½ 盎司（105ml）

優點
椰子油、摩洛哥堅果油和山茶花籽油富含脂肪酸，特別是月桂酸，因此它們是強大的潤滑劑也能抗菌。摩洛哥堅果油也含有角鯊烷，能幫助肌膚保留水分。山茶花籽油能讓肌膚感覺滋潤，還有抗菌特性。

工具
- 小型燒杯
- 電動攪拌器
- 鍋子
- 已噴灑 70%乙醇酒精的掀蓋式或附壓頭瓶（4 盎司／ 125ml）

材料

精油複方	各 5 滴（0.25ml）	白千層精油與薄荷精油
基底	¼ 杯（60ml）	特級初榨椰子油
	1 大匙（15ml）	乳油木果脂
	1 大匙（15ml）	摩洛哥堅果油
	1 大匙（15ml）	山茶花籽油

作法

1. 精油調和：在燒杯中混合所有精油，以鋁箔紙或保鮮膜包好後靜置一旁備用。

2. 製作基底：把耐熱的玻璃碗放入裝有熱水（86 ℉／ 30℃，不需沸騰）的深鍋裡加熱，讓碗溫熱。加入椰子油，讓油完全融化。之後添進乳油木果脂讓油融化，慢慢攪拌直到結合均勻後拿離熱源。

3. 加入摩洛哥堅果油和山茶花籽油後混合均勻，之後包好放入冰箱 30 分鐘好讓油品定型。

4. 使用電動攪拌器攪打，直到油品變得滑順。

5. 加入複方精油並攪拌均勻。

6. 把成品裝入備好的瓶子，靜置 24 小時讓成品定型。適當存放的話（請見第 219 頁），此刮鬍霜最多可以存放 6 個月。

變化
如果你是敏感肌，可以用各 2 滴的橙花和苦橙葉精油，取代步驟 1 內的精油。

如何使用

弄濕肌膚後，將刮鬍霜均勻塗抹在臉上再刮鬍子。

參考資料

Alcamo, I. Edward, and Barbara Krumhardt. Anatomy and Physiology the Easy Way. 1st ed. New York: Barron's, 2004.

Anasari, Shamim A. "Skin pH and Skin Flora." In Handbook of Cosmetic Science and Technology, edited by A. Barel, M. Paye and H. Maibach, 163–74. 4th ed. Boca Raton, FL: CRC Press, 2014.

Anitha, T. "Medicinal Plants Used in Skin Protection." Asian Journal of Pharmaceutical and Clinical Research 5, suppl. 3 (2012): 40–44.

Asadi-Samani, M., M. Bahmani and M. Rafieian-Kopaei. "The Chemical Composition, Botanical Characteristic and Biological Activities of Borago officinalis: A Review." Asian Pacific Journal of Tropical Medicine 7 (2014): S22–28.
http://dx.doi.org/10.1016/s1995-7645(14)60199-1.

Battaglia, S. The Complete Guide to Aromatherapy. 1st ed. Brisbane: International Centre of Holistic Aromatherapy, 2003.

Baumann, Leslie. "The Baumann Skin-Type Indicator: A Novel Approach to Understanding Skin Type." In Handbook of Cosmetic Science and Technology, edited by A. Barel, M. Paye and H. Maibach, 29–40. 3rd ed. Boca Raton, FL: CRC Press, 2009.

Bensouda, Y., K. Qiraouani Boucetta, Z. Charrouf, H. Aguenaou and A. Derouiche. "The Effect of Dietary and/or Cosmetic Argan Oil on Postmenopausal Skin Elasticity." Clinical Interventions in Aging 10 (2015): 339–49. http://dx.doi.org/10.2147/cia.s71684.

Bergman, Åke, J. Heindel, S. Jobling, K. Kidd and T. Zoeller. "State-of-the-Science of Endocrine Disrupting Chemicals, 2012." Toxicology Letters 211, suppl. (2012): S3. doi: 10.1016/j.toxlet.2012.03.020.

Bowles, E. Joy. The A to Z of Essential Oils. New York: Barron's, 2003.

Burtenshaw, J.M.L. "The Mechanisms of Self-Disinfection of the Human Skin and Its Appendages." Journal of Hygiene 42 (1942), 184–209.

Cabrera-Vique, C., R. Marfil, R. Giménez and O. Martínez-Augustin. "Bioactive Compounds and Nutritional Significance of Virgin Argan Oil: An Edible Oil with Potential as a Functional Food." Nutrition Reviews 70, no. 5

(2012): 266–79. http://dx.doi.org/10.1111/j.1753-4887.2012.00478.x.

Campaign for Safe Cosmetics. Parabens. 2016. Accessed June 27, 2016. http://www.
safecosmetics.org/get-the-facts/chemicals-of-concern/parabens/.

Catty, S. Hydrosols. 1st ed. Rochester, VT: Healing Arts Press, 2001.
Choi, Seo Yeon, Purum Kang, Hui Su Lee and Geun Hee Seol. "Effects of Inhalation
of Essential Oil of Citrus aurantium L. var. amara on Menopausal Symptoms, Stress, and
Estrogen in Postmenopausal Women: A Randomized Controlled Trial." Evidence-Based
Complementary and Alternative Medicine 2014 (2014), 1–7. doi: 10.1155/2014/796518.

Coleman, W.P., III. "Handbook of Cosmetic Science and Technology, 3rd Edition" [book
review]. Dermatologic Surgery 36, no. 3 (2010): 382. http://dx.doi.org/10.1111/j.1524-
4725.2009.01444.x.

Couturaud, Virginie. "Biophysical Characteristics of the Skin: Relation to Race, Sex, Age and
Site." In Handbook of Cosmetic Science and Technology, edited by A. Barel, M. Paye and H.
Maibach. 4th ed. Boca Raton, FL: CRC Press, 2014.

Dobrev, H. "Clinical and Instrumental Study of the Efficacy of a New Sebum Control
Cream." Journal of Cosmetic Dermatology 6, no. 2 (2007): 113–18. http://dx.doi.
org/10.1111/j.1473-2165.2007.00306.x.

Dweck, Anthony. "Natural Preservatives." Research paper.
http://www.dweckdata.co.uk/Published_papers/Natural_Preservatives_original.pdf.

Eichenfield, L., A. McCollum and P. Msika. "The Benefits of Sunflower Oleodistillate (SOD)
in Pediatric Dermatology." Pediatric Dermatology 26, no. 6 (2009): 669–75. http://dx.doi.
org/10.1111/j.1525-1470.2009.01042.x.

Gabard, B., and J. Ademola. "Lip Sun Protection Factor of a Lipstick Sunscreen."
Dermatology 203, no. 3 (2001): 244–47. http://dx.doi.org/10.1159/000051758.

Ganceviciene, R., A. Liakou, A. Theodoridis, E. Makrantonaki and C. Zouboulis. "Skin Anti-
aging Strategies." Dermato-Endocrinology 4, no. 3 (2012): 308–19.

Grotenhermen, F., G. Leson and P. Pless. "Evaluating the Impact of THC in Hemp Foods and
Cosmetics on Human Health and Workplace Drug Tests." Journal of Industrial Hemp 8, no. 2
(2003): 5–36. http://dx.doi.org/10.1300/j237v08n02_02.

Guillaume, D., and Z. Charrouf. "Argan Oil." Alternative Medicine Review 16, no. 3 (2011):
275–77.

Gunstone, F. The Lipid Handbook. 1st ed. Hoboken, NJ: CRC Press, 2007.

Gupta, A., P.C. Sharma, B.M.K. Thilakaratne and A.K. Verma. "Studies on Physico-chemical Characteristics and Fatty Acid Composition of Wild Apricot (Prunus armeniaca Linn.) Kernel Oil." Indian Journal of Natural Products and Resources 3, no. 3 (2012), 366–70.

Harman, A. Harvest to Hydrosol: Distill Your Own Exquisite Hydrosols at Home. Washington, DC: botANNicals, 2015.

Health Canada. Safety of Cosmetic Ingredients. 2016. Accessed June 27, 2016. http://hc-sc. gc.ca/cps-spc/cosmet-person/labelling-etiquetage/ingredients-eng.php#a4.1.

Heuberger, Eva, Tapanee Hongratanaworakit and Gerhard Buchbauer. "East Indian Sandalwood and a-Santalol Odor Increase Physiological and Self-Rated Arousal in Humans." Planta Medica 72, no. 9 (2006): 792–800. doi: 10.1055/s-2006-941544.

Juhász, Margit Lai Wun, and Ellen S. Marmur. "A Review of Selected Chemical Additives in Cosmetic Products." Dermatologic Therapy 27, no. 6 (2014): 317–22. doi: 10.1111/dth.12146.

Khalil, M., J. Marcelletti, L. Katz, D. Katz and L. Pope. "Topical Application of Docosanol- or Stearic Acid-Containing Creams Reduces Severity of Phenol Burn Wounds in Mice. " Contact Dermatitis 43, no. 2 (2000): 79–81. http://dx.doi.org/10.1034/j.1600-0536.2000.043002079.

Kora´c, R., and K. Khambholja. "Potential of Herbs in Skin Protection from Ultraviolet Radiation." Pharmacognosy Reviews 5, no. 10 (2011): 164–73. http://dx.doi. org/10.4103/0973-7847.91114.

Kristmundsdottir, Thordis, and Skuli Skulason. "Lipids as Active ingredients in Pharmaceuticals, Cosmetics and Health Foods." In Lipids and Essential Oils as Antimicrobial Agents, edited by Halldor Thormar, 151–77. Chichester: John Wiley and Sons, 2011.

Kumar, P., S. Singh, D. Mishra and P. Girotra. "Enhancement of Ketorolac Tromethamine Permeability through Rat Skin Using Penetration Enhancers: An Ex-vivo Study." International Journal of Pharmaceutical Investigation 5, no. 3 (2015): 142–46. http://dx.doi. org/10.4103/2230-973x.160850.

Kushi, M. Your Face Never Lies. 1st ed. Wayne, NJ: Avery, 1983.

Leizer, C., D. Ribnicky, A. Poulev, S. Dushenkov and I. Raskin. "The Composition of Hemp Seed Oil and Its Potential as an Important Source of Nutrition." Journal of Nutraceuticals, Functional and Medical Foods 2, no. 4 (2000): 35–53. http://dx.doi.org/10.1300/ j133v02n04_04.

Lis-Balchin, Maria. Aromatherapy Science. 1st ed. London: Pharmaceutical Press, 2006.

Ma, W., L. Wang, Y. Guo, L. Liu, H. Qi, N. Zhu et al. "Urinary Concentrations of Parabens in Chinese Young Adults: Implications for Human Exposure." Archives of Environmental Contamination and Toxicology 65, no. 3 (2013): 611–18.
http://dx.doi.org/10.1007/s00244-013-9924-2.

Matsui, M., E. Pelle, K. Dong and N. Pernodet. "Biological Rhythms in the Skin." International Journal of Molecular Sciences 17, no. 6 (2016): e801. http://dx.doi.org/10.3390/ijms17060801.

Mehling, A., and J. Fluhr. "Chronobiology: Biological Clocks and Rhythms of the Skin." Skin Pharmacology and Physiology 19, no. 4 (2006): 182–89. http://dx.doi.org/10.1159/000093113.

Moreno Gimenez, J.C., J. Bueno, J. Navas and F. Camacho. "Treatment of Skin Ulcer Using Oil of Mosqueta Rose" [article in Spanish]. Medicina cutánea ibero-latinto-americana 18, no. 1 (1990): 63–66.

Nayak, B., S. Raju and A. Chalapathi Rao. "Wound Healing Activity of Persea americana (Avocado) Fruit: A Preclinical Study on Rats." Journal of Wound Care 17, no. 3 (2008): 123–25. http://dx.doi.org/10.12968/jowc.2008.17.3.28670.

Ní Raghallaigh, S., K. Bender, N. Lacey, L. Brennan and F. Powell. "The Fatty Acid Profile of the Skin Surface Lipid Layer in Papulopustular Rosacea." British Journal of Dermatology 166, no. 2 (2012): 279–87. http://dx.doi.org/10.1111/j.13652133.2011.10662.x.

Pearce, Cedric J. "Review of Honey in Traditional and Modern Medicine." Journal of Natural Products 78, no. 4 (2015): 967. doi: 10.1021/acs.jnatprod.5b00127.

Prottey, C., P. Hartop and M. Press. "Correction of the Cutaneous Manifestations of Essential Fatty Acid Deficiency in Man by Application of Sunflower-Seed Oil to the Skin." Journal of Investigative Dermatology 64, no. 4 (1975): 228–34. http://dx.doi.org/10.1111/1523-1747.ep12510667.

Raghavan, K., A. Pal, F. Khan and A. Singh. "Nutritional, Medicinal and Industrial Uses of Sesame (Sesamum indicum L.) Seeds: An Overview." Agriculturae Conspectus Scientificus 75, no. 4 (2010): 159–68.

Raichur, P., and M. Cohn. Absolute Beauty. 1st ed. New York: HarperCollins, 1997.

Rios Scherrer, Maria Antonieta, and Vanessa Barreto Rocha. "Increasing Trend of Sensitization to Methylchloroisothiazolinone/Methylisothiazolinone (MCI/MI)." Anais brasileiros de dermatologia 89, no 3 (2014): 527–28. doi: 10.1590/abd1806-4841.20142852.

Rizer, R.L. "Oily Skin: Claim Support Strategies." In Cosmetics: Controlled Efficacy Studies and Regulation , edited by P. Elsner, Howard I. Maibach and Hans F. Merk, 81–91. Berlin: Springer, 1999.

Roosterman, D., T. Goerge, S.W. Schneider, N.W. Bunnett and M. Steinhoff. "Neuronal Control of Skin Function: The Skin as a Neuroimmunoendocrine Organ." Physiological Reviews 86, no. 4 (2006): 1309–79. doi: 10.1152/physrev.00026.2005.

Saraf, S., and C. Kaur. "In Vitro Sun Protection Factor Determination of Herbal Oils Used in Cosmetics." Pharmacognosy Research 2, no. 1 (2010): 22–25. http://dx.doi.org/10.4103/0974-8490.60586.

Sugawara, Y., C. Hara, K. Tamura et al. "Sedative Effect on Humans of Inhalation of Essential Oil of Linalool." Analytica Chimica Acta 365, nos. 1–3 (1998): 293–99. doi: 10.1016/s0003-2670(97)00639-9.

Sultana, Y., K. Kohli, M. Athar, R. Khar and M. Aqil. "Effect of Pre-treatment of Almond Oil on Ultraviolet B–Induced Cutaneous Photoaging in Mice." Journal of Cosmetic Dermatology 6, no. 1 (2007): 14–19. http://dx.doi.org/10.1111/j.1473-2165.2007.00293.x.

Thormar, Halldor, ed. Lipids and Essential Oils as Antimicrobial Agents. Chichester: Wiley, 2011.

Tisserand, Robert, and Rodney Young. Essential Oil Safety: A Guide for Health Care Professionals. 2nd ed. Elsevier Health Sciences, 2013.

Tongnuanchan, Phakawat, and Soottawat Benjakul. "Essential Oils: Extraction, Bioactivities, and Their Uses for Food Preservation." Journal of Food Science 79, no. 7 (2014): R1231–49. doi: 10.1111/1750-3841.12492.

Vettor, Manuela, Paola Perugini, Simona Gagliardi et al. "Topical Application of Lignans and Phytosterols in Seborrhoic Skin." Journal of Applied Cosmetology 24 (2006): 123–29.

Yates, J., J. Phifer and D. Flake. "Do Nonmedicated Topicals Relieve Childhood Eczema?" Journal of Family Practice 58, no. 5 (2009): 280–81.

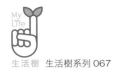

生活樹　生活樹系列 067

精油‧芳療‧手作保養品應用全書
The Aromatherapy Beauty Guide

作　　　者	丹妮耶兒‧賽德（Danielle Sade）	
譯　　　者	游卉庭	
審　　　訂	原文嘉	
總　編　輯	何玉美	
主　　　編	紀欣怡	
封 面 設 計	FE 設計	
內 頁 設 計	陳仔如	
內 文 排 版	許貴華	

出 版 發 行	采實文化事業股份有限公司
行 銷 企 劃	陳佩宜‧黃于庭‧馮羿勳
業 務 發 行	盧金城‧張世明‧林踏欣‧林坤蓉‧王貞玉
國 際 版 權	王俐雯‧林冠妤
印 務 採 購	曾玉霞
會 計 行 政	王雅蕙‧李韶婉
法 律 顧 問	第一國際法律事務所　余淑杏律師
電 子 信 箱	acme@acmebook.com.tw
采 實 官 網	www.acmebook.com.tw
采 實 臉 書	http://www.facebook.com/acmebook

Ｉ Ｓ Ｂ Ｎ	978-957-8950-80-1
定　　　價	580 元
初 版 一 刷	2019 年 1 月
劃 撥 帳 號	50148859
劃 撥 戶 名	采實文化事業股份有限公司
	104 臺北市中山區建國北路二段 92 號 9 樓
	電話：(02)2518-5198　傳真：(02)2518-2098

國家圖書館出版品預行編目資料

精油.芳療.手作保養品應用全書 / 丹妮耶兒.賽德 (Danielle Sade) 作；
游卉庭譯.--初版.--臺北市：采實文化，2019.01

　　面；　公分.--(生活樹；67)

譯自：The aromatherapy beauty guide : using the science of carrier &
essential oils to create natural personal care products

ISBN 978-957-8950-80-1(平裝)

1. 芳香療法 2. 香精油 3. 化粧品

418.995　　　　　　　　　　　　　　　　　　　　107020775

The Aromatherapy Beauty Guide
By Danielle Sade BSc CAHP
Text copyright © 2017 Danielle Sade
Photographs © 2017 Robert Rose Inc.
All rights reserved.
Chinese complex translation copyright © ACME Publishing Co., Ltd, 2019
Published by arrangement with ACME Publishing Co., Ltd
through LEE's Literary Agency
Additional images (6,8, 26, 35, 45, 74, 86, 94, 204, 224, 234, 250, 268, 284,
292, 302, 334, 356) : © gettyimages.com
Illustrations (pages 278): © gettyimages.com

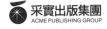

ACME PUBLISHING GROUP
采實出版集團